はじめての
精神科作業療法

東京医療学院大学教授 山口芳文
大正大学客員教授 渡辺雅幸

編著

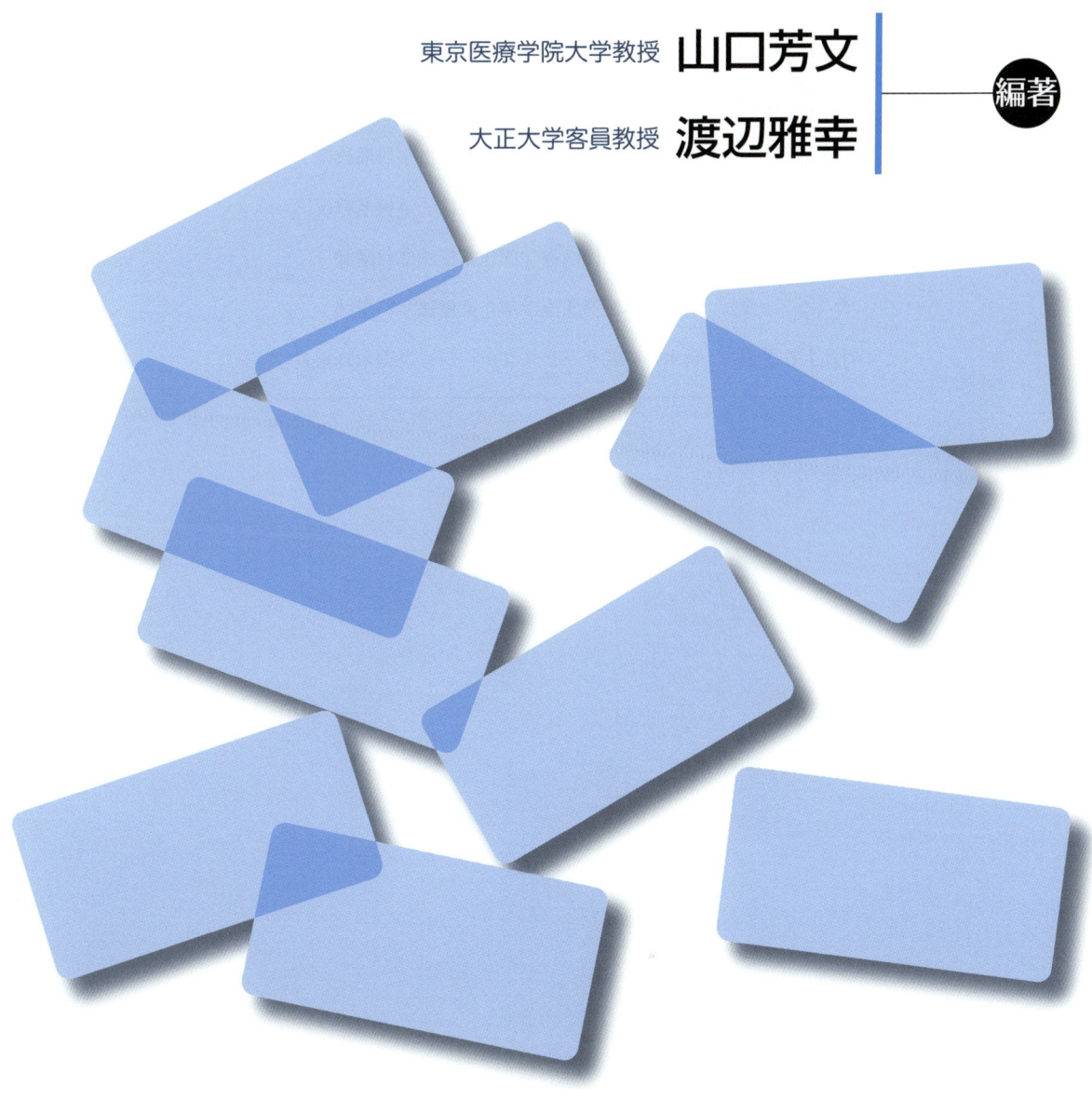

中外医学社

執筆者一覧（執筆順）

山口 芳文	東京医療学院大学保健医療学部教授
渡辺 雅幸	大正大学客員教授
奥原 孝幸	神奈川県立保健福祉大学保健福祉学部准教授
河野 達哉	社会医学技術学院作業療法学科
鈴木 久義	昭和大学保健医療学部作業療法学科教授
宮下 裕之	昭和大学附属烏山病院
埜﨑都代子	昭和大学保健医療学部作業療法学科准教授
作田 浩行	昭和大学保健医療学部作業療法学科准教授
増山英理子	昭和大学保健医療学部作業療法学科講師
大澤 彩	昭和大学保健医療学部作業療法学科講師
山口多希代	駒木野病院サービスステーション駒木野室長

序

　「はじめての精神科作業療法」は，精神科領域でのリハビリテーションを実施するにあたり，基礎から臨床実践までを網羅した教科書である．作業療法を学ぶ学生および臨床で活躍している作業療法士に対して系統的な学習ができるような組み立てを基本方針とした．

　「はじめに」では，知識や経験が少ない状況にある初心者にとって，精神障害領域における作業療法，精神科医療・福祉をどうとらえるかの視点から，これから精神科作業療法を学ぶことへの動機付けとなる内容とした．

　第1章では，精神科医療についての多方面からの理解が今後の学習の基礎となるため，実際的な臨床内容を網羅し現状を把握できるようにした．さらに，現在までの対象者理解や治療法に関連した各種の理論や捉え方についての精神障害領域での基礎理論を充実させ，精神科作業療法の評価および治療を進める上での基盤となるような内容とした．

　また，作業療法士が精神障害領域で従事している臨床の場面とその内容についての解説を行い，活躍の場の広さを紹介した．

　第2章では，対象者を全体的に把握するために必要な精神科作業療法における評価学について，情報収集，観察，面接，検査に関する実際的な内容を分かりやすく解説し，精神科作業療法を学ぶ学生にとっての臨床実習に備えられる構成とした．

　第3章では，精神科作業療法における治療学の基礎として，治療の枠組みである治療構造について治療者の態度，作業活動，集団の利用，時間・頻度，場所の設定方法を示した．

　第4章では，疾患別作業療法では臨床の場で担当する主な12の疾患・障害群の精神疾患について，病理と成因，行動の特徴，治療構造の観点からその実践過程を総合的に解説した．

　第5章では，精神障害領域での地域作業療法学として，今後の作業療法士にとって不可欠な内容である，ケアマネジメント，訪問看護，包括型地域生活支援プログラム，および就労移行支援について実際的内容を解説した．

　第6章では，対象者の社会資源を活用した支援に必要な福祉制度と関係法規について，最新の内容を紹介した．

　第7章では，作業療法学生と臨床実習指導者のための臨床実習の項目を加えた．

　本書は作業療法士養成校で精神科作業療法を学ぶ学生諸君にとって，精神科医療の基礎，各種理論，評価学，治療学，そして地域での援助学を順序立て系統的に学ぶのに最適な教科書である．また，臨床で日々実践している作業療法士にあっては，再学習の書として活用できるものである．

2011年3月

山口芳文

目 次

はじめに 〈山口芳文〉
1. 精神障害領域における作業療法 …………………………………………………… 1
    A. 精神障害とは ………………………………………………………………… 1
    B. 精神科医療・福祉の中での作業療法 ……………………………………… 1
2. 精神科医療・福祉をどうとらえるか？ …………………………………………… 2

第1章 作業療法で援用できる基礎知識

A. 基礎知識（1） …………………………………………………………………… 4
1. 精神科作業療法の歴史 …………………………………………… 〈山口芳文〉 4
    A. 世界の精神科作業療法の歴史 …………………………………………… 4
    B. 日本における精神科リハビリテーションと作業療法の歴史 ………… 6
2. 我が国の精神科医療状況 ………………………………………… 〈渡辺雅幸〉 7
    A. 我が国の精神科医療の歴史 ……………………………………………… 7
    B. 精神科受診患者 …………………………………………………………… 8
    C. 我が国における精神科医療機関 ………………………………………… 9
    D. 精神科入院状況 …………………………………………………………… 9
3. 精神科医療状況の実際（外来-入院-退院-地域） ……………… 〈渡辺雅幸〉 11
    A. 精神科における外来診療の意義 ………………………………………… 11
    B. 新患外来 …………………………………………………………………… 11
    C. 通常外来 …………………………………………………………………… 12
    D. 精神科救急医療 …………………………………………………………… 12
    E. 入院の必要性 ……………………………………………………………… 12
    F. 入院形態 …………………………………………………………………… 13
    G. 行動制限 …………………………………………………………………… 14
    H. 入院治療 …………………………………………………………………… 14
    I. 退院へ ……………………………………………………………………… 14
    J. 退院後 ……………………………………………………………………… 15
    K. 一般（総合）病院精神科の役割 ………………………………………… 15
    L. 就労支援 …………………………………………………………………… 16
    M. 職場のメンタルヘルス …………………………………………………… 16
    N. 心神喪失者等医療観察法 ………………………………………………… 16

B. 基礎知識 (2) ……………………………………………………………………… 18

1. 精神医学概論 (疾患分類, 症候論, 治療法) ………………………〈渡辺雅幸〉 18
- A. 精神障害とは………………………………………………………… 18
- B. 精神障害の分類……………………………………………………… 19
- C. 症候学………………………………………………………………… 21
- D. 治療法………………………………………………………………… 27

2. 精神分析学と力動精神医学 ……………………………………………〈山口芳文〉 30
- A. 精神分析学, 力動精神医学とは…………………………………… 30
- B. 精神分析学の特徴…………………………………………………… 30
- C. 精神・性発達論……………………………………………………… 30
- D. 精神分析療法のねらい……………………………………………… 31
- E. 精神分析学で使われる用語………………………………………… 32
- F. 統合失調症の症状の理解…………………………………………… 33

3. 行動理論 …………………………………………………………………〈奥原孝幸〉 35
- A. 行動理論とは………………………………………………………… 35
- B. 行動療法とは………………………………………………………… 36

4. 認知行動療法 ……………………………………………………………〈奥原孝幸〉 38
- A. 認知行動療法の誕生：行動療法と認知療法の合流……………… 38
- B. 認知行動療法の基本概念…………………………………………… 39
- C. 認知行動療法の2つの基盤………………………………………… 39
- D. 認知行動療法の基本モデル………………………………………… 39
- E. 認知行動療法の基本原則…………………………………………… 40
- F. 認知行動療法の治療法～CBTの鍵となる技法 ………………… 40
- G. 主な疾患別CBTの特徴 …………………………………………… 41

5. ストレス理論, リラクセーション ……………………………………〈奥原孝幸〉 42
- A. ストレス理論；ストレスとストレッサー………………………… 42
- B. ストレス対処・マネージメント…………………………………… 43
- C. ストレス関連疾患…………………………………………………… 43
- D. リラクセーション…………………………………………………… 43

6. 発達理論 …………………………………………………………………〈山口芳文〉 45
- A. フロイトの発達理論………………………………………………… 46
- B. エリクソンの発達理論……………………………………………… 46
- C. ピアジェの発達理論………………………………………………… 46

7. 来談者中心療法 …………………………………………………………〈山口芳文〉 47
- A. 精神分析療法と来談者中心療法の違い…………………………… 47
- B. 治療者の態度………………………………………………………… 47
- C. 注意点………………………………………………………………… 48

8. 集団理論 …………………………………………………………………〈河野達哉〉 49
- A. 集団力動に焦点をあてた捉え方…………………………………… 49

		B.	集団凝集性に焦点をあてた捉え方	50
		C.	集団が変化していく過程に焦点をあてた捉え方	51
	9.	薬物療法 〈渡辺雅幸〉		52
		A.	抗精神病薬	52
		B.	抗うつ薬	54
		C.	気分安定薬（抗躁薬）	55
		D.	抗不安薬	55
		E.	睡眠薬	55
		F.	抗てんかん薬	55
		G.	精神刺激薬（覚醒剤）	56
		H.	抗認知症薬	56
		I.	抗酒薬	56
	10.	情報処理理論 〈鈴木久義〉		57
		A.	選択的注意とは	57
		B.	フィルター説とは	57
		C.	過包摂理論とは	58
		D.	ワーキングメモリー障害説とは	58
	11.	生活臨床 〈渡辺雅幸〉		59
	12.	家族研究 〈渡辺雅幸〉		61
		A.	古典的家族研究	61
		B.	心理教育的家族療法	62
	13.	予後と再発 〈渡辺雅幸〉		63
		A.	統合失調症の経過と予後	63
		B.	統合失調症の予後に影響する要因	65
		C.	気分障害の経過と予後	66
	14.	病識 〈渡辺雅幸〉		67

C. 基礎知識（3） … 69

	1.	障害論 〈山口芳文〉		69
		A.	国際障害分類（ICIDH: International Classification of Impairments, Disabilities and Handicaps）〔世界保健機関（WHO）1980〕	69
		B.	国際生活機能分類（ICF: International Classification of Functioning, Disability and Health）	69
	2.	治癒係数 〈山口芳文〉		71
		A.	治癒係数とは	71
		B.	治癒係数の項目評定の内容	72
	3.	自己理解 〈山口芳文〉		73
		A.	自己理解の必要性	73
		B.	自己理解の方法	73

- 4. モゼーの発達理論 〈山口芳文〉 75
- 5. 感覚統合療法 〈山口芳文〉 78
  - A. 感覚統合療法で使われる感覚の種類 78
  - B. 統合失調症に対する感覚統合 78
- 6. 作業行動理論と人間作業モデル 〈鈴木久義〉 80
  - A. 人間作業モデル 80
  - B. 理論的特徴 80
  - C. 作業機能障害と介入 81
  - D. 人間作業モデルを使用する際の注意点 82
- 7. 生活技能訓練（SST） 〈鈴木久義〉 83
  - A. 発展の背景 83
  - B. 生活技能訓練の特徴 83
  - C. 基本訓練モデル 84
  - D. 生活技能訓練における他の技法 85
  - E. 生活技能訓練の実施上の注意点 86
  - F. 今後の課題 86
- 8. 音楽療法 〈宮下裕之〉 88
  - A. 評価・情報収集 88
  - B. 歌唱プログラム 88
- 9. 就労場面での行動特徴 〈山口芳文〉 92
  - 作業遂行時の統合失調症者の行動特徴 92

D. 作業療法での臨床の場と内容 93
- 1. 精神科作業療法 〈河野達哉〉 93
  - A. 病院の作業療法の枠組みを決定付ける要因 93
  - B. 作業療法の役割 94
  - C. 具体的なプログラムの例 95
- 2. 外来作業療法 〈河野達哉〉 97
  - 回復期に応じた利用目的 97
- 3. 精神科デイケア，デイナイトケア，ショートケア 〈河野達哉〉 99
  - A. デイケアとは 99
  - B. デイケアの利用目的 99
  - C. デイケア運営の考え方 100
- 4. 急性期治療病棟 〈宮下裕之〉 102
  - A. 段階的な行動拡大 102
  - B. 作業・活動の目的，効果の実感 102
  - C. リハビリテーションの方向性の獲得 103
- 5. 精神療養病棟 〈奥原孝幸〉 104
  - A. 精神療養病棟の概要 104

B. 精神療養病棟での作業療法の目的 104
　　　C. 精神療養病棟での作業療法の役割 104
　　　D. 精神療養病棟での作業療法の注意すべき事項 105
　6. 重度認知症治療病棟 〈河野達哉〉 106
　　　A. 作業療法の目的 106
　　　B. 生活機能回復機能訓練における集団プログラム 107
　　　C. 個別アプローチの必要性 107
　7. 精神保健福祉センター 〈埜﨑都代子〉 108
　　　A. 目標 108
　　　B. 組織 108
　　　C. 業務内容 108
　8. その他 〈埜﨑都代子〉 109
　　　A. 作業所 109
　　　B. グループホーム 110

第2章 作業療法評価学

A. 評価の流れ 〈山口芳文〉 112
　評価から治療計画まで 112
　　　A. 精神科作業療法での評価の特徴 112
　　　B. 評価から治療計画までの流れ 112
　　　C. 評価手段 112
　　　D. 評価手段の実施順序による違い 113
　　　E. 評価する上での注意点 113

B. 評価手段 114
　1. 情報収集 〈山口芳文〉 114
　2. 観察 〈山口芳文〉 116
　　　観察の視点 116
　3. 記録法，個人情報保護 〈山口芳文〉 118
　　　A. 記録の基本 118
　　　B. 記録時の個人情報保護 119
　　　C. 個人情報保護についての学会での例 119
　4. 面接法 〈山口芳文〉 120
　　　A. 面接を実施する場 120
　　　B. 対象者を理解するための面接時の態度 121
　　　C. 初回面接の進め方 122
　　　D. 面接のための学習法 123
　5. 集団評価 〈河野達哉〉 124

- 6. 検査法 〈山口芳文〉 125
  - A. 検査法の定義 125
  - B. 検査法実施時の注意点 125
  - C. 精神科作業療法で行われている検査法の例 125
  - D. 代表的な心理検査 126
- 7. 興味チェックリスト 〈山口芳文〉 127
  - A. 興味についての6つの定理 127
  - B. 興味チェックリストの実施内容 127
  - C. 興味チェックリストのレポート例 129
- 8. HTPテスト 〈山口芳文〉 130
  - A. 投影法の原理 130
  - B. 検査でわかること 130
  - C. 実施方法 130
  - D. 観察 131
  - E. 解釈 131
  - F. 使用する道具と材料 131
- 9. カナダ作業遂行測定 〈鈴木久義〉 132
  - A. クライエント中心ということ 132
  - B. カナダ作業遂行モデル 132
  - C. 実践のための諸段階 133
  - D. カナダ作業遂行測定の諸段階 133
  - E. 実施上の注意点 134
- 10. 社会機能評価 〈埜﨑都代子〉 135
  - A. 日常生活行動評価 135
  - B. Rehab 139
  - C. 職業関連評価 140

C. 評価から治療計画作成 〈山口芳文〉 142

- 1. 評価から治療目標設定まで 142
  - A. 評価手段 142
  - B. 評価のまとめと治療目標設定までの流れ 142
- 2. 担当症例の治療目標 144
  - A. 主治医よりの処方目的 144
  - B. 実習学生があげた短期目標 144
- 3. 障害論　ICFの例 145

第3章 作業治療学 〈山口芳文〉

A. 作業治療学概論 … 148
治療過程と治療構造 … 148
- A. 治療過程 … 148
- B. 治療構造の設定 … 148
- C. 治療構造の設定までの流れ … 148

B. 治療・援助構造 … 149
1. 治療的態度，関わり方 … 149
- A. 基本的な治療的態度 … 149
- B. 治療的態度 … 151

2. 作業活動 … 153
- A. 作業活動のもつ治療的な意味 … 153
- B. 対象者の1日からみた作業活動の特徴と治療的利用 … 153
- C. 精神科作業療法での作業活動 … 153
- D. 事例を通して作業活動を考える … 155

3. 集団 … 156
- A. 治療的集団の形成の基本 … 156
- B. 集団利用による治療効果（ヤーロム） … 157
- C. 集団の扱い方 … 157
- D. 集団内での対象者の行動特徴 … 158

4. 時間，頻度 … 159
- A. 「対象者の全体像」からの設定 … 159
- B. 「対象者の治療目標」からの設定 … 159
- C. 「対象者への治療者の態度」からの設定 … 159
- D. 「対象者が行う作業活動内容」からの設定 … 159

5. 場所 … 160
- A. 精神科作業療法実施の場所 … 160
- B. 場所という空間 … 160
- C. 空間を構成するもの … 160

第4章 状態別および疾患別作業療法

A. 状態別作業療法 〈山口芳文〉 164
不安，無為，自閉，退行，妄想，うつ，躁の理解と作業療法の概要 … 164
- A. 不安の状態 … 164
- B. 無為，自閉の状態 … 164

- C. 退行の状態 …… 164
- D. 妄想の状態 …… 165
- E. うつの状態 …… 165
- F. 躁の状態 …… 165

B. 疾患別作業療法 …… 167
1. 統合失調症 〈鈴木久義〉 167
- A. 病理と成因 …… 167
- B. 分類 …… 168

統合失調症―成因論 〈渡辺雅幸〉 172
- A. 遺伝と環境 …… 172
- B. 脳病変と脳機能 …… 173
- C. 神経化学 …… 174

統合失調症―陽性症状と陰性症状 〈渡辺雅幸〉 175

2. 気分（感情）障害 〈埜﨑都代子〉 178
- A. 病理と成因 …… 178
- B. 原因 …… 178
- C. 症状と行動の特徴 …… 179
- D. 医学的な治療の流れ：主治医の一般的な方針 …… 180
- E. 作業療法の治療目標 …… 180
- F. 治療構造 …… 181
- G. 薬物治療 …… 184

3. 神経症性障害，ストレス関連障害および身体表現性障害 〈奥原孝幸〉 186
- A. 不安障害 …… 187
- B. 解離性障害（精神症状として出現するもの） …… 190
- C. 身体表現性障害（転換性障害を含む身体症状として出現するもの） …… 192

4. 認知症 〈作田浩行〉 194
- A. 定義と原因 …… 194
- B. 症状と行動の特徴 …… 194
- C. 治療目標 …… 197
- D. 治療構造 …… 198

5. てんかん 〈奥原孝幸〉 203
- A. 全体像 …… 203
- B. てんかん発作の分類 …… 203
- C. てんかんに伴う精神障害 …… 205
- D. 治療 …… 205
- E. てんかんへの作業療法 …… 205

6. 境界性パーソナリティ障害 〈河野達哉〉 207
- A. 境界性パーソナリティ障害とは …… 207

　　　　B. 病理と成因 ……………………………………………………………… 208
　　　　C. 症状と行動の特徴 ……………………………………………………… 208
　　　　D. 各種治療内容 …………………………………………………………… 210
　　　　E. 作業療法での治療 ……………………………………………………… 210
　　　　F. 作業療法での治療構造 ………………………………………………… 211
　　　　G. 作業療法の治療過程 …………………………………………………… 211
　　　　H. 対人関係上の留意点 …………………………………………………… 212
　　　　I. 作業活動選択時の留意点 ……………………………………………… 213
7. アルコール依存症と薬物依存症 ………………………………〈奥原孝幸〉 215
　　　　A. 精神作用物質使用による精神および行動の障害 ………………… 215
　　　　B. 精神作用物質 …………………………………………………………… 215
　　　　C. 薬物（アルコールを含む）依存の3要素 ………………………… 215
　　　　D. 依存性薬物の分類 ……………………………………………………… 216
　　　　E. 依存の種類 ……………………………………………………………… 216
　　　　F. 精神作用物質による障害の種類 ……………………………………… 216
　　　　G. アルコール依存症 ……………………………………………………… 216
　　　　H. 薬物依存症 ……………………………………………………………… 219
8. 症状性を含む器質性精神障害 ……………………………………〈増山英理子〉 220
　　　　A. 病因と成因 ……………………………………………………………… 220
　　　　B. 症状と行動の特徴 ……………………………………………………… 221
　　　　C. 治療目標 ………………………………………………………………… 223
　　　　D. 治療構造 ………………………………………………………………… 223
9. 摂食障害 …………………………………………………………〈埜﨑都代子〉 227
　　　　A. 病理と成因 ……………………………………………………………… 227
　　　　B. 症状と行動の特徴 ……………………………………………………… 228
　　　　C. 治療目標 ………………………………………………………………… 229
　　　　D. 治療構造 ………………………………………………………………… 229
10. 知的障害 ……………………………………………………………〈大澤　彩〉 232
　　　　A. 病因と成因 ……………………………………………………………… 232
　　　　B. 症状と行動の特徴 ……………………………………………………… 232
　　　　C. 治療目標 ………………………………………………………………… 234
　　　　D. 援助，治療内容 ………………………………………………………… 234
11. 広汎性発達障害 ……………………………………………………〈大澤　彩〉 236
　　　　A. 病因と成因 ……………………………………………………………… 236
　　　　B. 症状と行動の特徴 ……………………………………………………… 236
　　　　C. 治療目標 ………………………………………………………………… 237
　　　　D. 援助，治療内容 ………………………………………………………… 238
12. 注意欠陥多動障害，学習障害 ……………………………………〈大澤　彩〉 240
　　　　A. 注意欠陥多動障害 ……………………………………………………… 240

B. 学習障害……………………………………………………………………………… 241

第5章 地域作業療法学

A. 地域生活支援……………………………………………………………………… 246
1. ケアマネジメント………………………………………………〈奥原孝幸〉 246
A. ケアマネジメントとは……………………………………………………… 246
B. ケアマネジメントの必要性………………………………………………… 246
C. ケアマネジメントの原則…………………………………………………… 247
D. ケアマネジメントの過程…………………………………………………… 247
E. ケアマネジャーの機能……………………………………………………… 248
2. 訪問看護………………………………………………………〈埜﨑都代子〉 249
3. 包括型地域生活支援プログラム（ACT）……………………〈鈴木久義〉 251
A. 包括型地域生活支援プログラムの特徴…………………………………… 251
B. 包括型地域生活支援プログラムが生まれる背景と重要な概念………… 251
C. 包括型地域生活支援プログラムで提供されるサービスとその効果…… 253
D. わが国における包括型地域生活支援プログラムの広がりと今後……… 253

B. 就労支援………………………………………………………〈埜﨑都代子〉 255
就労への移行支援……………………………………………………………… 255
A. 職業志向と選択……………………………………………………………… 255
B. 職業獲得と継続就労………………………………………………………… 257

第6章 福祉制度と関連法規　〈山口多希代〉

A. 社会保障・福祉制度………………………………………………………… 260
B. 福祉制度および社会資源…………………………………………………… 268
C. 関連法規……………………………………………………………………… 276

第7章 臨床実習　〈山口芳文〉

1. 症例研究の様式……………………………………………………………………… 280
2. 臨床実習の流れとポイント………………………………………………………… 282
A. 臨床実習の流れ……………………………………………………………… 282
B. 基本的事項…………………………………………………………………… 282
C. 実習で起こりうること……………………………………………………… 283

索引……………………………………………………………………………………… 287

1 はじめに
精神障害領域における作業療法

A 精神障害とは

定義

①精神障害領域で中心となる法律は,「精神保健福祉法（精神保健及び精神障害者福祉に関する法律）」であるが, そこでは精神障害を「統合失調症, 精神作用物質による急性中毒またはその依存症, 知的障害, 精神病質, その他の精神疾患*」と定義している.

* 「その他の精神疾患」の中に, 神経症性障害や気分障害（感情障害）などが含まれている. また,「精神病質」は人格障害とよばれることが多い.

②「障害者基本法」では, 精神障害者を「精神障害があるため, 継続的に日常生活または社会生活に相当な制限を受ける者」と定義している.

B 精神科医療・福祉の中での作業療法

1) 対象

精神障害領域での作業療法の対象は, 主に思春期から老年期にわたり, 統合失調症, 気分障害, 認知症, 知的障害, アルコール依存症, 人格障害, などを中心にしている.

2) 作業療法士が活躍している分野

①入院部門（精神科作業療法部門, 療養型病棟, 認知症病棟など）
②病院やクリニックの外来部門（精神科デイケア部門, デイナイトケア部門, ショートケア部門, 外来作業療法部門, 訪問看護部門など）
③地域や福祉部門（精神保健福祉センター, 地域活動支援センター, 福祉施設など）

3) 作業療法の目的

疾患や障害による生活の不自由さや困難さを評価によりみいだし, 治療, 援助を行うこと.
①予防: 再発予防
②入院中: 急性期, 回復期, 慢性期, 個人療法と集団療法
　　　　　精神機能, 生活技能, 対人機能, 社会機能, 退院支援, 生活の質（QOL）
③退院に向けて: 具体的な生活課題についての訓練
④地域生活: 生活のリズム作り, 生活支援, 就労支援, 再発予防

4) 作業療法の流れ（精神科作業療法の場合）

主治医からの作業療法処方箋→作業療法士による受入れ面接→作業療法評価（情報収集, 観察, 面接, 検査）→評価のまとめ（問題点, 利点, 参考点, 関係性, 全体像）→治療計画（治療目標, 治療構造）→治療実施→再評価

〈山口芳文〉

2 はじめに
精神科医療・福祉をどうとらえるか？

＜以下にあげる設問に対し，読者は問題意識を持って自分の考えをみいだすこと＞

1. **現在の変化の多いストレス社会では精神障害になる人が多いか？**
   →ストレスそのものだけで誰でもが精神障害になるわけではなく，元々ある素質や幼少時からの家族を含めた心理的・社会的影響が関係している．これらのうち，どこに重心をおいて精神障害の原因を求めるかによって，いろいろな立場（理論，治療や援助の方法）が出てくる．例えば，生物学的（生物学的精神医学，薬物療法），精神内界的（精神分析学，精神療法），行動学的（行動療法，認知行動療法），社会文化的（社会精神医学，地域精神医学），などである．

2. **精神障害者の行動や考えを理解できるか？**
   →精神障害者の言動は理解しにくいこともあるが，共感的に理解するようにし，治療や援助に結びつけることが専門職の役割である．この役割を担うためには，疾病の理解だけにとどまらず，精神障害者との関わり方や傾聴する技術，幅広い人間理解，現実社会への関心，社会福祉，自分自身の行動や考え方への洞察，など多次元的な学習や体験が必要となってくる．

3. **精神障害の治療は早い時期から進めるのがよいか？**
   →一般科の疾患と同様に，精神障害の治療も「早期発見，早期治療」が望ましい．早期に治療すれば予後（疾患の回復の程度）が良好となることが多いが，本人が精神障害であることを認めない（「病識がない」）場合に，強引なやり方で医療に結びつけるのは危険である．そこでは充分な治療に対する「説明と同意」（インフォームドコンセント）を行う必要がある．

4. **精神科病院では行動の制限のない開放的な病棟で治療を行うのが望ましいか？**
   →入院中の行動制限や代理的行為，指導的な関わりの多い環境の下での入院生活は，精神障害者の意欲や自主性，判断力，生活技能を低下させることになる．長期にわたりそのような入院を継続していると「Hospitalism」（「施設病」）を呈することがあるため，できるだけ自由な行動が保証されることが重要である．しかし，激しい精神症状により本人を保護する必要がある場合などは，その状態が治まるまで短期間の閉鎖的な処遇はやむを得ない（自閉的空間，保護室の利用）．

5. **精神障害者が地域社会で生活する上で必要なことは何か？**
   →社会で生活する上で必要なこと（知識，態度，技能）は，基本的には一般の人と共通している．まずは，住居の確保，金銭の管理，服薬の励行，食事作りと栄養，身の回りの衛生管理，規則的な日常生活（生活のリズム），余暇の過ごし方，基本的な社会生活（近隣との付き合い，公共機関の利用など），緊急時の対処法，などである．また，社会福祉制度の利用，訪問支援，社会の諸資源の活用など，地域生活をスムーズに送る上での支援を受けることも必要となる．

〈山口芳文〉

第1章

作業療法で援用できる基礎知識

第 1 章 作業療法で援用できる基礎知識

A. 基礎知識（1）
1 精神科作業療法の歴史

A 世界の精神科作業療法の歴史（文献1を加筆修正）

1. 18世紀末
「道徳療法」：精神病は身体的，心理的要因より生じ，環境的ストレスが主たる原因であると考えた．治療は，快適な環境で，人間性の尊重，自由，生産的になれる状況を作り，患者には健康的な面が残っていること，患者の自己評価を高めるような方策が必要である，とした．

2. 19世紀末から20世紀前半
道徳療法の後退した時期である．その理由として，ダーウィンの適者生存説が弱者は淘汰されるという考え，クレペリンらの身体病の考え，精神病院の規模の拡大による治療の希薄化，他の医学分野の進歩により精神科にも一般の医学モデル（臥褥療法）が行われるようになった，などがあげられる．

3. 1920年代
①スレーグル Slagle：リハビリテーションの方向として，施設の中で生活を終生継続するであろう人のためのもの，地域社会への復帰を目指すもの（退院準備・支援），入院前の作業クリニックを利用することで予防を目指すもの（地域生活支援）をあげた．
②アドルフ マイヤー Adolf Meyer：「精神生物学」．生物学的，心理的，社会的な要因の統合体として個人を捉え，精神障害をその個人特有の生活歴に基づいて示す不適応反応として捉えた．地域社会の関与，作業療法，ケース・ワークの重要性の強調，力動精神医学，精神科作業療法の創始者である．
③ダントン Dunton：活動を分析し，患者のニードを分類し，さらに治療者の接触の仕方を提案した作業療法の熱心な実践者である．

4. 1930年代，1940年代
メニンガー Menninger：精神分析学の立場から，作業療法で行う作業活動の機能として，攻撃性や敵意のはけ口，同一性の獲得，罪悪感の軽減，愛情の獲得，幻想を行動化する機会，創造的作業体験，などをあげている．

5. 1950年代
①精神薬理学の登場

②マクスウェル ジョーンズ Maxwell Jones：「治療共同体」とは，治療者・患者という縦の関係でなく，患者や家族を含めた各関係者により民主的，開放的，共同的に治療・援助を行おうとするものである．
③フィドラー Fidler GS，フィドラー Fidler JW：「精神科作業療法入門」の出版（1954）
④研究集会（1956 年　ペンシルバニア州）
　精神科作業療法の枠組みとして：自己自身の利用，集団および集団技法の利用，活動の利用，治療的環境の育成，精神療法の補助治療としての特殊な治療目標の展開，人格，社会性，技能の評価，地域社会での生活と病院との隔たりを埋めることが示された．

6. 1960 年代

1963 年　アメリカの脱入院化は，「精神病及び精神薄弱に関する大統領教書」（「ケネディ教書」）により，精神障害者の置かれている現状を批判し，地域でのケアを謳ったことが評価されている．
①交流分析，ゲシュタルト療法，ミリュー（環境）療法，家族療法，行動療法など，精神分析による長期的な治療からの方向転換がなされた．
②フィドラー GS，フィドラー JW は，「Occupational Therapy - A communication process in psychiatry」（加藤孝正，訳．精神医学的作業療法．東京：医学書院）を出版し，作業療法は非言語的なものを利用し，対象関係に影響を及ぼすことができるということを示した．
③アジマ・バッテリー・テスト
④感覚統合療法（エアーズ Ayres，キング King），発達理論（ピアシェ Piaget，モゼー Mosey，エリクソン Erikson）
⑤包括的理論を求めて，多くの異なる理論や考え方を有機体としての人間のあらゆる側面を含むことのできる一つの枠組み作り：Reilly の「作業行動」理論（遊びと仕事の発達的連続体）

7. 1970 年代

仕事の治療的利用の慎重な見直し，職業前 OT，病院，施設，学校，地域社会，家族への広がり，学習技能や獲得技能，交流分析，ゲシュタルト療法，瞑想，生体活性学，自己主張と自己表現訓練，自己実現グループ技法などの治療内容が広がった．
・理論枠組みとして，精神分析的，獲得的，発達的，感覚統合，作業行動

8. 1980 年代

地域精神医療，生活技能訓練，人間作業モデル（キールホフナー Kielhofner）

9. 1990 年代，2000 年代

カナダ作業遂行測定（Canadian Occupational Performance Measure: COPM），包括型地域生活支援プログラム（Assertive Community Treatment: ACT），根拠に基づいた医療（Evidence-based medicine: EBM），地域生活支援，福祉，介護，障害者自立支援法，心神喪失者等医療観察法，など地域精神科医療や福祉に焦点を当てたアプローチがみられる．

B 日本における精神科リハビリテーションと作業療法の歴史（文献2を加筆修正）

表1

1875年	京都府癲狂院創設
1879年	東京府仮癲狂院
1900年	精神病者監護法
1901年	巣鴨病院における呉秀三
1919年	松沢病院における，加藤晋佐次郎，前田則三　（←ダントン Dunton WR）
1920年	シモン Simon の aktivere Krankenbehandlung．加藤論文（1925年）
1930年	長山泰政　ドイツにて Simon に学ぶ
1935年	インスリンショック療法
1938年	電気ショック療法
1950年	精神衛生法施行
1952年	世界作業療法士連合（WFOT）発足
1954年	向精神薬の日本での使用始まる
1956年	小林八郎　生活療法提唱
1957年	病院精神医学懇話会発足
1958年	生活臨床始まる．精神病院建築ブーム
1960年	生活療法全国に普及
1961年	アメリカより新しい作業療法導入盛んになる
1963年	国立療養所東京病院付属リハビリテーション学院開設，ケネディ教書（脱入院化）
1964年	ライシャワー事件
1965年	精神衛生法改正、理学療法士・作業療法士法施行
1966年	18名の作業療法士誕生，日本作業療法士協会設立
1967年	地域精神医学会発足
1969年	日本精神神経学会（金沢学会）
1971年	川崎市社会復帰医療センター
1972年	都立世田谷リハビリテーションセンター／日本精神神経学会シンポジウム「生活療法」批判
1974年	精神科作業療法・精神科デイ・ケア診療報酬点数化
1975年	日本精神神経学会シンポジウム「作業療法」批判
1982年	宇都宮病院事件
1986年	集団精神療法，ナイト・ケア，訪問看護料の点数化
1987年	精神保健法成立
1995年	精神保健福祉法施行
2002年	「精神分裂病」の名称変更「統合失調症」
2005年	心神喪失者（等）医療観察法施行
2006年	障害者自立支援法施行

●文献

1) Hopkins HL, Smith HD, 編（寺山久美子，訳代表）．作業療法第 II 巻．東京：協同医書出版社；1984.
2) 関　英馬．精神分裂病のリハビリテーションと作業療法―歴史的変遷と現状．理学療法と作業療法．1981; 15: 547-51.

〈山口芳文〉

第1章 作業療法で援用できる基礎知識

A. 基礎知識（1）

2 我が国の精神科医療状況

A 我が国の精神科医療の歴史

　西洋では中世の魔女狩りや20世紀のナチスドイツによる精神障害者の大量殺害などがあったが，我が国ではそのような組織的迫害は起こらなかった．その背景には仏教思想では精神障害への偏見が少なかったからであるとの説がある．

　我が国最古の法律である大宝律令（西暦701年）では，癲狂（精神病およびてんかん）の者には税を課さず，法を犯した場合には減刑するとの記載があり精神障害者に対して寛大であったことが注目される．

　11世紀に，当時の天皇の皇女が精神障害を発症したが，京都岩倉村の大雲寺の霊泉を飲用したところ治癒したとの伝承があり，大雲寺に精神障害者が祈祷を受けるため集まるようになった．これが，我が国の精神障害者のための最初の保養所であったとされる．それ以降，寺院や神社が施療を目的として患者を収容するようになり，後にそれらの一部が精神科病院に移行した．

　1900（明治33）年，精神障害者に関する初めての法律として精神病者監護法が制定されたが，私宅監置という精神障害者の監禁を合法化した社会防衛的色彩の強いものであった．1918（大正7）年，私宅監置の実態を調査した精神医学者の呉秀三は「我邦十何万の精神病者は実に此病を受けたる不幸の他に，此邦に生まれたる不幸を重ねるものと言うべし」と述べて厳しい告発を行うとともに，国家の責任で精神科病院を設置することを訴えた．

　1919（大正8）年，精神病院法が制定されるも，公立精神科病院の設置は進まず，私宅監置もまだ認められていた．

　第2次大戦後，1950（昭和25）年，精神衛生法が制定され，精神科病院設置が都道府県に義務づけられ，私宅監置制度もようやく廃止された．しかし，公立病院設置が進まない反面，国庫補助により民間精神科病院設置が促進された．諸外国では精神科病院は公立が中心であるが，我が国では民間精神科病院数が多いという特徴がある．

　1964年，当時のライシャワー駐日アメリカ大使が精神障害者に負傷させられた事件がきっかけとなり，1965年の改正精神衛生法では精神障害者通院公費負担制度が導入された反面，社会保安を重視する方向となり，精神障害者の精神科病院への収容化が進み，地域の社会資源整備はほとんど行われなかった．これは向精神薬開発をきっかけとして欧米でさかんになった脱施設化（精神科病床を削減し，地域で精神障害者を支える施策のこと）とは逆方向であった．

　1984年に宇都宮病院事件（病院職員が入院患者を暴行し死亡させた不祥事件）が起こり，我が国の精神医療の後進性が世界的に批判されたことをきっかけとして，1987（昭和62）年に精神保健法が制定され，これ以後，入院精神障害患者の人権尊重と社会復帰が重要視されることとなっ

た．この法律により，患者の権利擁護のため，通信・面会の権利の確保，患者本人の同意に基づく任意入院制度の設置，精神保健指定医制度や精神医療審査会制度も導入された．また社会復帰促進のための精神障害者社会復帰施設も規定された．

精神保健指定医制度とは一定の精神科診療経験のある医師に研修を行い，さらに提出したケースレポートが適切と認められた者に与えられる資格であり，この指定医に患者の人権を制限する権限を持たせている．

1993（平成5）年に障害者基本法が制定され，精神障害も他の障害と同様に福祉の対象とされ，1995（平成7）年，精神保健法が精神保健福祉法へと名称変更され，精神障害者保健福祉手帳制度が導入された．

2003（平成15）年，心神喪失状態で重大な他害行為（殺人，放火等）を行った障害者を処遇するための心神喪失者等医療観察法が制定された．

2005（平成17）年，障害者自立支援法制定とともに，精神障害者保健福祉手帳制度のみを残して，社会復帰施設や在宅福祉サービスについての条項が精神保健福祉法から削除された．さらに1965年以来の精神障害者通院公費負担制度も廃止され，自立支援法による自立支援医療給付に移行した．障害者自立支援法では身体障害，知的障害，精神障害の3障害への福祉サービスや公費負担医療利用の仕組みを一元的にまとめることを目指している．また市町村が実施主体となり，さらに障害者への就労支援に力点が置かれている．

しかし，自立支援法では利用者が費用の10%を自己負担することが問題であるとの指摘がなされ，原稿執筆時点（2010年4月）では廃止の方向で議論が進んでいる．以後，同様の現状である．

B 精神科受診患者

近年，精神科で治療を受ける患者数は増加している．2005年，精神科医療機関で入院ないし外来治療を受けている精神障害者数は303万人と推定されている．

このうち，入院患者数は35万人である．入院患者の疾患別の構成では統合失調症圏が20万人（56.3%）であり，次いで認知症が8万人（23.5%），気分障害圏が3万人（7.9%）である．さらに精神作用物質依存が4.9%と続き，神経症圏は1.5%にすぎない．

これに対し外来通院患者は268万人であり，この中では気分障害圏が89万人（33.3%）と最も多く，次いで神経症圏58万人（21.5%），統合失調症圏56万人（20.7%）となる．本来は精神科診療が必要であるにもかかわらず，受診していない人たちは，おそらく通院患者数の3〜4倍にのぼると推測されるので，精神障害者数は国民の10人に1人という多さになる．したがって，精神障害は国民の誰もがかかりうる可能性のある病気である．

上記のように，外来通院はうつ病などの気分障害が多く，入院は統合失調症が多い．

近年，精神障害で通院する患者の増大が目立つが，それには次のような理由があげられる．①ストレス社会の結果，うつ病などの気分障害患者数が実際に増えている．②以前よりもメンタルヘルスへの関心が高まり，精神科受診に抵抗感が少なくなった．③精神科診療所（メンタルクリニック）数が増え，受診しやすくなった．

C 我が国における精神科医療機関

2006年，我が国には8,943の病院があり，そのうち精神科病院数は1,072である．単科精神科病院の精神病床数はほとんど減少していないが，一般（総合）病院の精神病床数はむしろ減少している．これは精神科病院を減らし，一般（総合）病院精神科を強化してきた欧米と大きな違いである．特にイタリアでは精神科医バザーリア（Basaglia F）の主導によって全ての単科精神科病院を閉鎖するという徹底的な改革が行われた．

他方，我が国では精神科標榜診療所数が急速に増加し，2005年現在，精神科診療所は5,144，神経科診療所は2,839，心療内科診療所は3,092である．

また精神科病院の医師，看護師などの職員配置数は過去に，精神科特例として一般病院に比較して低く抑えられてきた歴史的経緯があり，現在でも一般科に比較して少ない．

D 精神科入院状況

我が国の精神科病床の平均在院日数は以前より短縮されているが，いまだに300日である．これに対し日本を除く欧米の平均在院日数は18日であり，我が国と比較して大きな相違がある（表2）．

また我が国の精神科入院患者の中で，在院期間5年以上継続入院中の患者は全体の41％を占めている．この中には社会的入院患者（社会的条件が整えば退院可能な患者）が相当数含まれており，国は社会的入院患者数を約7万人と推測している．

2004年，厚生労働省は社会的入院を解消することを目的として，精神病床数を削減する方針を打ち出したが，その施策はあまり進んでいない．この理由としては，統合失調症患者の入院数は徐々に減少しつつあるが，他方で，認知症患者の入院は増加していることにもよる．2009年，国は現在20万人いる統合失調症入院患者数を2014年までに15万に削減する数値目標を明らかにした．

表3に示すように諸外国と比較して，我が国の精神病床数がいまだに多すぎることは明らかである．

表2　各国の精神科退院者の平均在院日数

デンマーク	5.2
アメリカ	6.9
フランス	6.5
イタリア	13.3
オーストラリア	14.9
カナダ	15.4
スウェーデン	16.5
ドイツ	22
オランダ	22.6
イギリス	57.9
日本	298.4

（OECD Health Data 2008）

表3　人口1万人に対する精神病床数

日本	28
イギリス	7
フランス	10
イタリア	1
スウェーデン	5
アメリカ	3
カナダ	3
韓国	8

（OECD Health Data 2007）

入院形態別患者構成では，措置入院0.7%，医療保護入院36.4%，任意入院62.4%となっている．しかし原則として開放病棟で処遇すべき任意入院患者が終日閉鎖の病棟に収容されている割合が43.5%もある．

まとめ

我が国の精神医療の問題点は次のようにまとめられる．まず，諸外国に比して，平均在院日数が長すぎる．さらに，精神病床数が多すぎるとともに，長期入院患者数も多すぎる．すなわち，諸外国に比して，いまだに入院中心医療の色彩が強く，脱施設化が遅れている．その理由として，我が国では，①公立病院が少なく，民間病院が多いこと，②単科精神科病院が多くて，一般（総合）病院の精神病床が少ないこと，③社会復帰資源が不足していること，④精神保健福祉従事者が少なく，手厚い医療が十分にできないこと，⑤財源が不足していることなどがあげられる．

● 文献
1) 伊藤哲寛. 精神科医療に関する基礎資料―精神科医療の向上を願って―（平成20年版）. http://www.kansatuhou.net/10 shiryoshu/07 01 shiryou seisin.html.
2) 伊藤哲寛, 編著. 精神保健福祉士養成テキストブック1　精神医学. 京都: ミネルヴァ書房; 2008.
3) 日本学術会議　精神医学研究連絡委員会. 精神医学研究連絡会報告　こころのバリアフリーを目指して―精神疾患　精神障害の正しい知識の普及のために―. 2005.
4) 渡辺雅幸. 専門医がやさしく語るはじめての精神医学. 東京: 中山書店; 2007.

〈渡辺雅幸〉

第1章 作業療法で援用できる基礎知識

A. 基礎知識（1）

3 精神科医療状況の実際
（外来-入院-退院-地域）

A 精神科における外来診療の意義

　現在，精神医療の脱施設化が叫ばれ，入院中心から地域支援へと移行しつつあり，障害者もできる限り一般社会での生活を営むべきであるとのノーマライゼーションの考え方が一般的となっている．その結果として，精神科外来診療の重要性が高まっている．

　通常，地域で生活する精神障害者が精神医療を受診する場所は，精神科病院，一般病院（従来の総合病院にあたるが，総合病院という名称は医療法から消えたので，ここでは一般病院とする）精神科，精神科診療所の外来である．近年，地域における生活基盤を失う危険性のある入院を避け，できる限り外来で通院医療を行おうとする努力がなされている．従来の精神科病院は郊外の人里離れた場所に立地していることが多く，通院には不便なことが多かった．本来は精神科病院に代わって精神医療の中心となるべき一般病院精神科の設置は日本では整備が遅れている（後述）．これに対し，最近，急増している精神科診療所は交通の便の良い市街地に開設され，夜間，休日の外来サービスも行うところもあり，その結果，患者が地域での生活を継続しながら通院治療を受けやすい場所となっている．また精神科診療所の多くは，心療内科等の標榜診療科目を掲げるなどして，地域の患者が気軽に受診できるような工夫をしていることが多い．精神科という標榜科だけでは近所の目を気にして受診をためらう患者も，心療内科であれば気軽に受診しやすいからである．

　通院医療は入院と比較して，患者の社会的地位や家族内地位の喪失を防ぎ，社会生活機能の低下をまぬがれる利点がある．しかし，その反面，家庭や職場でのさまざまなストレスを継続して受け続けることによる精神症状の増悪，病状の遷延などを生じる可能性もある．

B 新患外来

　神経症圏内や軽症うつ病の患者は自らの精神不調を自覚し，自発的に受診することが多い．最近はテレビ，新聞等のマスコミでうつ病や不安障害に関する啓発番組や記事が多くなり，それらから情報を得て，自らうつ病ではないかと自己診断して受診する患者も増えている．

　これに対し，統合失調症や躁病は病識が乏しいため（自分が精神障害であるとの自覚がない），自らが自発的に希望して受診することはきわめて稀であり，多くは家族ないし周囲の人に異常をみいだされ，他者（多くは家族）に付き添われて受診することが大部分である．時には患者本人が納得しないまま受診させられる場合も多い．幻覚，妄想などの異常体験については病識を欠いているため，それらを理由にしても受診の説得には失敗することが多い．それよりも，眠れない，食べられない，体力を消耗した，不安が強い，いらいらするといった症状に焦点をあてて，そのような問題点を解決するために医療機関への受診をすすめる方針が奏効することがある．

また自殺企図，精神運動興奮，他害などの重大な問題行動を生じた場合には精神科救急医療（後述）で対応する必要が生じる．

C 通常外来

　患者が地域社会の中で生活し続けていくための自己決定促進が中心となるべきである．外来診療は，地域のさまざまな関連機関や社会資源の活用などの包括的支援の一環であり，患者を支える地域支援ネットワークの中心となる重要な要素である．

　また地域社会で生活する患者の病状の再燃，再発に対する早期の危機介入も外来機能の重要な役割である．患者や家族が地域で生活していく中で感じる不安，心配，困りごとなど，危機的状況につながりかねない出来事を気軽に相談する手段として，電話相談は重要な役割を担っている．電話相談の任務にあたる職種は医師，看護師，精神保健福祉士などであるが，その際，患者が何を伝えようとしているのかを上手に聞き出すコミュニケーション技術が必要となる．

　訪問看護も外来通院中の精神障害者の地域生活の維持，社会参加への促進にとって有効な援助となる．その際，精神症状そのもの，すなわち，幻聴や妄想等についての関与には限界がある．しかし，病気から二次的に派生する生活上の困難さ（睡眠，食事，金銭の取り扱いなど）を理解し，それらの支援を行うことは可能であり，そのことが病状の安定化にもつながることが多い．精神科訪問看護は，保健師，看護師，作業療法士，精神保健福祉士が行う．

D 精神科救急医療

　精神科救急受診の患者でも，患者本人が苦痛や危機感を感じて助けを求めることもあり，このように本人に受診意思がある場合をソフト（軟らかい）救急とよぶ．他方，患者本人が受診を拒絶している場合をハード（硬い）救急とよぶ．

　また診療後の処遇形態により，1次救急（外来診療のみで帰宅する事例），2次救急（任意入院もしくは医療保護入院となる事例），3次救急（緊急措置入院や措置入院，もしくは応急入院）と3群化される．

　各都道府県は近年，夜間，休日も含めた精神科救急医療システムの整備に努めている．

　ハード救急の対象患者は精神保健福祉法第24条の警察官通報事例となることが多い．たとえば「通行人を殴った」「裸で騒いでいる」「意味不明のことを言って暴れている」などの行動を示す患者は，110番通報で警察官に保護されることがある．警察官はそのような事例を保護（ないし逮捕）し，精神障害のため自傷他害の恐れがあると判断した時には，都道府県知事に通報する義務を負っている．これが第24条通報である．東京都の場合，夜間・休日の第24条通報は通常，行政の担当吏員が電話で受理し，その吏員の指示によって患者は担当警察官らと共に，当日の担当病院精神科救急外来を受診する．

　ハード救急を利用する精神障害は統合失調症が40～50%と最も多く，次いで，覚醒剤などの物質関連精神障害，パーソナリティ障害などである．

E 入院の必要性

　前述のように精神障害の治療は努めて外来で行うべきであり，できる限り入院を避ける努力をす

第1章　作業療法で援用できる基礎知識

べきであるとされるが，今日でも入院加療を必要とする患者は当然のことながら多い．

　激しい幻覚，妄想，精神運動興奮，持続する拒食・不眠による身体の消耗，自殺企図，反社会的逸脱行為などがあれば入院の適応である．

　その際，病識の欠如のため，非自発的（強制）入院が必要となることがある．

F 入院形態

1. 任意入院

　患者本人の同意に基づく入院である．精神保健福祉法では，人権の観点から可能な限り，非自発的入院を避け，任意入院の形式をとるようにすすめられている．任意入院した患者が退院を希望した場合，原則として退院させるべきであるが，病状によっては精神保健指定医の診察により72時間に限って退院を制限することができる．さらに，病状が軽快しないまま退院を要求し続ける場合は，後述の医療保護入院という非自発的（強制）入院に入院形態を変更することが可能である．

2. 医療保護入院

　本人から入院への同意が得られない場合は，精神保健指定医によって入院の必要性が確認され，同時に保護者が入院に同意すれば，医療保護入院という非自発的（強制）入院を行うことになる．親，配偶者などは保護者に自動的になれるが，そのような人がいない場合には，直系血族および兄弟姉妹といった扶養義務者を保護者とする．さらに扶養義務者もいない場合には市町村長が保護者となる．

　医療保護入院として入院している患者の退院には，医師の判断あるいは保護者の退院への申し出が必要である．

　医療保護入院の問題点は，患者が「自分は入院したくなかったのに，家族に入院させられた」との思いを抱かせる危険性があることである．

3. 応急入院

　精神保健指定医が，直ちに入院させなければ，医療と保護を図ることができないと判断したにもかかわらず，保護者の同意を得られない場合，72時間に限って応急入院指定病院に非自発的入院を行わせる制度である．意識障害や昏迷状態のため，本人の意志確認ができず，家族とも連絡がとれない場合に行われる．

4. 措置入院および緊急措置入院

　精神保健福祉法第24条の警察官通報などが保健所にあった場合に，保健所が調査を行い，都道府県知事の命令の形で精神保健指定医2名の診察が行われる．2名の指定医が一致して，当該の人が精神障害であり，自傷他害の恐れがあると診断した場合には，知事の命令の形で公立精神科病院ないし指定病床をもつ病院に非自発的（強制）入院をさせる．これが措置入院である．

　なお，急速を要し，規定の手続きのとれない場合は，精神保健指定医1名の診察によって，自傷他害の恐れありと認められた場合，72時間に限って，措置入院が命じられる．これが緊急措置入院である．措置入院解除は指定医の診察が必要である．

入院治療には開放処遇と閉鎖処遇があるが，精神保健福祉法ではできる限り開放処遇を行うことを求めている．措置入院，医療保護入院，応急入院などの非自発的（強制）入院では閉鎖病棟入院が一般的である．これに対し，任意入院患者には開放処遇をすべきである．しかし，我が国では本人の意思による外出等が自由にできるという条件のもとに，任意入院患者の多くが閉鎖病棟に入院している．

G 行動制限

精神運動興奮が極めて強い患者に対し，行動制限が行われる．隔離室（保護室）への隔離や身体拘束が行われることがある．その際，必ず精神保健指定医が診察することが決められている．また，当然のことながら，そのような措置が必要であることを患者に十分説明すべきである．多くの精神科病院では行動制限最小化委員会が設置され，できる限り行動制限を少なくする検討が行われている．

強制入院や閉鎖病棟における環境，行動制限などは，そのような処遇自体が患者の恐怖感を増し，それが患者に心理的苦痛を与えている面があることは否めない．

他方，閉鎖病棟で働く看護師などの病院職員も，患者から心理的，物理的暴力を受ける危険性が存在する．隔離室入室時は，職員は複数で入室するなど，患者からの暴力行為に備える工夫も必要である．

H 入院治療

現在，精神科には急性期，認知症，精神療養，アルコール，薬物，児童・思春期などの専門病棟がある．

非自発的入院患者には，入院治療や服薬の重要性を十分説明する必要がある．

急性期の入院患者にとって重要なことは睡眠と休息である．精神症状が激しく病識の乏しい患者は服薬を拒否することがある．そのような場合，強引な服薬強制を行うと医療への不信感を生じるので注意が必要であり，粘り強く治療を受け入れるように説得することが肝要である．しかし，強く拒薬する場合はやむをえず，拘束して注射治療を行わざるをえない時もある．

精神科救急では，その初期ほど薬物療法などの身体的治療の比重が高い．時に電撃療法も必要とされる．やがて急性期の病状が改善するに伴い，個別的な精神療法的比重が高まっていく．

多くの患者は急性期から徐々に回復に向かうが，統合失調症ではその時期に，精神病後うつ状態におちいることもあり，その場合には自殺の危険も生じるので注意が必要である．その時点では，社会復帰のための働きかけは抑制し，しばらく静かに見守る必要がある．

やがて落ち着きと意欲を取り戻す回復期となるが，その時期には退院に向けての心理・社会療法が必要である．医師，看護師，作業療法士，臨床心理士，精神保健福祉士，薬剤師がチームを組んで，さまざまな治療プログラムを実施していく．その中には，作業療法，生活技能訓練（SST）などの認知行動療法が含まれる．

I 退院へ

我が国の精神医療の特徴として，長期入院，社会的入院の多さが，つとに指摘され，脱施設化を

一層，促進すべきことが強調されている．長期入院という環境的要素そのものが患者の社会で生活する能力を奪い，施設症候群（institutionalism）という陰性症状類似の状態を人為的に作り出しているとの批判もある．欧米のように，精神症状が安定したら早期に退院させることが求められている．

退院に備えて外出・外泊を繰り返すことによって家庭や地域での生活に慣らしていく．退院後の生活に円滑に移行するために，精神科退院前訪問指導，服薬自己管理訓練などのきめ細かい指導が必要である．

近年，診療報酬の面においても，急性期の患者の早期退院，慢性期長期入院患者の退院促進を目ざす配慮が見られる．例えば，精神科急性期医療では30日以内の精神科救急入院料や急性期治療病棟入院料が，入院31日以上に比較して引き上げられている．また入院期間が5年を超える長期入院患者を1年間で5%以上減少させた実績のある医療機関を評価する精神科地域移行実施加算も設けられている．このように医療経済の面からも，入院中心医療から地域精神医療への方向性は後戻りできないものとなっている．

J　退院後

長期にわたる通院医療，デイケア利用，訪問看護などにより，再発，再入院のないように患者を支援することが必要である．しかし，絶対に再入院をさせないとの姿勢もかえって硬直化した支援となる恐れがある．場合によっては一時的に精神症状が不安定化した場合，短期間休息入院を行う手段も有効である．

我が国では通院医療の一環としての，精神科デイケアとナイトケア制度が拡充されている．デイケアでは地域で生活する精神障害患者を対象として，レクリエーションや，SSTなどの認知行動療法などが行われる．デイケアは日中6時間，ナイトケアは夕方から4時間，デイナイトケアは合計10時間となる．

入院患者に対して，入院時からデイケア体験利用を行わせ，退院後スムーズに外来デイケア利用へとつなげる工夫もなされている．他方，デイケアに長年，漫然と通い続ける滞留患者が増えているとの問題点も指摘されており，デイケア利用者が利用1年後にはさらにステップアップできるような配慮，工夫も求められている．

さらに生活での困難を感じる精神障害者にさまざまな社会資源（従来は精神保健福祉法で規定されていたが，現在は自立支援法で定められている）の利用をすすめていく．必要があれば障害者年金の受給も考慮する．

K　一般（総合）病院精神科の役割

脱施設化を行った諸外国では精神科病院への長期入院は激減し，急性期の入院医療は一般病院精神科病棟で行われている．

しかし，我が国の一般病院精神科病床は，全精神病床の5.6%程度と極めて少ない．しかも最近の医療崩壊により，一般病院精神科はむしろ減少しつつある．

一般病院精神科は精神科診療所と同様に，単科精神科病院に比較して，患者の精神科受診への抵抗が少ないという利点があり，発病初期の患者の診断や治療に適している．また身体合併症をもっ

た精神障害患者の治療を行う場所として最適である．さらにうつ病，神経症圏，摂食障害などに対する開放的入院治療の場所としても適している．

また一般病院に勤務する精神科医は，身体疾患に伴う精神症状（症状精神病によるせん妄，癌患者のメンタルヘルスなど）の診療も担っている．すなわち他科へのコンサルテーション機能も重要な役割である．

しかし一般病院精神科に期待される任務が上記のように極めて広汎かつ多忙なため，勤務する医療従事者の疲弊をまねき，燃えつきて辞めていく医療者が近年，増加しているという深刻な事態が生じている．

L 就労支援

雇用率算定の中に精神障害者が含まれるようになったこと，自立支援法が障害者の雇用促進を目ざしていることなどから，精神障害者への就労支援がこれまで以上に注目されるようになった．精神障害者が働きたいとの意欲を示した場合，従来，ややもすると医療者側が慎重すぎるきらいがあり，就労にブレーキをかける傾向があった．しかし，最近では，働きたいとの当事者の希望に向き合い，「働くストレス」にのみ焦点をあてるのではなく，「働けないストレス」に焦点をあてるべきであるとの認識が広まりつつある．科学的根拠に基づく援助つき雇用に関する研究から，「保護された環境で訓練してからの職場定着」よりも，「まず就労現場に赴いて，そこで必要な訓練をする」方が就職率が高いことが示されている．すなわち train then place から place then train への転換である．精神障害者への支援は，単に病状を安定化し再発予防をめざすのみでは不十分であり，障害者の市民としての普通の生活，すなわち，結婚して子育てを行い，普通に働くことの実現を目標とすべきであろう．それこそが真のノーマライゼイションである．また現在では，職場に自分の病名を告げて就労する精神障害者も増加しており，その方が，職場での定着率が高いとの調査もある．このことからは，職場で病名を隠すことが心理的ストレスになっていることが示唆される．

M 職場のメンタルヘルス

最近の我が国のメンタルヘルスの大きな問題点として，年間3万人以上という自殺者の多さがあげられている．自殺者の多くは，うつ病患者である．この背景には，終身雇用制の崩壊，成果主義の導入，リストラに伴う失業の増大などがある．企業の効率化により，職場の人員は増えない反面，業務量は増大することとなり，長時間勤務労働者が増加している．就業者の自殺者が，年間8000～9000人に及び，企業における過労自殺，労災としての精神障害や自殺が問題となっている．このような深刻な状況に対応するため，企業に配置されている産業医，保健師・看護師，カウンセラー等の産業保健スタッフがさまざまなメンタルヘルス対策をとるようになり，ようやく，こころの健康に配慮するシステムの重要性が認識されるようになってきた．またこのような企業内の産業保健スタッフは障害者雇用率の枠内で雇用される精神障害者への対応も行っている．

N 心神喪失者等医療観察法

精神障害と暴力や犯罪との関連は，微妙で深刻な問題である．精神障害者が殺人や放火といった

重罪を犯す確率は健常者より高いという事実がある．

　刑法第 39 条には「心神喪失者の行為は罰しない」との精神障害者の刑事責任能力についての規定がある．精神鑑定により，精神障害のために物事の善し悪しを判断する能力が損なわれていると判定されると，責任無能力（心神喪失）とされ刑罰が免除される．心神喪失とされ無罪となった精神障害者の治療は医療観察法に基づく指定入院医療機関や指定通院医療機関によって行われる．入院医療の上限は定められていないがガイドラインでは 18 カ月程度が標準とされている．通院は原則 3 年，必要があれば 2 年を超えない範囲で延長可能とされている．指定入院医療機関における医師，看護師，作業療法士，臨床心理技術者，精神保健福祉士などのスタッフは一般精神医療におけるよりも，手厚く配置されており，多職種チームからなる本格的チーム医療が行われる．

　勤務する医療従事者の心構えとして，精神症状と触法行為との関連については，これを避けるのではなく，そのことについて患者とよく話しあうべきであるとされる．

　また精神障害者から医療従事者が暴力を受ける可能性についても十分な考慮・対策が必要である．

　なお，通常の精神医療も本来，医療観察法に基づく指定入院医療機関なみの充実した手厚い医療を行うべきとの意見がある．

●文献
1) 荒井　稔, 他. シンポジウム　労働者のメンタルヘルスの現状と課題. 精神神経誌. 2007; 109: 228-53.
2) 伊藤哲寛, 編. 精神保健福祉士養成テキストブック 1　精神医学. 京都: ミネルヴァ書房; 2008.
3) 松下正明, 坂田三允, 樋口輝彦, 監修. 精神看護学. 東京: 医学芸術社; 2006.
4) 渡辺雅幸. 専門医がやさしく語るはじめての精神医学. 東京: 中山書店; 2007.
5) 渡辺洋一郎, 他. シンポジウム 精神障害者の就労支援. 精神神経誌. 2009; 111: 1074-95.

〈渡辺雅幸〉

第1章 作業療法で援用できる基礎知識

B. 基礎知識 (2)

1 精神医学概論（疾患分類，症候論，治療法）

A 精神障害とは

あるものごとが異常であると定義することは時に難しいことがある．とりわけ精神が異常であるという場合には，身体疾患よりも困難さが多い．身体疾患であれば，例えば，発熱，疼痛などがあり，かつ本人が苦しみを訴えれば比較的容易に身体的異常があると見なすことができよう．しかし，精神障害では人間の言動や行動の異常という客観的に評価しにくい状態を示すことが症状であるので，それらにどの程度の偏りがあれば異常と見なすのか時に困難なことがある．また精神障害者はしばしば，自らの言動の異常さに気づいておらず，本人自ら具合が悪いとの申し立てをしないことも事態を複雑にする．

正常と異常については，通常ある基準を設けて，その基準の範囲内にあれば正常であり，それから外れれば異常とする．

基準には平均基準と価値基準がある．

平均基準は身体疾患の場合を考えればわかりやすい．身体疾患の場合にはさまざまな身体医学的検査が可能であり，通常，健常者からデータを集めて平均値を求め，その平均基準（平均値）から大きく逸脱しなければ正常であり，逸脱すれば異常とする．精神現象であっても，知能などは，平均基準からみて，正常か異常かを判定することは比較的容易である．すなわち，知能テストにより，数値を算出し，ある得点以上では知能は正常範囲内であり，それ以下であれば知的能力に異常ありと判定しうる．しかし，数値的把握が困難な精神現象についても，平均基準からみて正常か異常かの判定を行うことは時に可能である．例えば，「回りに誰もいないのに，他人の声がありありと聞こえてくる」という幻覚という症状は健常者には通常，存在しない．そこで，平均基準によって幻覚は異常であると判定するのである．

精神現象の場合，価値基準による正常，異常の区別が行われることがある．これは身体疾患の場合には通常，使用されない基準である．価値基準とはある集団，文化において公認されている価値，理念に合致するものが正常で，反する場合が異常とされる．アルコール依存症の場合にアルコール過剰摂取によって他に迷惑を及ぼす行為は価値基準として異常とみなされる．パーソナリティ障害もパーソナリティの偏りのため他者が迷惑をこうむるという価値基準が診断に取り入れられている．

次に，疾患 disease と障害 disorder という用語について述べる．

疾患とは通常，一定の病因（原因），病態，症状，経過，予後，さらに場合によっては病理学所見などが共通して認められる場合を指す．アルツハイマー病などの器質性精神障害は疾患といってよく，統合失調症や気分障害も疾患であろうと推定されている．

これに対し，障害という用語には2つの用いられ方がある．

1つはリハビリテーション領域での用いられ方である．リハビリテーション領域における，障害という用語は，疾患によって社会機能などに支障をきたした状態のことを指しており，医学的概念にさらに福祉的概念が加わった用語である．障害という用語の2つ目の用いられ方として，疾患と同じ意味合いをもって使用されることがある．そのような用いられかたの典型が精神障害である．

精神科の病気の場合には，現在でも，病因，病態，症状，経過，予後，病理学所見が一致する医学的疾患単位と見なすことが困難なことが多いので，現在，それらを精神障害 mental disorders とよぶようになっている．しかし，近年，精神障害についても病因や病態に関する研究が急速に進歩しているので，将来的には身体疾患と同様，精神疾患 mental diseases という用語にまとめられる可能性は高いと思われる．

B 精神障害の分類

1. 3大原因による分類

かねてから精神障害について原因別の分類がある．昔から精神障害の原因を外因，内因，心因と3種類に分類する方法があった．その原因にしたがって，精神障害を外因性精神障害，内因性精神障害，心因性精神障害に3大別するのである．現在，この分類法には批判があるが，伝統的分類法であり，しかも精神障害の成り立ちを理解するのにわかりやすい．

a. 外因性，身体因性，（広義の）器質性

外因性とは，こころの外側にある事柄が原因となるという意味である．心理現象の基盤である脳自体が1次的に破壊されるか，脳以外の明確な身体疾患（例えば肝臓，腎臓，内分泌の病気）や，外から摂取した薬物やアルコールに影響されて2次的に脳機能が障害されることが精神障害の原因となる場合を指す．脳が1次的に侵される時は，脳に粗大な病変，すなわち形態学的な変化をみる．脳が1次的に侵される場合を（狭義の）器質性精神障害，脳以外の身体の病気によって2次的に障害される場合を症状性精神障害ということがある．

具体的病名としては，老年期に認知症を生じるアルツハイマー病や脳血管性認知症が代表である．その他，脳変性疾患，頭部外傷，脳炎，脳腫瘍，梅毒，伝染性疾患，内分泌疾患，膠原病，代謝疾患，アルコール，薬物などさまざまな病気が原因となる．

（広義の）器質性精神障害は，このように原因はさまざまだが，症状は原因のいかんに関わらず，共通している．すなわち急性期には意識障害を生じ，慢性期には認知症と人格変化を生じることが多い．

器質性の脳の病変を探るには，CT，MRIなどの画像診断が有効である．

器質性の脳の病気の診療は，以前は精神科で行うことも多かったが，最近は神経内科で診療することが多い．

b. 内因性精神障害

内因性とは外部環境の影響なしに，身体内部に有している素質に基づいて起こるという意味であ

る．ある程度の遺伝的要素が存在するということも意味されている．何らかの身体的基盤が想定されるが，まだ何であるか十分には解明されてはいない．粗大な脳病変は発見されていないが，微細な脳病変の可能性が想定されており，最近の研究では，実際にそのような所見が認められるとの報告が多い．

統合失調症と気分障害（躁うつ病）が内因性精神障害の代表である．

症状として，正常心理からは理解できない，幻覚や妄想などを生じることがある．しかし，粗大な脳病変はないので，原則として意識障害や認知症は生じない．また自らが精神的に異常であるとの自覚に乏しいことがあり，これを病識の欠如という．したがって精神科では他科にはない，非自発的（強制）入院制度が認められている．

c．心因性精神障害

心理・社会的要因が原因となる精神障害である．欲求不満や心的葛藤があってそれをうまく処理できず発症する．他方で心理・社会的要因を受け止めるその人の性格など個体側の要因も大きい．

精神的原因と症状との間に意味あるつながりがみられる．症状は不安を中心とした健常者でも多少，感じているような症状が強く出るものであり，幻覚，妄想のような非現実的な症状は原則として生じない．例えば，人前で緊張しやすいなどの症状は軽度であれば，健常者でも感じるものであるが，これが重症になり日常生活にも支障をきたせば，社会恐怖（社会不安障害）と診断される．

神経症，心因反応が心因性精神障害に含まれる．

内因性精神障害と心因性精神障害は，粗大な脳病変がなく，意識障害や認知症を生じない点で共通しているので，この二つを合わせて機能性精神障害ともいう．

なお精神病 psychosis という用語は幻覚妄想に支配されて現実的能力が低下し，病識を欠いた重症の精神障害を指し，統合失調症，躁病，重症のうつ病などが含まれる．軽症うつ病や心因性精神障害は通常，精神病とはいわない．

2．病因的分類の詳細

前述した外因，内因，心因の3分類に基づくさらに詳しい精神障害分類を以下に示す．なお，生来的な性格の偏りであるパーソナリティ（人格）障害，幼少児期からの知的発達の遅れを示す精神遅滞，自閉症，学習障害などの小児の心理的発達障害は3分類に当てはめにくい面があり，別個のものとしてあげる（表4）．

3．国際分類

精神障害は原因が解明されていないものが多く，また精神医学は人間の生き方と関わりが多く各国の文化的，社会的背景の違いによる影響も大きい．したがって精神障害の診断基準や分類は国によって大きな違いがあった．

このことは精神障害の研究を進める上で妨げになるので国際的に統一した診断基準と分類を確立する試みがなされてきた．その結果，ICD分類とDSM分類が世界的に使用されるようになっている．これらの分類では障害の原因については，ほとんど言及されていない．

表4　精神障害の分類

外因性精神障害（身体因性精神障害，広義の器質性精神障害）	a. （狭義の）器質性精神障害 b. 症状性精神障害 c. 物質依存 d. てんかん
内因性精神障害	a. 統合失調症 b. 気分障害（躁うつ病） c. その他
心因性精神障害	a. 心因反応 b. 神経症
パーソナリティ（人格）障害（精神病質）	
精神遅滞（知的障害）	
心理的発達障害	a. 学習障害 b. 広汎性発達障害（自閉症，アスペルガー症候群） c. 注意欠陥・多動性障害 d. その他

a. ICD分類（国際疾病分類）

ICD（International Classification of Diseases）分類はWHO（World Health Organization, 世界保健機関）が作成したものであり，現在，第10改正版，ICD-10が使用されている．

b. DSM分類（精神障害の診断と統計のための手引き）

DSM（Diagnostic and Statistical Manual of Mental Disorders）分類はアメリカ精神医学会が作成したものであり，現在，第4版新訂版，DSM-IV-TRが使用されている．DSM-IV分類では，神経症の用語が使用されなくなっており，従来の神経症は不安障害，身体表現性障害，解離性障害へと分割されている．

C　症候学

精神科における診断は，患者の言動や行動の異常に基づいてなされる．したがって患者自身や，家族などの患者の日常生活をよく知る人達から，詳しく話を聞いて，患者に言動や行動の異常がないかどうかを確認することが重要である．そのような実践を通じて，精神症状を詳しく記載し分類する精神症候学が生まれてきた．

1. 知覚の障害

知覚とは視覚，聴覚，触角，味覚，嗅覚，体感（体位や運動の感覚，平衡感覚，内臓器官からの感覚）などの感覚を介して外界に実在するものの存在を知ることである．精神医学における知覚の異常とは末梢感覚器や神経伝導路の異常にはよらず，大脳における知覚の統合過程の障害に起因すると推測されるような異常をいう．この知覚の異常には次のようなものがある．

錯覚 illusion とは，実際に存在するものを誤って，別のものとして知覚することであり，「壁の

シミが幽霊にみえる」などを指す．意識障害の時に出現するが，正常でも生じることがある．

幻覚 hallucination とは，実際には全く存在しないものを，存在するものとして知覚することであり，対象なき知覚といわれる．知覚の種類によって，幻聴，幻視，幻嗅などに分けられる．

幻覚は意識障害に伴わずに出現する場合と，意識障害に伴って出現する場合とがある．

幻視とは実際に存在しないものがみえることであり，意識障害（せん妄）に伴って出現することが多いが，統合失調症でも出現することがある．アルコール依存の離脱症状で生じる振戦せん妄では，現実には存在しない小さい人や動物が動くのが見える動物幻視が特徴的である．

幻聴とは実際には存在しない音が聞こえることである．多くは，意味のある人の声が聞こえてくる幻声が多い．その内容の多くは自分に対する，噂，悪口，非難，あざけりであり，命令のこともある．自分の考えていることが聞こえてくるという症状を思考化声という．幻聴は統合失調症で多いが，器質性精神障害などでも出現する．

幻嗅ではガスや尿などの異様なにおいがするなどと訴える．統合失調症や，てんかん発作で出現する．

体感幻覚とは身体の感じの幻覚であり，「脳が溶けて流れ出す感じがする」，「皮膚に電気がかかってくる」，「皮膚の下に虫がはっている」，「寝ている時に，性器を触られる」などの奇妙な感じを体験する．統合失調症で多い．

2．思考の障害

人は覚醒時には，集中している時でも，ぼんやりしている時でも何かしらの考え事（思考）をしている．

思考の異常には，思路の障害，思考体験の異常，思考内容の異常の3つがある．

思路の障害とは思考の進み方の異常である．

保続とは，一度うかんだ考えが繰り返し機械的に現われ先に進まない状態である．新たな質問をしても最初の質問への答えを繰り返す．例えば，「年齢は？」と聞かれて，「77歳です」と答えた人が，「ここはどこですか？」という次の質問に対して，「77歳」と答えを繰り返す．これは老年期認知症のような器質性精神障害で現われる．

統合失調症では，会話の途中で考えが途絶えて黙りこんでしまうことがあり，これを思考途絶という．うつ病では頭の回転が鈍くなり，思考や話の進みかたが遅くなるが，これを思考制止という．躁病では逆に，おしゃべりとなり，次から次へと考えが浮かび，進みかたも早くなるが，これを観念奔逸という．

統合失調症では，1つ1つの考えがバラバラで結びつきがなく，全体としても全くまとまりがなく，患者が何をいおうとしているのか理解できなくなることがあり，これを思考滅裂という．軽度の思考滅裂で，何となく話しがまとまらない程度の状態を，連合弛緩という．思考滅裂が重症で，話が相互関連の全くない単語の羅列となった時には，言葉のサラダという．

思考体験の異常には，思考の被影響-作為体験がある．これは，自分の思考が自分で考えるのではなく，外部からの力で考えさせられているという体験である．思考吹入（外から考えを吹き込まれる），思考奪取（自分の考えが誰かに抜き取られる），思考伝播（自分の考えが他人に伝わる）などの症状を指す．このような外部からさせられる（あやつられる）という体験は思考だけでなく，

感情や行動の面にもみられ，作為体験とよばれる．このような症状は自我（意識）障害（後述）ともいわれ，統合失調症に特徴的である．

さらに，思考体験の異常には強迫観念 obsessive idea という症状がある．これは，ある考えが自分の意思に反してわきおこり，それが不合理でばかばかしいとわかっていても，はらいのけることができない状態である．疑惑癖（ガス栓をしめたか，鍵をかけたか，仕事に間違いがなかったかなどが気になり，何回も確認する），詮索癖（空は何故ソラというのか？　など物事の理由に疑問が起こる），計算癖（すべての物の数を数えないと気がすまない）などを指す．不潔なことを気にしすぎるという症状も多い．強迫性障害で典型的にみられる．その他，統合失調症やうつ病に生じることもある．軽度の強迫症状は健常者でもみられる．

思考内容の障害を妄想 delusion という．これは，明らかに誤った思考の内容を，それが正しいと確信しており，訂正不可能となった状態である．妄想の生じ方によって，一次妄想と二次妄想とに分類する．一次妄想は，何故患者がそのような妄想をもったのか，その発生の仕方が正常心理からは了解できないものを指し，多くの場合，統合失調症で生じるが，身体因性精神障害でもみられることがある．一次妄想をさらに，妄想気分，妄想知覚，妄想着想に分ける．

妄想気分とは，なんとなく不気味でただならぬことが起きそうだという気分のことであり，重症な場合には世界没落体験（今にも世界が破滅する）という．統合失調症の発病初期に出現することが多い．

妄想知覚は，実際に知覚されたものに対して，直観的に独特の意味づけをすることである．例えば，「今道端で犬が後ろ足で土を蹴っていた．あれは自分がキリストの生まれ変わりであるという啓示を意味している」と確信する．このように実際に知覚されたものに対して論理的にも感情的にも関連がないにもかかわらず，意味を感じとり確信する．これは統合失調症に特徴的である．

妄想着想とは，ある思いが突然浮かび，それを直観的に事実だと確信することである．例えば，「突然，自分はキリストだ」と思いつく．

二次妄想は，患者の性格，過去の体験，感情状態や幻覚などから心理的に了解できる発生の仕方をするものであり，うつ病の場合，抑うつ感情がもとになって，暗い内容の妄想を生じることがある．

妄想の内容による分類もある．以下のようなものがある．

「道ですれちがった人の咳払いを自分へのあてこすりと思う」といった周囲の人々の言動や動作を全て自分に関係づける関係妄想．

「本来は全く関係のない異性が自分を愛している」と確信する恋愛妄想．

「配偶者が浮気をしている」と確信する嫉妬妄想．

「道を歩いていて皆が自分をジロジロ見ている」と確信する注察妄想．

「皆が悪口をいう，意地悪される，監視カメラで監視されている，食べ物や薬に毒が入っている，持ち物が盗まれる，狙われている，殺されそうな気がする」などの迫害妄想，被害妄想．

上記の妄想は統合失調症で出現しやすい．器質性精神障害で出現することもある．

「自分は能力のないだめな人間だ」と思う微小妄想，「皆に迷惑をかけているので，自分は罪深い人間だ」と悩む罪業妄想，「財産を失ってしまった」と確信する貧困妄想，「実際には身体的病気はないにもかかわらず，何か身体の病気にかかっていると思い込む」心気妄想などの，暗い内容の

妄想はうつ病の二次妄想としてよくみられる．

　自分の能力，地位，財産などを過大に評価する誇大妄想もある．例として，「自分は皇室の一員である」と確信する血統妄想，「自分は世界の救世主である」と信じ込む宗教妄想，「自分は大発明をした」と確信する発明妄想などがある．統合失調症や躁病で生じる．

3．感情の障害

　不安 anxiety とは対象のない漠然とした不快な恐れの感情であるが，人間なら誰でも時に感ずる状態である．動悸，息切れ，発汗，振戦など身体症状を伴うことが多い．発作的に強い不安が生じる場合をパニック panic という．また，特定の対象に向けられている不安を恐怖症 phobia という．不安は神経症の中核症状であるが，その他，うつ病，統合失調症などほとんどの精神障害に出現する．

　抑うつ気分 depressive mood は，気持ちが沈みこみ，晴れ晴れしない重苦しい気分のことであり，うつ病の主要な症状だが，統合失調症，不安障害など他の精神障害でも多くみられる．

　気分高揚（発揚，爽快）は抑うつの反対の感情で活力と自信に満ち爽快な気分を指す．躁病の基本症状である．

　上機嫌（多幸）euphoria とは，くったくなく愉快な状態，内容の伴わない表面的な幸福感を指し，器質性精神障害でみられることがある．前頭葉底面の損傷による，ふざけた多幸的な態度をモリアの症状という．

　情動（感情）失禁 emotional incontinence とは，わずかな刺激で強い感情が現われ，情動をコントロールできず，些細なことですぐに泣いたり，喜んだり，怒ったりすることであり，脳血管性認知症でみられる．

　感情鈍麻 blunted affect とは，人間の持っている豊かな感情の動きが失われた状態であり，統合失調症の欠陥状態，器質性精神障害の末期に出現する．

4．意欲，行動の障害

　精神運動興奮 psychomotor excitation とは，多動でじっとしていられない，興奮状態のことである．躁病や緊張型統合失調症，覚醒剤中毒などで生じる．

　精神運動制止 psychomotor retardation とは，意欲がわかず，行動の遅い状態，おっくうで仕事ができない状態であり，うつ病で典型的に認められる．

　昏迷 stupor とは，意識は保たれているが，極端な意欲の低下のため周囲からの刺激に反応せず行動の全くない状態である．これは，意識障害ではないことに注意する必要がある．この軽い場合を亜昏迷という．うつ病，緊張型統合失調症，解離性障害（ヒステリー）で生じる．

5．発動性減退

　意欲行動の発動の減退した状態で，器質的病変では前頭葉穹窿部損傷が多い．

　無為とは，目的をもった行動が認められず，終日何もせずブラブラ，ゴロゴロしている状態で，統合失調症の慢性時に多い．

6. 個々の欲動の障害

　食欲の異常のうち，食欲亢進は神経性大食症での過食，気晴らし食いで生じる．無食欲 anorexia は神経性無食欲症，うつ病などで生じる．

　異食 pica は紙，砂など食物でない物を食べる状態で，精神遅滞，認知症，統合失調症でみられる．

　自殺はうつ病，統合失調症で多いが，動機不明のこともある．

7. 自我（意識）の障害

　人は自分で考え，自分で感じ，自分で行動しており，これらは当り前のこととして意識することはない．このような自分の考えや行動は自分自身がコントロールしているという実感を自我意識という．

　精神病理学者のヤスパース（Jaspers K）は自我意識の特徴として次の4つをあげている．精神障害ではこの自我意識が障害されることがある．

a. 能動性の意識

　自分の体験を自分が考え，感じ，行動しているという意識．

　この異常として離人体験（離人症）がある．これは，自己や周囲について現実的な生き生きとした実感がなくなった状態であり，疲労が著しい時や，神経症，うつ病，統合失調症などでみられる．

　また，被影響体験，作為体験とは，自分の思考，感情，行動が自己に所属しておらず，他の何者かによって影響されていると感じたり（被影響体験），自己の意志に反して操られていると感じる（させられ体験，作為体験）ことであり，これは統合失調症に特徴的である．

b. 単一性の意識

　同一瞬間に自分というものは自分一人であり，他に同じものはないという意識．

　この異常として，ある瞬間において自分は二人以上いると体験されることがある．例えば，統合失調症で出現する「自分の考えが声になって自分に聞こえてくる」という思考化声という症状は，自我の単一性の異常ともいえる．

　また，自分の中に自分とは別の霊や狐がいて，とりつかれているという状態を憑依妄想という．これは祈祷性精神病（祈祷によって起こる心因反応であり，解離性障害に含まれる）や統合失調症でみられる．

c. 同一性の意識

　以前の自分も現在の自分も同じであるという感じ．多重人格障害（解離性同一性障害）ではこの異常を生じる．同一人物の中に全く別人であるかのように振る舞う状態が複数存在するものである．

d. 外界と他人に対する区別の意識

　自分と外界や他人は別個の存在であるという感じ．

8. 記憶の障害

　記憶 memory は，体験した新しいことを覚えこむこと（記銘），記銘した内容を保存しているこ

と（保持），保持されていたものを必要に応じて取り出すこと（再生）の要素から成っている．

器質性精神障害では短期記憶（情報を入力したまま一時的に保持するシステムで秒から分単位で測定される記憶）ほど障害されやすい．病状が進行すれば，長期記憶（より安定した永続する記憶で数日から数年を単位とする）も障害されていく．

記銘障害とは，新しいことを覚えられず，最近の出来事をすぐ忘れてしまうことである．数字の逆唱や対語検査によって評価できる．器質性精神障害では必発の症状である．

健忘 amnesia とは，ある期間（例えば意識障害のあった時期）の体験が思い出せない状態である．心因性健忘（全生活史健忘）は，強い精神的ショックの後で自分の生活史全てを忘れてしまうことをいう．これは，解離性障害に分類される．

「自分が現在どこにいるか」，「今，何月何日何時頃か」ということを認識できる能力を見当識という．これがわからなくなるのが見当識障害（失見当識）disorientation であり，意識障害や認知症で認められる．

コルサコフ症候群は，意識障害や認知症はないのに，記銘障害，健忘，見当識障害，作話（記憶の欠けているところを埋めるように虚構の話しをすること）を生じる状態である．アルコール依存症，頭部外傷などで生じることがある．

記憶の錯誤である既視感とは，初めての体験であるにもかかわらず，以前に同じ光景を見たと感じることである．健常者でも生じるが，てんかん発作の症状として生じることがある．

9．意識の障害

意識 consciousness とは自分の状態や周囲の状況がはっきりと認識できる能力をいう．意識障害は身体因性精神障害の急性期の症状として出現することが多いが，時に心因性に生じることもある．原則として回復可能（可逆性，一過性）である．睡眠は生理的意識障害と考えることができる．

さらに，意識障害は，次の2種類に分類される．

1つは意識混濁（単純な意識障害）である．もう1つは意識障害の特殊型であり，これにはせん妄 delirium と，もうろう状態 twilight state がある．

せん妄は，意識水準の低下を基にして，失見当識，錯覚や幻覚，妄想，不安や恐れ，精神運動興奮，睡眠覚醒リズムの乱れが生じるものである．高齢者の夜間せん妄，アルコール依存症の振戦せん妄が有名である．

もうろう状態では，意識野の狭窄（ある対象だけに意識が集中する）があり，目前のことは認知できるが全体としてまとまった判断ができず，ふだんと異質な無反省な行動が起きる．始まりと終わりが比較的はっきりしている．もとにもどると，その間のことについて健忘を残す．てんかんや，心因性（解離性もうろう状態）に生じる．

10．知能の障害

知能とは課題や状況に対して，適切に対応し解決していく能力をいう．理解力，判断力，推察力，抽象的思考能力などである．

発達期の知能の程度は通常，知能指数（IQ: intelligence quotient）で表す．

知能指数（IQ）＝［精神年齢/生活年齢］× 100

平均 IQ は 100 である．

知能障害は精神遅滞と認知症（痴呆）に大別される．

知的障害（精神遅滞）mental retardation とは，心身の発達期（18 歳未満）に種々の原因で知的能力の発達が普通以下にとどまって，生活適応能力が障害されている状態であり，原因はさまざまである．

IQ70 未満を精神遅滞とする．

認知症（痴呆）dementia とは，いったん正常に発達した知能が脳の器質的障害で正常以下に永続的に低下したものである．アルツハイマー病などの老年期認知症が代表である．

なお，仮性認知症（痴呆）pseudodementia とは，実際は認知症でないにもかかわらず，ごく簡単な質問にも答えられない態度を示す．これは，解離性もうろう状態（ガンザー症候群）でみられる．的はずれ応答が特徴的とされ，拘禁反応が原因のことが多い．また，老人のうつ病で認知症に似た状態になることを，うつ病性仮性認知症（痴呆）という．

D 治療法

薬物療法と心理社会療法の両者が必要である．

近年，精神障害の病態に関しては，ストレス-脆弱性モデルが提唱され，生物学的アプローチと心理社会的アプローチの統合が模索されている．すなわち環境側から個人に及ぼすストレスと本人の発病脆弱性との相互作用が重視され，社会的支持と本人の対処能力からなる防御因子を超えるストレスがかかると代償不全におちいって発病や再発が生じるものとされている．したがって，精神障害からの回復においては，社会的支持や本人の対処能力を向上させるための心理社会療法が重要なものとなってくる．また薬物はストレスに対する防御因子の一つとして作用し，再発防止に役立っている．ここに心理社会療法と薬物療法との統合が必要であるとの理論的根拠が存在する．生物学的アプローチと心理学的，社会学的アプローチは相互に排除しあうものではなく，それらを統合した生物-心理-社会的アプローチ（biopsychosocial approach）こそ重要であるとの認識が一般的なものとなっている．

1. 向精神薬の発見とその影響

1950 年頃から，さまざまな精神障害に有効な薬物（まとめて向精神薬とよばれる）が発見され精神障害の治療に革命を起こした．向精神薬（精神科治療薬）出現以前には，精神病棟内は，興奮し奇妙な行動をとる患者達で満ちあふれ，拘束衣が多用されていた．多くの患者は一生を精神科病院に入院したまま終える人も多かった．向精神薬の出現はそのような精神医療のありかたを一変させた．

向精神薬導入後，精神病棟内では拘束などの必要性が大きく減少し，薬物による精神症状の改善がリハビリなどの心理社会的治療法の導入を容易にした．今では多くの患者が外来通院に切り替わり，一般社会での生活が可能となっている．このような脱施設化は薬物療法の進歩なくしては達成しえなかったと思われる．

図 1 に統合失調症の社会復帰に際しての薬物療法と社会療法との関連について研究したホガ

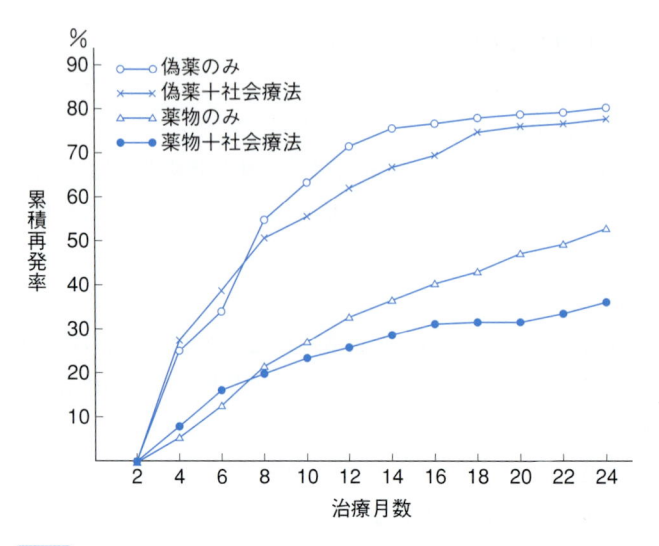

図1 薬物療法と社会療法の統合失調症再発阻止に及ぼす効果
(Hogarty GE, et al. Arch Gen Psychiatry. 1974; 31: 603-8)

ティー（Hogarty GE）らの報告を示す．

この図は入院していた統合失調症患者が寛解して退院後，4つの治療グループ（偽薬のみ，偽薬＋社会療法，薬物のみ，薬物＋社会療法）に分けて24カ月間にわたって経過を追ったものである．偽薬のみ，及び，偽薬＋社会療法では累積再発率が月を経るごとに増加していくが，薬物投与群では明らかに再発率が抑制されている．さらに薬物＋社会療法グループでは最も再発率が抑えられている．この研究は薬物の有効性をはっきりと示すとともに，薬物に社会療法が加われば さらに有効性が増すことを示している．すなわち，統合失調症の治療においては，薬物療法に社会療法が加わることが最善であるとの明確なエビデンスを示したものである．

精神医療における薬物療法の重要性にかんがみ，全ての精神医療従事者は患者の薬物へのアドヒアランス向上を援助するとともに，患者を悩ませる薬物副作用についても，適切に把握し対応することが望ましい．

薬物療法の詳細については他章で述べる．

2．精神（心理）療法

精神療法とは心理的影響によって精神障害を治療する方法であり，薬物療法と並んで精神科治療には不可欠である．精神療法の最大の適応は神経症などの心因性精神障害といえるが，統合失調症，うつ病，アルコール・薬物依存，さらには認知症など全ての精神障害に対して精神療法的接近は不可欠かつ重要である．

精神療法には，簡単なものから，体系づけられたものまで多種多様である．

これらには，支持療法，洞察療法，訓練療法などがある．

支持療法では，患者の心理的葛藤やパーソナリティの問題には深く立ち入らず，患者の自我を支持することによって，適応能力を回復させる．傾聴と受容，共感（患者の気持ちを理解）が特に重要である．

洞察療法では，患者自身が発病の心因，内的葛藤について洞察することによって人格構造の変化を目標とする．精神分析療法が洞察療法の代表である．これはフロイト（Freud S）によって創始された．フロイトは無意識的な心的葛藤によって神経症の症状が生じるものとし，その原因は過去の心理的生活史にさかのぼるとした．自由連想法（脳裏にうかんだことを取捨選択せずに話させる）や，夢の内容などを資料にして，無意識下に抑圧された葛藤とその象徴的意味を理解し無意識的葛藤を意識化させ解消することが，精神分析治療である．

　訓練療法には日本独自の精神療法である森田療法がある．精神科医の森田正馬は，生来的に心身の状態に過敏な人（ヒポコンドリー基調）が，偶然のきっかけから心身の不調を自覚するようになると，これに注意が固着し，苦痛になるとますます注意が集中するとの悪循環におちいる精神交互作用により神経症が発症すると考えた．この精神交互作用を打破し，自己の神経症的な症状を「あるがまま」に受け入れさせ，自己治癒力を発揮させようとするのが森田療法である．具体的には40日間程度の入院生活を行わせる．

　訓練療法の一種に，認知行動療法 cognitive behavior therapy がある．認知行動療法では，物の見方（認知の仕方）のゆがみによって人間の情緒や行動が大きな影響を受けていると考える．その認知のあり方に働きかけて苦痛な情緒や非適応的な行動パターンを変化させ，精神障害を治療することを目指している．認知行動療法はうつ病，パニック障害などの神経症圏の障害，依存症，パーソナリティ障害，統合失調症などさまざまな精神障害に対して有効性があるとのエビデンスが蓄積されており，近年，精神科治療の主流となっている．

3. 電気ショック療法（電気けいれん療法，電撃療法，通電療法）

　電流を前頭部に数秒間通電させ，てんかん大発作を生じさせる．うつ病に最も有効であり，緊張型統合失調症も適応となる．向精神薬に反応しない患者に施行される．最近は麻酔科医の協力を得て，手術室で全身麻酔と呼吸管理を行う中で施行する，安全な修正型通電療法を行うことが主流である．

●文献
1) 上島国利，渡辺雅幸，編著．ナースの精神医学．第2版．東京：中外医学社；2005．
2) 松下正明，坂田三允，樋口輝彦，監修．精神看護学．東京：医学芸術社；2006．
3) 渡辺雅幸．精神科心理社会的療法．In: 上島国利，上別府圭子，平島奈津子，編．知っておきたい精神医学の基礎知識—サイコロジストとコ・メディカルのために．東京：誠信書房；2007. p.384-94.
4) 渡辺雅幸．専門医がやさしく語るはじめての精神医学．東京：中山書店；2007.

〈渡辺雅幸〉

第1章 作業療法で援用できる基礎知識
B. 基礎知識（2）

2 精神分析学と力動精神医学

A 精神分析学，力動精神医学とは

　フロイト（Freud S）により始められた精神分析は，人の行動や言葉，夢，空想，症状などを無意識の観点から理解しようとするものである．それらを治療者が解釈することで，対象者が理解（洞察）することを目的とした精神療法である．治療方法は，精神分析療法といわれ，自由連想法を使い，対象者に自由に思い浮かんだことを語ってもらい，それを精神分析家が解釈し，伝達する内容である．

　精神分析学の観点は，「局所論：意識，前意識，無意識」，「構造論：エス（イド），自我，超自我」，「力動論：欲動，防衛機制など」，「エネルギー経済論」，「発達論」，「適応論」などがある．

　力動精神医学とは，人の精神現象や行動，言葉を生物，心理，社会的な力学的関連性から理解しようとするもので，精神分析学の「力動論」に由来している．

　これら精神分析学と力動精神医学は，精神科作業療法における対象者理解や治療を行う上で重要な理論背景の一つである．

B 精神分析学の特徴

・幼少期の体験が性格を形成する．
・無意識，葛藤，不安が行動を決定する．
・治療は幼少期体験で無意識下に抑圧されているものを想起し，その体験を克服すること（無意識の意識化，気付き，洞察）．

C 精神・性発達論[1,2]

　フロイトは，乳幼児期からの性的衝動（リビドー）の発達を重視し，リビドーの源泉となる身体部位として，口，肛門，性器をあげ，これらの部位への関心やその満足には，一定の発達の順序があるとした．

1. 口唇期（授乳体験）oral stage（誕生〜離乳）

　リビドー発達の最初の段階は，口（口腔粘膜，口唇，舌）が性感部位となる．
　母乳は，人生最初の外界からの贈り物であり，母乳を拒否されることは，愛情を拒否されることにつながり，人生への拒否的態度や慢性の愛情飢餓を生み出し，一方いつでも乳を与えられると自己中心的な性格特性となる．
　この時期に問題があると，抑うつ，依存的，悲観的，要求がましさ，隠れた攻撃性などが示され

第 1 章　作業療法で援用できる基礎知識

る．口唇期での危機は，破滅不安（被害感，憤り，基本的不信）や分離不安（抑うつ感，怒り，罪悪感，無気力，空虚感）である．

2. 肛門期（トイレの始末）anal stage（離乳〜入園）

リビドー発達の第 2 の段階は，肛門（直腸粘膜，肛門括約筋）が性感部位となる．この時期には，トイレ訓練があらゆるしつけの原点となり，排泄と保留（延期）を通して，アンビバレント（両価性），セルフ・コントロールを身につける．

厳しいトイレのしつけは，強迫性や完全癖を，また，しつけに対する反抗は，排泄を拒否するだけでなく時間や金銭，愛情をも出すのをいやがることにつながる．

この時期に問題があると，倹約，頑固，几帳面，従順と反抗，恥ずかしがりと意地っぱりなどの性格特性となる．肛門期での危機は，分離不安（抑うつ感，怒り，罪悪感，無気力，空虚感）である．

3. 男根期，エディプス期 phallic stage（幼稚園児）

リビドー発達の第 3 の段階は男根期である．異性の親への愛着，同性の親への敵意，そして罰せられる不安（去勢不安）という両親と自分との三角関係がテーマとなる（エディプス・コンプレックス）．男児は，母のような女性と一緒になるためには父のような男になればよいと思い，父を摂取し（同一視），父らしく，男らしさを学習する．女児は，父に愛されるようになるためには母らしく女らしさを学習する（エレクトラ・コンプレックス）．

この時期に問題があると，自己確信的，傲慢，精力的，打ち解けにくい，攻撃的などの性格特性となる．男根期での危機は，去勢不安（劣等感，恥，失敗不安）である．

4. 潜伏期 latency stage（小学生）

幼児性欲は，男根期をもって終りを告げ，潜伏期に入る．この時期には，社会のルール（禁止，命令）を学び，社会化を身につける．「ギャングエイジ」の時期でもあり，同性の友人関係を通して競争や親密感，親に隠れてのいたずらなどを体験する．

この時期に問題があると，本能的欲求を抑圧し，表面的には「良い子」，「従順」，登校拒否，暴力児などを呈する．潜伏期での危機は，超自我不安（あるべき自己，現実の自己）である．

5. 性器期 genital stage〔青年期（中学生〜）〕

思春期に入ると，成人の性活動が開始され，これまでの各部分衝動（口唇期，肛門期，男根エディプス期）は，異性間の性器の結合をめざす性器愛によって統合される．親に気がねせず（罪障感や不安なしに）異性と感情交流がとれる．

性器期での危機は，現実不安（現実ストレス）である．

D　精神分析療法のねらい

精神分析療法のねらいは，無意識の意識化を目指し，治療者の解釈によって気付きや洞察を得ることにある．そのためには，転移（両親や同胞に対して持っている感情を治療者に向ける．治療者

は新しい人間関係のパターンを対象者が練習するための練習台になる），逆転移（対象者から投げ込まれた転移感情に反応した治療者の感情），抵抗の除去（面接を受けたくない，毎回の遅刻，約束を破る，話しが抽象的，など）を明らかにし，解釈していく．

E 精神分析学で使われる用語

1. 順応と適応
順応は環境に対する受け身的対応であり，適応は積極的な環境への働きかけがみられる．

2. 欲求
動機を構成する個人のもつ要素として欲求がある．欲求についての代表的なものとして，「マズロー Maslow の欲求段階」がある．

その段階は，(1)生理的欲求（生命の維持），(2)安全の欲求（脅威や危険からの解放，慣れたもの安心したものへの結び付き），(3)所属と愛情の欲求（親和，所属，受容），(4)承認または自尊の欲求，(5)自己実現の欲求（自分の能力，才能，可能性を十分に用い，また開発している状態）である．

低次の欲求が満たされている時に高次の欲求が明白になり行動に影響する．

3. 葛藤状態と欲求不満
葛藤状態（二つ以上の動機または欲求が同時に対立し，その択一が困難な状態で，不安が出現する）と欲求不満（何らかの障害によって欲求の充足が阻止されている状態）により，自己の安定感や確実感が揺らぐ．

4. 不安と防衛
不安とは，原因が意識されていない不快な感情．通常身体症状を伴う（胸部の圧迫感，鼓動，呼吸促進，四肢の緊張）．内面や外界の刺激，危険に対する自我の示す反応である．

不安は破局の予感といえるが，破局が起こらないようにするために発動されたサインであり，破局を避けるためにさまざまな防衛機制が働く．

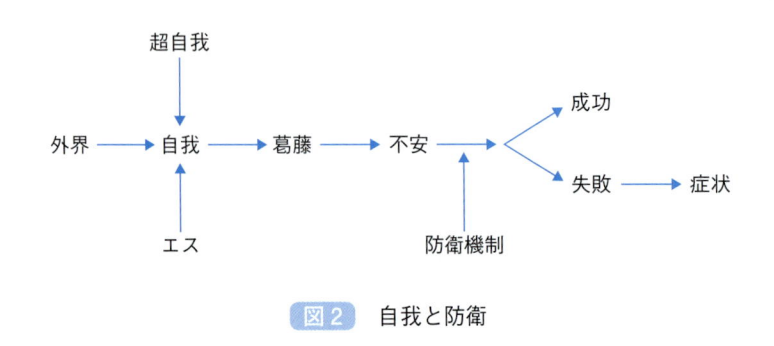

図2 自我と防衛

5. 防衛機制（図2）

防衛機制とは，不安や不快，苦痛，罪悪感，恥などの情動（感情）や欲動（本能）を意識から追い払い，無意識化してしまう自我の働きのことをいう．

防衛機制には，以下の種類が代表的なものである．

①神経症的防衛（抑圧，退行，昇華，反動形成，同一視，投影，合理化，知性化，他）
②原始的防衛（分裂，投影性同一視，否認，原始的理想化，価値切り下げ，躁的防衛，他）

6.「快楽原則」と「現実原則」

乳幼児や退行の進んだ状態では，「快楽原則」が優位で，本能（欲動，欲求）の充足が優先されている（例：過度の依存性や攻撃性，自己中心性など）．成長するにつれて，周囲の現実的な状況を考慮して行動できる「現実原則」が優位となる．

7. 心的構造

心は，エス〔本能的欲求（食欲，性欲，攻撃，依存，など）〕，自我（現実検討，予測や判断，衝動の調整，など），超自我（良心，禁止，など）より構成されている．

F 統合失調症の症状の理解[3]

精神分析学や力動精神医学では，統合失調症の症状を不安の変形としてとらえ，自我の防衛の所産であると考えている．

1）対人的無関心さと歪曲

自由を奪われ，世界が変容し，とげとげしい世界の中心にいるように感じ，対人関係の中で，特異な緊張感を体験している（表情の固さ，言葉の少なさ，手をさする，などの行動がみられる）．

2）感情鈍麻，自発性減退

不安に適応できず，人生の最も早期に退行しており，生後間もない赤ちゃんのような自閉的で植物的状態であるため，感情表出や自発性が乏しくなっている．

3）思考障害（思考弛緩，思考途絶，支離滅裂，言葉のサラダ）

不安により二次過程（現実原則に従った思考）が障害され，一次過程（快楽原則に従った思考）の世界が支配している状態のため，乳児や夢の世界のような矛盾，飛躍，非時間，非論理的な思考様式になっている．

4）離人症状，身体異常感覚

不安の防衛による退行のため，自我の中核をなす身体像の変容により，現実感のなさや身体異常感覚が現われる．

5）幻覚

統合失調症では幻聴が多く，現実では満たされない対象欲求を幻覚の世界に求め，現実の障害や妨害を受けずにできる唯一の願望充足である．

6）妄想

衝動（敵意，同性愛など）と思考が自我に受け入れられない性質のものであるときに，それらは否認され，投影されて，妄想となる．

7）病識欠如

自分が精神の病いであることを知ることから来る限りない不安の防衛により病気であることを認めようとしない．また，退行により現実の病気について歪曲してとらえている．

●文献
1) 小此木圭吾, 編. 精神分析事典. 東京：岩崎学術出版社；2002.
2) 国分康孝. カウンセリングの理論. 東京：誠信書房；1985.
3) 西園昌久. 精神分析の理論と実際　神経症編・精神病編. 東京：金剛出版；1976.

〈山口芳文〉

第1章 作業療法で援用できる基礎知識
B. 基礎知識（2）
3 行動理論

　フロイトが精神分析によって人の心の内面を重要視したのに対し，行動理論は，客観的で実証的な「行動」を重要視しており（行動主義といわれる），ヴントの実験心理学より発展し，科学としての心理学（行動の科学，心の科学）とよばれている．

　また，人や動物の行動や反応が，学習のプロセスによって変化していくこと（行動変容）を明らかにしたのが学習理論である．そのため行動理論と学習理論は同義で用いられることが多い．

　この行動理論を人の行動の変化に応用したのが行動療法である．

A 行動理論とは

　行動理論には，1.古典的条件付け（レスポンデント条件付け），2.オペラント条件付け（道具的条件付け）の2つの条件付けによる学習と，3.認知理論がある．

　なお，この学習は学校での学習行動とは異なる．

1. 古典的条件付け（レスポンデント条件付け）による学習

　私たちが梅干しやレモンをみるだけで唾液が出てくるのは，この学習が成立しているためである．

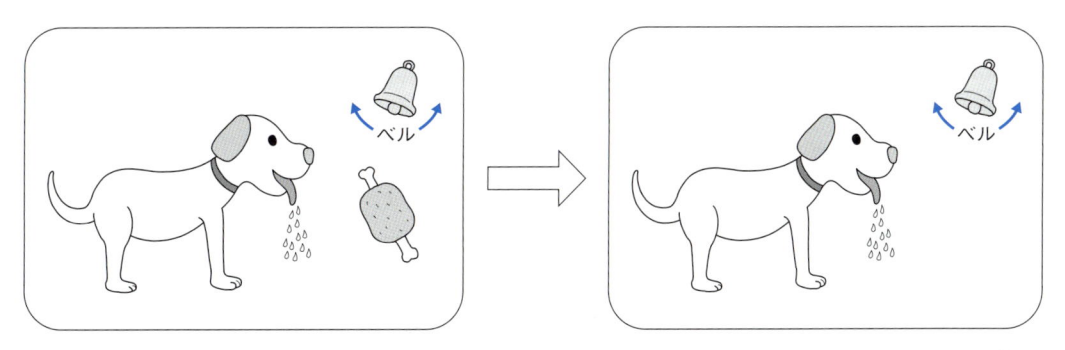

空腹な犬に餌（無条件刺激）を与えると，唾液（無条件反射）が出る．次に餌と一緒にベルの音（条件刺激）を鳴らし続けると，ベルの音だけで唾液（条件反射）が出る．

図3　最も有名なパブロフの犬

2. オペラント条件付け（道具的条件付け）の学習

　偶然でも自発的でもその行動を行った際に，強化（ご褒美；食べ物）を与えると，その行動の習

慣強度が増し学習が成立する．

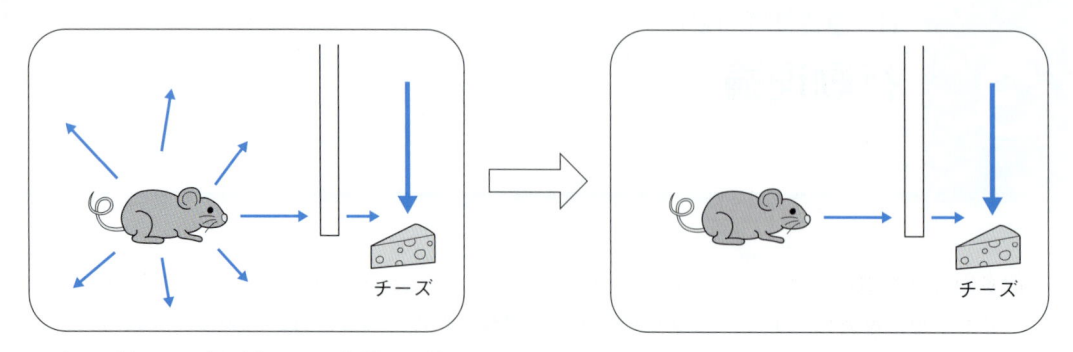

チーズ

チーズ

レバーに触れると餌が出てくる仕掛けの箱にネズミを入れる．偶然レバーに触れると餌が出てき，何度も繰り返すとレバーに触れる回数が増し，餌を出すためにレバーに触れるという学習が成立する．

図4　最も有名なスキナーボックス

3．認知理論

　近年，人間の行動を決定づける要因として認知（思考や論理）が重視されている．1．や2．のような，「刺激→行動や反応」の図式ではなく，その間に認知を入れて「刺激→認知→行動や反応」の図式にしたものである．以下は，同じ刺激でも認知によって行動や反応が異なるという例であり，刺激に対する認知の違い（変容）による行動や反応の違いを表したものである．

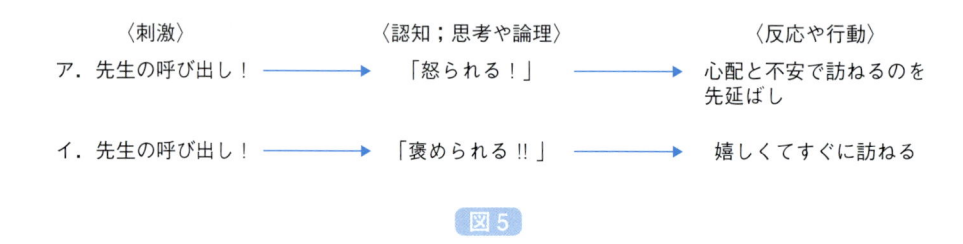

〈刺激〉　　　　　　〈認知；思考や論理〉　　　〈反応や行動〉
ア．先生の呼び出し！ → 「怒られる！」 → 心配と不安で訪ねるのを先延ばし

イ．先生の呼び出し！ → 「褒められる‼」 → 嬉しくてすぐに訪ねる

図5

B　行動療法とは

　行動療法とは，学習理論や行動理論を応用して，新たな行動を学習したり，あるいは不適切に学習された不適応行動を改善したりする際に用いられる心理療法である．これらの技法は作業療法や教育などの領域でも用いられており，幅広く応用できるものである．

1．古典的条件付け（レスポンデント条件付け）学習を用いた行動療法

　系統的脱感作法：ウォルピにより開発された技法で，学習されて身に付いた不安や恐怖反応の消去を目的としている．同じ恐怖刺激に対し不安や恐怖反応が生じないように学習し直すものである．例えば，歯科医院で激しい痛みを経験した子どもが歯科医院に行くだけで泣き出す子どもに対して，最初は行くだけ，治療台に座るだけなど不安や恐怖のレベルの低いところから少しずつ慣らしていくことで，歯科医院に対する不安や恐怖を軽減させ，正反対の安心感を再学習させているのである．

2. オペラント条件付け（道具的条件付け）学習を用いた行動療法

トークンエコノミー（代用貨幣）：病院などで目標とする適応的な行動（OT への出席や当番の役割ができた際にトークンを渡し，その枚数によっておやつなど売店での買い物ができるようにする．そうすることで目指している OT への出席継続や当番の役割を果たすなどの適応的な行動を習慣化させていく技法である．

3. モデリング

他者の行動や映像などを実際にみて（観察），それをまねる（模倣）ことで新しい行動を学習していく技法で，私たちの社会的行動はこのモデリングによって学習される（バンデューラの提唱した社会的学習）ことが多いといわれている．

生活技能訓練 social skills training（SST）：日常生活で上手にできなかった行動を，その場面を設定し，他者の見本を見て（モデリング），実際に行ってみて（ロールプレイ，リハーサル），他者からのフィードバック（正の強化）を受け，その練習や模倣を重ねることで上手にできなかった行動や技能（スキル）を獲得していく技法であり，精神科作業療法などの精神科リハビリテーション領域でよく用いられている．

●文献
1) 山口芳文, 編. 作業療法学　ゴールド・マスター・テキスト 6　精神障害作業療法学. 東京: メジカルビュー社; 2010.
2) 上島国利, 渡辺雅幸, 編著. ナースの精神医学. 2版. 東京: 中外医学社; 2005.
3) 福田幸男, 編著. 心理学　人間の行動を理解する. 東京: 川島書店; 1984.

〈奥原孝幸〉

第1章 作業療法で援用できる基礎知識

B. 基礎知識（2）

4 認知行動療法

　認知行動療法 cognitive behavioral therapy（CBT）は，近年心理社会的療法の一つとしてとくに注目されている．その理由は，効果が実証されている技法を組み合わせて用いており，比較対象試験によりエビデンスの高さが証明されていることがあげられる．

　また，認知行動療法には定まった定義はないが，「認知行動療法とは，社会の中での非適応的な行動や生活の中での困難なことを標的課題とし，認知と行動の両面に働きかけ，その相互作用を用いて困難課題の解決，セルフヘルプの実現に向けた援助技法の総称である」といえる．

　その対象は，うつ病，不安障害，摂食障害，統合失調症，双極性障害，慢性疼痛，パーソナリティ障害，および物質乱用を含めた多くの障害や学校教育，健康教育，社内研修等に広く用いられている．

　ここでは，認知行動療法の起源，基本概念，基本的モデル，基本原則，基本的な技法や実践などについて述べる．

A 認知行動療法の誕生：行動療法と認知療法の合流

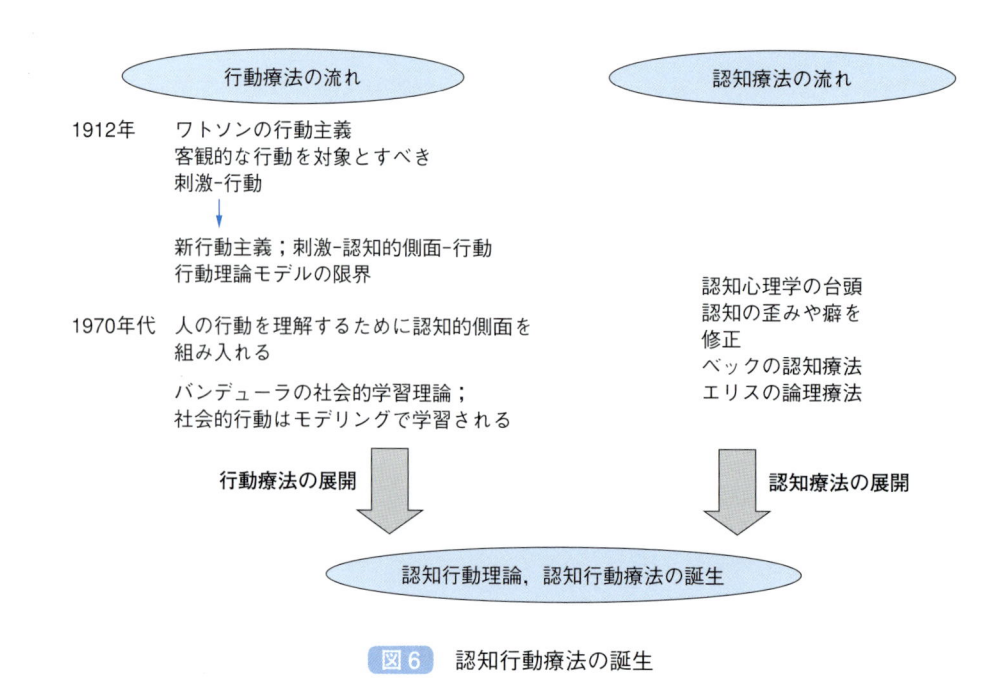

行動療法の流れ

1912年　ワトソンの行動主義
　　　　客観的な行動を対象とすべき
　　　　刺激-行動
　　　↓
　　　　新行動主義；刺激-認知的側面-行動
　　　　行動理論モデルの限界

1970年代　人の行動を理解するために認知的側面を組み入れる
　　　　バンデューラの社会的学習理論；
　　　　社会的行動はモデリングで学習される

認知療法の流れ

認知心理学の台頭
認知の歪みや癖を修正
ベックの認知療法
エリスの論理療法

↓行動療法の展開　　↓認知療法の展開

認知行動理論，認知行動療法の誕生

図6　認知行動療法の誕生

第 1 章　作業療法で援用できる基礎知識

B　認知行動療法の基本概念

①意識：最も高い認知レベル．周囲に適応的．
②自動思考：ある状況に置かれた際に心の中をすばやく自動的に通過する認知（考え）のこと．この認知（自動思考）が偏ったり歪んだりすると非適応的な行動や反応が起きるため，それに気付き修正をするのが一つの目的である．自動思考が生じる際には強い情動（感情）が存在する．その人のものの考え方や捉え方の癖のようなものである．
③スキーマ：中核的信念といい，情報処理用のテンプレートや基盤となるルールとしての役割を果たす．思考を生み出す持続的で基本的な原理であり，小児期の早い段階から形成され始め，親や家族，仲間との交流，失敗や成功体験などの様々な人生経験の影響を受けている．スキーマの修正も目的ではあるが，難しいことが多い．

C　認知行動療法の2つの基盤

①認知は，情動（感情）と行動に対して影響力をもつ．
②活動や行動の仕方が思考パターンや情動（感情）に強い影響を及ぼす可能性がある．
　この基盤に以下の基本モデルが成り立っている．

D　認知行動療法の基本モデル

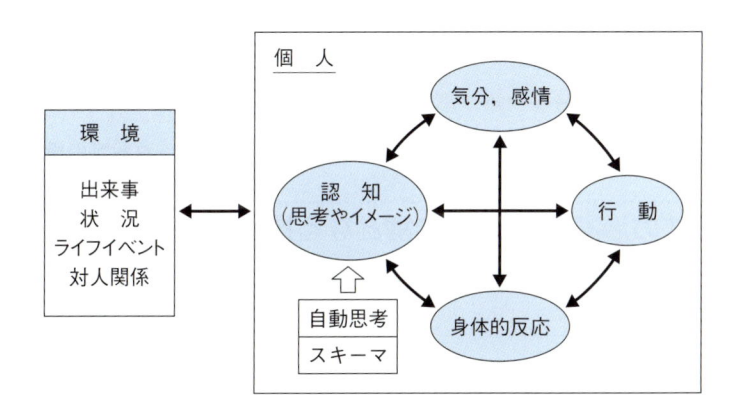

図7　CBTの基本モデル①

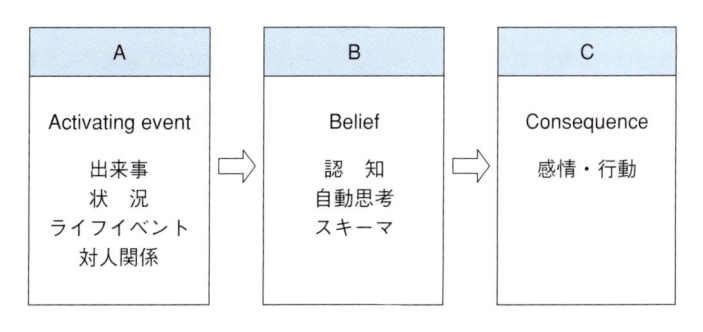

図8　CBTの基本モデル②（ABC図式）

E 認知行動療法の基本原則

①基本モデルに沿って対象者の体験を理解する（アセスメント，評価）．
②援助者は対象者とチームを形成し，信頼関係を通じて実証的見地から協同作業を行う（対象者自身のデータに基づく具体的で正確な理解に基づく受容・共感；協同的実証主義，協同的経験主義）．
③「いまここで」の問題に焦点をあて，その解決を目指す（問題解決志向）．
④心理教育を重視し，対象者自身がセルフカウンセリングができることを目指す（再発防止：認知行動療法は自助具である）
⑤セッションの流れを構造化する（アジェンダ設定という，個人療法でも集団療法でも重要：図9）．
⑥援助における具体的目標を定め，その達成のために多様な技法をパッケージ化して活用する．
⑦薬物療法など他の療法と併用することが重要．

認知行動療法のセッション構造の概略
 ①対象者とあいさつ
 ②症状や健康のチェック
 ③今回のアジェンダ設定（セッションの流れの確認）
 ④前回セッションの振り返りとホームワークの報告，検討
 ⑤問題点や課題に対するCBTの作業
 ⑥ホームワークの設定
 ⑦今回の重要なポイントの確認とフィードバック

図9 認知行動療法のセッション構造の概略；アジェンダ設定の構造

F 認知行動療法の治療法〜CBTの鍵となる技法

①ソクラテス式質問（面接）法（ソクラテス・クエスチョン）

通常の質問
1.「どんなことがあったのですか？」
2.「あなたの好きなことは何ですか？」
3.「調子はいかがですか？」

→

ソクラテス・クエスチョン
1.「そのとき何が起こったのですか？」
2.「何をしている時が楽しいですか？」
3.「この1週間どんな気分になることが多かったですか？」

図10 ソクラテス・クエスチョンの例

＊完全に開いた質問（オープンクエスチョン）ではなく，問題の焦点に誘導的な少し閉じた質問，あるいはブレインストーミングや好奇心と知的欲求を刺激するような質問をし，非適応的思考の認識とその変化を手助けする．
＊OT場面での会話にも役立つ．

②構造化，心理教育およびリハーサルを利用して学習を高める（アジェンダ設定とフィードバックの構造化）
③自動思考（非適応的認知）の発見（同定）と修正（認知再構成法；狭義の認知療法）
④絶望，自滅的な非適応的な行動及び回避パターンを逆転させるための行動的手法
⑤再発防止のためのCBTスキルの構築
⑥問題解決技法
⑦行動記録表と行動の活性化（行動スケジュール）
⑧その他の認知行動技法：リラクセーション法，イメージ技法，ロールプレイ，SST，モニタリング，アサーション，読書療法，モデリング，系統的脱感作，暴露反応妨害法，スケジューリング，認知行動リハーサル，マインドフルネス等，これらをパッケージ化して用いる．

G 主な疾患別CBTの特徴

1. うつ病

認知の偏り（誤り）と認知再構成

ベックは情動障害をもつ人の認知に特徴的な誤りを発見し，病的な情報処理にみられる認知の誤りの重要性を述べた．

①認知の誤りには，選択的抽象化，恣意的推論，過剰な一般化，拡大解釈と過小評価，自己関連付け，完全主義的（○○すべき，全か無か，二分法的）思考などがある．
②CBTの最も重要な目標は，認知の誤りを明らかにすることではなく，それを認識することであり，それを患者に伝えることが重要．
③CBTの大半は，対象者が非適応的な自動思考やスキーマを認識して，それを変化させることを手助けすることにあてられる．
④うつ症状が重篤な場合，認知再構成より行動の活性化から相互作用的にうつ症状の改善につなげる．

2. 統合失調症

①心理教育（情報提供）の重視
②認知及び認知に基づく感情，行動，身体反応を幅広く扱う．
③治療場面以外の生活場面での実践を重視
④治療標的が多岐：精神症状（陽性症状，陰性症状），不安・抑うつ症状，低い自己評価，対人関係の問題，生活上のテーマ
⑤治療の進展に伴い患者の対処能力，自助能力が育成される．
⑥認知面での課題が大きいケースでは，行動的手法（SSTなど）が導入しやすい．
⑦症状の直接的変化より，症状から生じる不安の軽減や症状への対処能力の向上を目標にする方がよい．対処能力が向上すると不安の軽減や症状そのものの減少につながる．

3. 不安障害や強迫性障害

生じた不安や恐怖に対して，系統的脱感作や暴露反応妨害法などの行動療法的技法を用いて軽減を図る．

● 文献
1) 山口芳文, 編. 作業療法学 ゴールド・マスター・テキスト6 精神障害作業療法学. 東京: メジカルビュー社; 2010.
2) 下山晴彦. 認知行動療法 理論と実践的活用まで. 東京: 金剛出版; 2007.
3) 大野 裕, 訳. 認知行動療法トレーニングブック. 東京: 医学書院; 2007.
4) 原田誠一, 訳. 統合失調症の認知行動療法. 東京: 日本評論社; 2004.
5) 伊藤絵美. 認知療法・認知行動療法カウンセリング初級ワークショップ. 東京: 星和書店; 2005.

〈奥原孝幸〉

第1章 作業療法で援用できる基礎知識

B. 基礎知識（2）

5 ストレス理論，リラクセーション

ストレスという言葉は，ストレス社会，対人ストレスなどと用いられ，現代社会の重要なキーワードとなっている．ここでは，ストレスに関する理論，ストレスへの対処とマネジメント，ストレス関連疾患について述べる．

A ストレス理論：ストレスとストレッサー

セリエ（Selye H）は，**ストレス**を「外界からのあらゆる要求に対する生体の特異的ではない反応」，**ストレッサー**を「どのようなときにもストレスを生じさせるもの」と定義し，それがストレス理論の基本概念となっている．

つまり，ストレスとは，心身の適応能力に課せられる要求及びその要求によって引き起こされる心身の緊張状態を包括的に表す概念であり，生体に与えられたさまざまな有害刺激は，胃や十二指腸の潰瘍や出血，副腎皮質の肥大，リンパ節や脾臓の萎縮に代表されるような共通の生理学的な変化を引き起こす．その段階は，①ストレスの認識，②ストレスへの抵抗，③ストレス関連疾患の発症（胃潰瘍，喘息，高血圧，神経症など）の3段階に分類される．

第1章 作業療法で援用できる基礎知識

また，ストレスには，直接的に生体に影響がおよぶ身体的なストレスと，心理社会的なストレスとに分類される．心理学的にはストレスそのものが人に影響を与えるのではなく，その人がストレス刺激をどのように認識するかという認知の役割が重要視されている．さらに，ストレス負荷の結果生じた気分の異常が，ストレス刺激に対する認知にさらに影響を与え，一層気分の異常を悪化させる悪循環が指摘されている．

B ストレス対処・マネージメント

ラザルス（Lazarus）らは，ストレスによる個人の心理的過程は，①ストレッサーへの**認知的評価**，②**対処行動（コーピング）**，③**ストレス反応**，の3つの過程から構成されるとし，ストレスの捉え方やどんな対処行動をとるか，そのマネジメントの重要性を述べた．その対処行動がうまくいかなかった場合にはさまざまなストレス反応が表出される．

C ストレス関連疾患

対処行動（**コーピング**）がうまくいかなかった場合のストレス反応として，ストレス関連疾患を発症する．ストレス関連疾患として，急性ストレス障害，外傷後ストレス障害（PTSD），適応障害があり，他にもうつ状態（うつ病），不安障害などさまざまな疾患と関連している．

特に，外傷後ストレス障害（PTSD）は，心的外傷となるような強いストレスを体験した後（外傷体験という），不安や過覚醒状態が長期間持続したり，外傷体験を思い出させる刺激に遭遇したり，あるいは理由がないにもかかわらず侵入的に生じる心的外傷の再体験，外傷に関連した刺激を回避するなどの特徴がある．再体験とは，心的外傷として体験したことが苦痛とともに思い出されたり，夢に出てきたりすることである．

近年，精神科病院にはストレスケア病棟という病棟が誕生している．ストレス反応が生じた患者や対処の真最中の患者，距離を置くために休息的に入院している患者など，そのケアは大変デリケートなものとなる．作業療法は作業活動を用いるためそのデリケートな対応が可能である．細かい内容は該当疾患のページを参照してほしい．

D リラクセーション

前項で，ストレスと心身への影響に触れたが，ここではそのストレスから心身をリラックスする方法（リラクセーション法）を述べる．

1. 自律訓練法

ドイツの精神科医シュルツが開発した自己暗示により催眠状態をつくりだし，心身をリラックスさせる方法である．意識的に副交感神経の働きを高めるとともに，自律神経の働きを整え，ストレスによる心と身体の緊張を解きほぐす方法である．催眠に誘導された人が腕や脚に重たさや温かさをしばしば報告することから，自己暗示によりその感覚を生じさせることを考えだした．

習得するためには，身につけたい目的（人前であがらないようにしたい，注意力や集中力を向上させたいなど）を明確にし，技法を十分理解し毎日2〜3回の練習が必要である．

2. 自律訓練法の練習方法

①準備：部屋を薄暗くし，静かな環境で行う．楽な服装で，メガネや時計，ベルトをはずし，仰向けになるか椅子にゆったり座り，全身の力を抜き楽な状態になる．

②静かに目を閉じ，数回深呼吸をして，「自分は今とてもリラックスしている」と自己暗示をかける．

③両手，両足が重たいという自己暗示：全身の力を抜き，利き腕に意識を集中させる．右手であれば「右手が重たい，右手が重たい」と頭の中で何度も繰り返す（自己暗示）．右手が重たく感じられたら左手，右足，左足の順に重い感覚（重感）を得ていく．重くしようと思うのではなく，右手が重く感じるようになるまで待つことが大切．

④両手，両足が温かいという自己暗示：③と同様に，利き腕から順番に「右手が温かい」と自己暗示をかけていく．お湯に手や足がつかっているところをイメージするとよい．

⑤練習中は一種の催眠状態になるため，突然目を開いたり急に立ち上がるなど急激な動作をしないことが重要．また，訓練を終了するときは取り消し動作（消去動作：手指の開閉や肘の屈伸，両足の屈伸，背伸び，深呼吸）を行うことも重要である．

3. 弛緩訓練法

弛緩訓練法は自律訓練法と同様にリラクセーション法の一種である．心と身体は密接に関連しており，心理的に緊張をしている時は身体にも力が入り緊張している．

筋弛緩法は，身体の筋肉に意識的により強く力を入れ（緊張），その後一気に力を抜く（弛緩）ことで，緊張し収縮していた筋肉が和ぎ，同時に心理的にも和らいでくる．ここではジェイコブソンにより体系化された漸進的筋弛緩法を紹介する．

4. 漸進的筋弛緩法の練習方法

①仰向けになり目を閉じ，手足を伸ばして全身の力を抜き，手を両脇に置く．

②両手を震えるくらい強く握り（5秒間），その後パッと力を抜く．緊張した状態と完全に力が抜けた状態との違いをゆっくり感じ取る（10秒間）．これを2回繰り返し，筋肉が弛緩したときに身体に暖かさを感じると，十分リラックスできているといえる．

③両手のあと，両腕のつけ根，顔，首とあご，肩，胸，腹，右足，左足と順番に筋肉を5秒間緊張させ，その後一気に緊張を解き，10秒間弛緩状態を続けることを各部位2回ずつ繰り返す．

④最後は，身体をリラックスした状態から普通の状態に戻す動作を行う．1，2と数を数えながら手と腕，足，頭と首を順番に十分動かし，目を開けて立ち上がり，全身を動かすと身体の状態は元に戻る．

●文献
1) 山口芳文，編．作業療法学　ゴールド・マスター・テキスト6　精神障害作業療法学．東京：メジカルビュー社；2010．

〈奥原孝幸〉

6 発達理論

第1章 作業療法で援用できる基礎知識
B. 基礎知識（2）

　精神科領域で援用することの多い発達理論の主なものは，フロイト Freud の「精神・性発達」，エリクソン Erikson の「心理・社会的発達」，ピアジェ Piaget の「認知的発達」である．なお，精神科作業療法では，モゼー Mosey の「適応技能の発達」があるが，これについては項目を変えて後述する．

表5　フロイトおよびエリクソンの発達理論

年齢	一般的発達	リビドー	自我	エリクソンの段階
0〜1	依存期 ・不安〜無力感 ・皮膚接触 ・授乳 ・離乳	口愛期 吸う のみこむ 吐き出す かみつく	とり入れ 同一視 投射	信頼感 不信感 得る―希望 一極性 早熟な自己分化
2〜3	自立期 ・トイレット・トレーニング ・筋力の支配 ・判断力 ・言語―思考 ・現実吟味の始まり	肛門期 貯留 排出	反動形成 うち消し 隔離 否認 退行	自律性 恥・疑惑 保持・放出―意志 両極性（相互性） 自閉
3〜6	役割取得期 ・男・女の区別 ・探索行動 ・自由・独立の欲求 ・環境の支配	男根期 男根的誇り 去勢不安 男根羨望 去勢コンプレックス	抑圧 置きかえ 昇華 同一化 とり入れ 〔超自我形成〕	積極性 罪悪感 思い通りにする―目的 真似る 遊戯的同一化 （エディプス的） 空想同一性
6〜12	適合期 ・知的拡大 ・外的世界の発見 ・ギャングエージ	潜伏期	超自我の修正 ↓ 自我確立へ	生産性 劣等感 ものを作る―適格 労働同一化 同一性喪失
12〜	青年期 ・自己意識の拡大 ・第二次性徴 ・大人への反抗 ・理想の追求 ・心理的離乳	思春期 ↓ 性器期	幼児期への一時的退行 知性化 合理化	同一性 同一性拡散 自分自身である―忠誠 自己確信 同一性意識

（前田重治．図説　臨床精神分析学．東京：誠信書房；1998）

A　フロイトの発達理論

　フロイトの精神・性発達については既に精神分析学と力動精神医学の項で説明してあるが，表5にエリクソンの発達理論の一部との対比の形で示した．

B　エリクソンの発達理論[1]

　エリクソンの発達理論は「人生周期説」といわれ，8つの発達段階に分け，社会的に達成すべき各発達段階の課題を設定している．

8つの発達段階と課題
①信頼感と不信感（フロイトの口唇期に該当する）：母親的な人物を通して，信頼感を確立する．
②自律性と恥・疑惑（フロイトの肛門期に該当する）：親的な複数の人物を通して，自律性を獲得する．
③積極性と罪悪感（フロイトの男根期に該当する）：基本的家族を通して，積極性を獲得する．
④生産性と劣等感（フロイトの潜伏期に該当する）：近隣や学校生活を通して，有能感を獲得する．
⑤同一性と同一性拡散（フロイトの性器期に該当する）：仲間集団や外部集団を通して，自己に対する安心した感覚を獲得する．
⑥親密と孤独感（成人前期）：友情・性・競争・協力の相手を通して，他者との融合や協同を獲得する．
⑦生殖性と停滞感（成人期）：分業と共同の過程を通して，生み・育て・世話をして他者を満足させる．
⑧統合と絶望感（成熟期）：人類全体を通して，人生を受け入れる．

C　ピアジェの発達理論[1]

　ピアジェの発達理論は認知的発達について，内的世界と外的世界の相互作用に注目し，4つの発達段階を提唱している．
①0〜2歳の「感覚運動期」：感覚と運動の機能によって，外界と相互的に関わる．
②3〜7歳の「前操作的表象期」：過去から保持した表象（イメージ）を用いて外界と相互的に関わる．
③7〜11，12歳の「具体的操作期」：具体的なものの助けを借りて表象をとり扱う．
④11〜15，16歳の「形式的操作期」：抽象的な思考ができ，論理的に考えられる．

●文献
　1) 上田礼子. 生涯人間発達学. 東京：三輪書店；1996.

〈山口芳文〉

第1章 作業療法で援用できる基礎知識
B. 基礎知識（2）
7 来談者中心療法

　来談者中心療法は，ロジャース Rogers CR によって創始されたカウンセリングの代表的なものであり，対象者（クライエントとよぶ）は，自分自身で自発的に問題を発見し，自分自身の言葉で語っていくことによって，問題の解決に向かって動き出していけると捉えている．そのためには，非指示的で対象者中心に，今どのように感じ，考え，行動しようとしているのかを大事に扱っていく．

A 精神分析療法と来談者中心療法の違い

1. 来談者中心療法（client-centered therapy）
　治療者の知識や権威ではなく，治療者の態度，すなわち，自己一致，（無条件の）肯定的配慮（受容，尊重），共感的理解，が重視される．過去ではなく今の対象者の認知世界を重視し，良くなる力（自己実現，自己一致）が対象者に内在していると考えている．

2. 精神分析療法（psychoanalytic therapy）
　フロイト Freud S が創始し，対象者の自由連想や夢を治療者が解釈していく．そこには，治療者側の分析や認識，解釈が重視され，過去の生育経験で無意識の中に抑圧されている問題を意識化し，それを受け入れられるようにしていくことが目標となる．

B 治療者の態度

1. 自己一致
　自己の感情を偽らず，ありのままの自己でいること（言葉と内的感情の一致）．
　例えば，対象者に対し嫌な感じを持ちながら治療者自身は気づいていない場合：治療者に言葉と感情の不一致が起こり，対象者にもその不一致が伝わり，対象者に当惑や不信の念が生じる．その結果，援助的関係（信頼関係）が作れなくなる．
　自己一致するためには，治療者自身の感情に敏感で，正直であることが必要となる．

2. （無条件の）肯定的配慮（受容，尊重）
　暖かい，配慮，好き，関心，注目，尊敬，肯定的，受容的な態度である．対象者の考えや発言に対して，関心をもち，評価することなくそのまま受け入れていく．
　例えば，対象者に陽性的な感情を持った場合，そのままにしておくとその感情に巻き込まれ，治療者自身を見失うのではないかと怖れ，対象者との間に距離をとってしまう．その結果，冷淡で専

門的, 非人格的関係に陥り, 関係を作れなくなってしまう.
　肯定的配慮ができるためには, 治療者自身が安定していることと自分の感情をよくつかんでいることが必要となる.

3. 共感的理解

　対象者の内的世界を"あたかも自分の物"のように感知する. それは単なる同情や同調ではなく, 対象者のニード, 気持, 感情を理解することである. ただし, 対象者に巻き込まれないために, 治療者の感情と対象者の感情を区別してとらえるようにできることも大事である.
　共感的理解ができるためには, 対象者を理解できる部分とわからない部分を捉えられることが必要となる. つまり, わかろうと焦りすぎないで, じっくりと傾聴する姿勢が必要となる.

表6　理解の仕方の違い

理解の仕方	対象者との心理的距離	治療者の心理的な揺れ	対象者との境界の区別
共感的理解	適度	適度	ある
同情と同調	近い	大きい	曖昧
概念的理解	遠い	少ない	ある

C　注意点

①治療者は自己の感情に敏感に気づき, それを受容できるようになること（自己一致）.
②自分の感情と他人の感情とを別個のものとして区別し, 他人の感情（憂うつ, 怖れ, 依存したい）に巻き込まれる怖れをなくし, 相手を理解し受容できる.
③評価や判定（例えば, 許可する, ほめる, 叱る, 禁止する, 素晴らしい, など）することは, 対象者の人間的な成長を促さないと考えている. あくまで対象者は自分の中に評価の基準や責任の中心があると捉えられるようにする.
④対象者側の受け取り方：統合失調症の場合では, 自己一致, 肯定的配慮, 共感的理解の治療的態度よりも, 指示的, 権威的態度の方が本当に自分のことを考えてくれていると知覚することもある.
⑤本人の受け取り方（認知）だけが変わればという考えは危険である. 対象者個人を我慢させることや環境への働きかけの軽視には注意する.
⑥対象者中心であるため, 治療者は受身的となりがちで, 積極的な働きかけをしないことを隠れ蓑にしてしまう危険性がある.

〈山口芳文〉

第 1 章 作業療法で援用できる基礎知識

B．基礎知識（2）

8 集団理論

この項では作業療法を実施するうえで応用している理論を紹介する．集団を扱う理論は集団精神療法の発展からその推移をみることができる．歴史的には1905年のプラット Pratt による肺結核患者に対して行われた「結核患者学級」が患者を集団として扱った最初の試みとされている．この手法は教育と指導をおりまぜ週1回実施されていたというが，決して古い考え方ではなく，現在の集団療法などにおいても幅広く取り入れられている．これは単に一度にまとめて説明できるという便宜性のみを追及しているのではなく，集団力動という新しい力が働くことが期待されるのである．この集団力動という考えは group dynamics といわれレヴィン Lewin K の「場の理論」に基づく諸実験的，実践研究である集団力学的研究から始まっている．

ビオン Bion は精神分析学でも多大な功績を残しているが集団の無意識過程を捉え，集団内では個々の成員に働きかけるより集団力動を優先させた．ビオンの理論は集団を全体として捉え，集団すなわちグループがひとつの生き物のごとく経過に応じていろいろと変化していくことを論じた．その場合，以下の3つの基底的想定（Basic Assumption）という集団の無意識過程が働くことを提唱した．すなわち，1）依存，2）闘争と逃避，3）つがい（Pairing）である．例えば依存とは，解決できない問題が発生した場合，解決をリーダーに委ねることで安全と保護を受けられるような行動をとることである．闘争，逃避は集団の外に攻撃の対象を向けたり，問題から逃げる行動である．つがい，ペアリングとは特定の2人が相互におしゃべりをし大切な問題には触れないであたかも2人で希望を見出そうとしている行動である．基底的想定は集団全体の意識や個人の意識に影響を及ぼす集団全体のテーマでもある．

A 集団力動に焦点をあてた捉え方

集団力動とは集団の行動がどう発生するか，集団からどのような影響を受けるか，集団内で欲求が実現しないとどうなるかなどの疑問に答えようとしている．集団内外で欲求不満や不安が発生した時，我々は自らの欲求を抑えなければならない．個人における精神力動と同じ考え方で集団も当てはめていくと，抑圧された欲求は無意識に蓄積される．そして，蓄積が増えたり，何らかの要因で抑圧力が減ると，覚醒中，あるいは集団活動中に欲求が出現する．

このような集団に生まれるさまざまな力（作用）を集団力動とよぶ．集団力動の中には大きくは次の4つの関係性からの作用が存在すると考えられている．

1．集団内における成員間の相互作用

所属集団の大きさや機能性は別にしてここでは治療に用いる人の集まりとして集団という言葉を

使うことにする．集団の中にいる時，成員間から影響を受けることは数多くある．例えば，ある人から競争意識をあおられるようなこともその一つである．集団内の特定の成員を意識した状態で生じる反応である．個人にとってはよい意味での反応と悪い意味での反応とさまざまであろう．

2. 個と集団との相互関係

　個の成員も集団から作用を受けている．普段はあまり意識されることは少ないかもしれないが，肯定的作用として個人をサポートするもので自己確認の機会の提供と自己尊重感の向上を得ている作用が存在している．集団にいることで自分の存在がとても重んじられていたり，自分にしかできない役割を与えてもらっていたりすると，周りの人は自分を高く評価してくれているなどと自己確認をすることができたり，尊重されていると思える．自己に対する肯定的な作用を受けている例である．また，所属欲求が充足されることで不安，緊張，ストレスの緩和につながり安心感の再保障を得ることができる．マズローの欲求階層説に所属と承認の欲求があるが人は所属し承認を得ていることで安心感を得ることができている．

　逆に，否定的作用として斉一性があり，人と違うことをすると集団からはじきだされるのではないかとか，自分だけ違う意見をいうと，ばかにされるのではないかと思ってしまい，個人の主体性が集団の圧力で抑えられてしまう状態がある．このような状態では独自性を損なわれ自己喪失不安を引き出す．また，退行現象や自分を受け入れてもらえない時などに行動化が促進されてしまうこともある．

　個の成員が集団から受ける作用だけではなく，逆に個の成員が集団に向ける作用もある．

　いわゆる集団内でどのような態度をとっているのかということである．一人集団から孤立している成員がいたとすると，あえて集団を無視することで逆に自分に注目してほしいという依存の心理が働いている場合もある．このようになぜ集団に対して特定の態度をとるのかによって個の状態を評価することにつながる．

3. 集団間の相互関係

　異なる集団が2つ以上ある時，お互いの集団は他の集団から影響を受けている．これはスポーツなどでも日常的に観察されることである．

4. 集団外の個と集団との相互関係

　集団同士だけではなく，一個人の存在からも影響を受けることもある．企業のトップなど影響力を多大に持っている個人なら集団の構成そのものも影響を受ける．一方で個の力に関係なく集団が意識してしまう存在もある．これは集団の目的や構成員によるが例えばある環境保護団体が自然を破壊したり汚したりする人に対しては，抗議行動をとるなどという場合で，集団外の個の存在は集団に対しての直接の作用はないが集団の目的と反する行為をとることで集団との相互作用が生じる．

B 集団凝集性に焦点をあてた捉え方

　集団のメンバーが自己開示できるための条件はグループがメンバーにとって信頼のできる安心で

きるところでなければならない．そのようなグループを集団凝集性の高いグループという．どのようにすれば凝集性が高まるのかを理解するためにはグループ内力動を理解する必要がある．このことは前述してあるので省略するが，個人精神療法と集団精神療法の双方からの理解を深めていくためにもグループの凝集性を高める働きかけが重要である．

C 集団が変化していく過程に焦点をあてた捉え方

　個人が集団の中で変化していく過程を個人プロセスというが，集団が変化していく過程は集団プロセスという．これは集団がある一定の方向に向かおうとする強い力が働いている場合，必ずその反対の力が働き集団の均衡を保とうとする作用である．生体が常に内部の働きを一定の状態に維持する現象（ホメオスタシス）と似ているため，集団ホメオスタシス（group homeostasis）とよばれる．

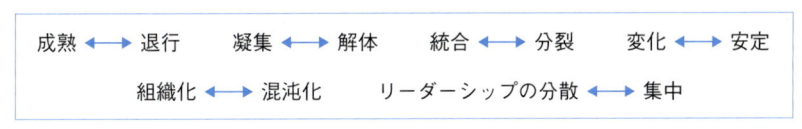

　　　成熟 ⇔ 退行　　凝集 ⇔ 解体　　統合 ⇔ 分裂　　変化 ⇔ 安定
　　　　　組織化 ⇔ 混沌化　　リーダーシップの分散 ⇔ 集中

図 11

●文献
1) 松井紀和．小集団体験（Group Dynamics）―出会いと交流のプロセス．東京：牧野出版；1991.
2) 山根 寛，他．ひとと集団・場．第 2 版．東京：三輪書店；2007.

〈河野達哉〉

第1章 作業療法で援用できる基礎知識

B. 基礎知識（2）

9 薬物療法

薬物療法は精神療法と並んで，精神障害の治療において大きな役割を演じている．中枢神経に作用して精神状態に一次的影響を及ぼす薬物を向精神薬と総称する．向精神薬は常用量では意識状態の変化を伴うことなく，人間の感情，思考，意欲など人間の心の働きに作用するという特徴をもっている．

向精神薬の出現は精神医療において革命を起こしたといわれ，抗精神病薬の開発が脱施設化を促進した面をもっている．また向精神薬の作用メカニズムを研究することから，精神障害の生物学的原因を探る研究が始まった．

A 抗精神病薬

抗精神病薬の臨床効果は，抗幻覚妄想作用と鎮静作用である．適応となる病気は統合失調症と躁病である．しかし，これ以外にも，器質性精神障害や薬物依存などで幻覚妄想を生じたり，精神運動興奮を生じたりする場合に使用される．

抗精神病薬の種類は現在，定型抗精神病薬と非定型抗精神病薬とに分類される．定型抗精神病薬は従来から使用されているが，錐体外路症状を生じやすい．クロルプロマジン，ハロペリドールなどである．ハロペリドールには注射薬があり，急性期の治療に使用されることが多い．

非定型抗精神病薬は比較的，最近使用されるようになった．非定型抗精神病薬は錐体外路性副作用を生じにくい．

定型抗精神病薬の作用機序は神経伝達物質ドーパミンの受容体の強力な遮断作用であるが，非定型抗精神病薬はドーパミン受容体遮断作用に加えて，セロトニン受容体遮断作用が強いことが特徴であり，セロトニン・ドーパミン拮抗薬という．セロトニン受容体遮断作用が抗精神病薬の錐体外路性副作用を緩和するとの説から開発されてきた．リスペリドン，オランザピン，クエチアピン，ペロスピロンなどである．これに対し，アリピプラゾールという非定型抗精神病薬はシナプス前部からのドーパミン放出を抑制するという独特な作用メカニズムをもっている．これらの非定型薬は錐体外路性副作用が少なく，過剰鎮静も生じにくいのでアドヒアランス（患者の服薬継続）が良好である．しかし非定型薬には肥満や糖尿病という別の副作用の問題が生じている．非定型薬のオランザピン，クエチアピンは糖尿病には禁忌である．

非定型抗精神病薬の原型であるクロザピンは錐体外路症状が少ないことに加えて，他の抗精神病薬が有効ではない治療抵抗性統合失調症に有効性があるとされている．クロザピンは顆粒球という白血球の一種を減少させる致命的な副作用を起こすことがあるので我が国ではこれまで使用できなかった．しかし，ようやく2009年から，身体的副作用への対応が可能な医療機関において，登録

した専門の医師によって，治療抵抗性統合失調症患者を対象にしてクロザピンの使用が開始されている．

統合失調症の急性期，症状増悪期には抗精神病薬による治療が不可欠である．患者が服薬に非協力的な場合は注射による投与も行われる．最近は液剤や口腔内崩壊錠が開発されており，それらが利用されることがある．統合失調症では症状軽快後も長期にわたり，維持療法を行う必要がある．服薬を怠ると再発が多い．拒薬傾向を示すアドヒアランスの不良な患者には，デポ剤（持効性注射薬）の使用がすすめられる．デポ剤は2週から4週に1回，筋肉注射を受けるだけなので，維持療法の継続に役立つ．最近，非定型抗精神病薬リスペリドンのデポ剤が使用可能となった．

なお，多くの患者は抗精神病薬により，陽性症状（幻覚，妄想など）は改善するが，陰性症状（意欲低下，感情鈍麻など）の改善効果は乏しい．非定型抗精神病薬には陰性症状改善作用があるとの説もあるが，これを疑問視する見方もある．

また抗精神病薬により全く精神症状が改善しない治療抵抗性の患者も20〜30％程度，存在する．クロザピンはこのような患者の半数近くに有効性を示すという．

1．抗精神病薬の副作用

抗精神病薬の副作用には以下のようなものがある．

1）錐体外路性副作用

筋緊張や微細な運動などを不随意的に（自分の意志とは無関係に）調節しているのが錐体外路系神経の機能である．定型抗精神病薬は特にこの機能障害を起こしやすい．非定型抗精神病薬にはこの副作用は少ない．

以下の錐体外路性副作用がある．

パーキンソン症状［振戦，固縮，運動減少，小刻み歩行，流涎（よだれ）など］．

急性ジストニア（急激な筋肉緊張の亢進．眼球上転発作，頸の痙性捻転など）．

アカシジア（静座不能症）（下肢のむずむずした異常感，じっと座っていられない感じを生じる．精神症状の悪化と間違えやすい）．

遅発性ジスキネジア（抗精神病薬服用数年後，特に高齢者に認められる．口の周囲の不随意運動，舌の回転運動，口のもぐもぐ運動など．この症状はいったん発症すると非可逆的である）．

2）悪性症候群

突然に起こる高熱，発汗・頻脈などの自律神経症状，筋固縮，意識障害であり，放置すると死亡することがある．血清CK（クレアチンキナーゼ）値が上昇．抗精神病薬を中止することが必要である．

3）自律神経症状

口渇，便秘，起立性低血圧など．便秘が長引くと，腸閉塞を起こしやすくなる．

4）内分泌障害

肥満，糖尿病，乳汁分泌，月経障害，男性の性機能障害など．

非定型抗精神病薬のオランザピンとクエチアピンは糖尿病には禁忌である．クロザピンも糖尿病や肥満を悪化させる．

5）水中毒

口渇に加えて，抗精神病薬長期投与によるホルモン分泌異常との関連が指摘されている．低Na血症，極度の多飲を起こす．飲水制限が必要な時がある．

2. 脳内ドーパミン系の経路

抗精神病薬の生化学的作用機序として，脳内ドーパミン受容体遮断作用がその抗精神病効果と関連する生化学的作用機序と考えられている．

脳内ドーパミン系にはおもに次のような経路が存在する．

1）黒質線条体系

錐体外路系に属し，運動機能の調節を行っている．特発性パーキンソン病ではこの経路が変性して，脳内ドーパミンが減少する．抗精神病薬がこの経路のドーパミン系を遮断するとドーパミンによる神経伝達が悪くなり，錐体外路性副作用を生じると考えられる．

2）中脳辺縁・皮質系

中脳の腹側被蓋部から辺縁系の側坐核に到達する経路を中脳辺縁系とよび，腹側被蓋部から前頭葉皮質に到達する経路を中脳皮質系という．抗精神病作用はこの中脳辺縁・皮質系に作用するためであるとの考えが強い．中脳辺縁系のドーパミン系の機能を抑制することが，陽性症状改善作用と関連していると考えられている．これに対し，中脳皮質系のドーパミン低下はむしろ，陰性症状の出現と関係しているとの説があり，定型抗精神病薬でこの経路を強く遮断しすぎると，陰性症状類似の欠陥症候群を引き起こす恐れがあるという．

B 抗うつ薬

抗うつ薬の臨床効果は抑うつ気分を正常化し，うつ病の気分変調を改善する．抗うつ薬の一種のSSRIは強迫性障害，パニック障害，社会恐怖，PTSDなどにも有効である．

抗うつ薬の種類には三環系抗うつ薬（イミプラミン，アミトリプチリン，クロミプラミンなど），非三環系抗うつ薬（マプロチリン，ミアンセリンなど），SSRI（フルボキサミン，パロキセチン，セルトラリン），SNRI（ミルナシプラン），ノルアドレナリン・セロトニン作動性抗うつ薬（ミルタザピン）がある．

三環系抗うつ薬は昔から使用されてきたが，抗コリン作用による口渇，便秘，排尿障害，頻脈，不整脈などの自律神経系への副作用がある．老人では記銘障害，せん妄を生じることもある．起立性低血圧を起こすこともある．

最近は選択的セロトニン再取り込み阻害薬 selective serotonin reuptake inhibitor（SSRI），セロトニン・ノルアドレナリン再取り込み阻害薬 serotonin noradrenaline reuptake inhibitor（SNRI），ミルタザピンといった抗コリン作用や心毒性が少ない新しい抗うつ薬が使用されることが多い．

三環系抗うつ薬とSNRIはセロトニンとノルアドレナリンのシナプス前神経終末への再取り込みを阻害し，シナプス間隙のこれらの物質の濃度を増加させる．SSRIはセロトニンの再取り込み阻害作用しかもっていない．ミルタザピンはノルアドレナリンやセロトニン神経終末からのノルアドレナリンとセロトニンの放出を促進させる．このように，抗うつ薬の作用機序は脳内伝達物質の

セロトニンとノルアドレナリンの作用を増強する．これらの事実から，うつ病患者の脳内ではセロトニン，ノルアドレナリンの神経伝達が低下しているとの説が強い．

通常，適当な抗うつ薬の使用により，60〜70％の患者に有効性がみられる．しかし，残りの患者は難治性を示す．一般に服薬して10日〜2週間程度経過しないと抗うつ効果は現われない．

C 気分安定薬（抗躁薬）

気分安定薬には抗躁効果と双極性障害（躁うつ病）の病相再発予防効果がある．気分安定薬の種類として，炭酸リチウム，カルバマゼピン，バルプロ酸がある．

炭酸リチウムは毒性が強く，治療濃度と中毒濃度が接近しているので，たえず血中濃度を測定しながら使用する必要がある．リチウムは重い身体の病気（心臓病や腎臓病）をもった人や妊婦には使用できない．

D 抗不安薬

抗不安薬は神経症や心身症の不安，緊張を緩和する．現在，大多数の抗不安薬はベンゾジアゼピン系薬剤に属している．ベンゾジアゼピン系薬剤は抗不安作用に加えて，眠気を起こす作用，けいれんを抑制する作用も併せもっている．したがって，ベンゾジアゼピン系薬剤は，てんかん，アルコール依存の離脱症状，うつ病や統合失調症に伴う不安，不眠症などにも使用される．

抗不安薬の副作用として眠気，ふらつきが特に高齢者で生じる．時に依存を生じることがある．

E 睡眠薬

睡眠薬とは睡眠の導入を促す薬物群をいう．以前はバルビツール酸系睡眠薬が使用されたが，依存を生じやすく，また呼吸抑制の副作用を生じやすい欠点が目だった．最近はもっぱら，ベンゾジアゼピン系薬剤が睡眠薬としても使用される．ベンゾジアゼピン系睡眠薬は作用時間により分類される．超短・短時間型（トリアゾラムなど）は入眠障害の人に処方される．中・長時間型（ニトラゼパムなど）は熟眠障害や早朝覚醒の患者に使用される．

副作用は半減期の長い睡眠薬では，翌日の倦怠感，ふらつき，眠気などのもちこし効果がみられる．高齢者には注意して使用する．高齢者には半減期の短い薬剤が望ましい．半減期の短い睡眠薬では，健忘，服用中止後の反跳性不眠（睡眠薬服用以前よりもかえって不眠が強くなってしまうこと）の出現がある．

睡眠薬とアルコールとの併用は避ける．これはベンゾジアゼピン系抗不安薬でも同様である．また依存形成に注意する．

F 抗てんかん薬

フェノバルビタール，フェニトイン，カルバマゼピン，バルプロ酸，ゾニサミドなどの各種抗てんかん薬がある．定期的血中濃度測定を行いながら使用する．副作用として眠気，薬疹が多い．また妊婦が服用すると奇形を生じる可能性を増やす．

G 精神刺激薬（覚醒剤）

　疲労感，倦怠感をとり，覚醒作用をもつ薬剤である．アンフェタミン，メタンフェタミン，メチルフェニデートがあるがアンフェタミン，メタンフェタミンは覚せい剤取締法の対象であり，治療的に使用されることはほとんどない．メチルフェニデートはナルコレプシーの睡眠発作と小児の注意欠陥多動性障害に使用される．

H 抗認知症薬

　ドネペジルは記憶と関係する神経伝達物質アセチルコリンの量を増加させ，アルツハイマー病の進行をある程度，抑制する．

I 抗酒薬

　シアナマイドなどの抗酒薬は，アルコールが代謝されて生じる有害なアセトアルデヒドの分解を抑制して体内に蓄積させる効果がある．シアナマイド服用中に飲酒すると不快感を生じさせるので，アルコール依存症の断酒治療に使用される．

●文献
1) 渡辺雅幸．こころの病に効く薬—脳と心をつなぐメカニズム入門．東京：星和書店；2004．
2) 渡辺雅幸．専門医がやさしく語るはじめての精神医学．東京：中山書店；2007．

〈渡辺雅幸〉

第1章 作業療法で援用できる基礎知識
B. 基礎知識（2）
10 情報処理理論

　人間は外界から多くの情報を常に，そして同時的に処理している．この情報処理の結果が行動となる（図12）．この情報処理のプロセスが認知 cognition とよばれるものであるが，統合失調症のような精神疾患ではこの情報処理＝認知に問題があることがわかっている．

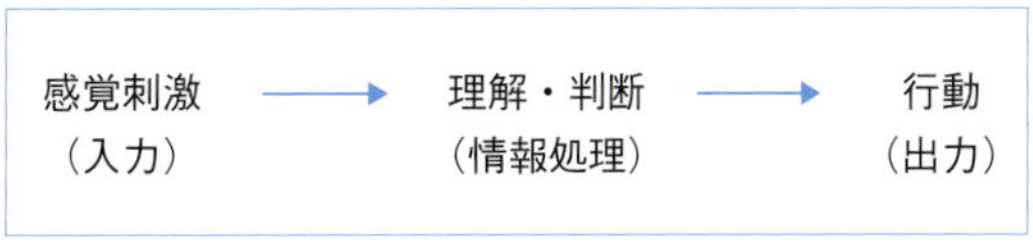

図12 情報処理の図式化

感覚刺激（入力）→ 理解・判断（情報処理）→ 行動（出力）

　ここでは，この情報処理に関わるいくつかの理論を紹介する．

A 選択的注意とは

　例えば，パーティー会場のような場所では，多くの人々がそれぞれにそれなりの音量で会話をしている．いわば「ガヤガヤとした」状況である．しかし，人間は自分とその周囲の人々の会話内容や自分に関する情報等は自然に聞き取ることができるし，それ以外の内容については単なる雑音として聞き流すことができる．つまり，人間は自分に必要な情報だけを選択的に自分の中に取り入れているのである．1953年に心理学者のチェリー Cherry EC はこの現象をカクテルパーティー効果 cocktail party effect とよんだ．カクテルパーティー効果は，人間が注意を向けた特定の情報だけを選択的に知覚するメカニズムである選択的注意 selective attention の代表例である．

　この選択的注意が可能となる理由については，現在までに，フィルター説（自分が注意を向けた情報以外はシャットダウンしてしまう），減衰説（自分が注意を向けていない情報の刺激は小さくなってしまう），限界容量説（人間の注意能力には限界がある）等で説明がなされている．

B フィルター説とは

　再度，パーティー会場の場面を考えてみる．音声情報に限定すると，人間の脳には，1）自分と周囲の者たちとの会話，2）それ以外の者たちの会話，が同時並行的に入力されていると考えられる．それでも自分の周囲の者たちとの会話が成立するということは，周囲の者たちの会話には注意が向けられているものの，それ以外の者たちの会話はガヤガヤとした雑音としか知覚されていないことになる．つまり，このガヤガヤとした雑音は脳内のフィルターによってふるい分けられ，周囲の者たちの会話のみが必要な情報として抽出されたということである．

　一方，このフィルターに異常がある場合を考えてみる．つまり，パーティー会場の場面で，自分たちとは関係のない，本来ガヤガヤとした雑音であるべき会話が，フィルターにかけられずにどんどん取り込まれていくような状態である．このような状態では人間の脳は大量の情報が一挙に集ま

り処理不能の状態に陥る可能性が大きい．

　1958年にフィルター説を提唱したブロードベント Broadbent DE は，統合失調症における病態の基礎にこのフィルター機能の不全状態があり，無関係な情報が脳内に氾濫することによって誤った認知が生じると考えた．

C　過包摂理論とは

　さて，キャメロン Cameron N は 1939 年に統合失調症患者の言語を解析した結果を報告したが，そこでは，統合失調症患者の言語は概念があちこちに拡散しがちで，しばしば不適切な内容がある，とされた．そして，ペイン Payne RW はこのキャメロンの報告と，ブロードベントのフィルター説から過包摂 over-inclusive という概念を発表した．

　過包摂は，注意に関するフィルターが機能しなくなってしまった結果，関係のない多くの情報が脳内に入力され，本来の思考や認知の流れが阻害されてしまうということを表している．そして，ペインはこの過包摂こそが統合失調症の基本障害であり，過包摂の結果として生じる過包摂思考が，かつてブロイラー Bleuler E が 4 つの A の一つとして示した連合弛緩 loosening of association の本態であるとした．

D　ワーキングメモリー障害説とは

　過包摂理論とその基礎であるフィルター説は，当初有用とされたが，実際の中枢神経系の機能を考慮すると仮説としての限界が指摘されるようになった．そこで，これらのエッセンスを生かしながら出現したのがワーキングメモリー障害説である．

　脳の前頭葉前頭連合野にはワーキングメモリー working memory という機能があり，認知プロセスに重要な役割を果たす．ワーキングメモリーとは認知という情報処理作業を行う時に必要な情報を一時的に保存する機能のことである．人間は，このワーキングメモリーを使って複数の情報を結びつけるとともに，その照合や順位付け，並び替えといったことを行いながら，適切な情報処理＝認知を行うとされている．

　この複数の情報を結びつける連合 association の機能が失調した状態が連合弛緩の状態であるというのがワーキングメモリー障害説の主張するところである．そして，他人の話を聞くような場合でも，話の中の個々の単語の意味は理解できるが話全体の意味は理解できないというようなことが起こる理由や統合失調症患者が複雑な状況で混乱しがち傾向があることの理由が説明できることになる．実際に，多くの研究で，統合失調症患者の前頭葉では課題遂行時に本来活性化すべきワーキングメモリーが十分に活性化していないことが明らかにされており，それとパラレルな現象として，前頭葉の活動を適切に制御するドーパミン神経 D_1 受容体の結合能力が低下し，結果としてドーパミン伝達が不十分になっているということも実証されている．

●文献
1) 山口芳文, 編. 作業療法学　ゴールド・マスター・テキスト 6　精神障害作業療法学. 東京: メジカルビュー社; 2010.

〈鈴木久義〉

第1章 作業療法で援用できる基礎知識

B. 基礎知識（2）

11 生活臨床

　生活臨床とは，臺弘（うてな・ひろし，群馬大学精神科教授，後に，東京大学精神科教授）らが群馬大学病院精神科で1960年ころから唱え始めた活動であり，1958年に小林八郎医師が提唱した生活療法に連なる考え方である．生活療法は，入院精神障害者への生活指導，レクリエーション療法，作業療法をまとめた包括概念であり，入院患者のあらゆる生活場面を治療として利用していこうとする活動であった．これに対し，生活臨床は主に社会生活における生活療法の一派である．すなわち，通院，入院はもとより，家族，学業，交友，職域などを通じて，患者の世の中での暮らしを支えるための治療方針を生活臨床とよぶ．

　対象者は主に統合失調症であり，慢性の精神障害をもちながらも，病院や施設ではなく通常の地域社会で自分の希望する普通の生活ができるようになりたいとの患者・家族のニーズに応える活動である．

　生活臨床は今日の生物・心理・社会モデルに近い発想をしている点でも注目される．生活臨床では統合失調症は脳の病気であるとの立場をとり，薬物療法，電撃療法などの身体療法も積極的に取り入れている．しかし，統合失調症の再発には心因が重要な役割を演じていることに着目している．さらに，精神内界や精神病理の解釈・分析よりも，患者の生活者としての側面を重視しており，治療目標としては，精神症状があっても生活が安定していればよいとする実用的な考えをとっている．

　生活臨床の具体的技法としては，診断（生活特性診断）とそれに基づく治療（働きかけ）からなる．つまり，患者が社会生活の中で，何を課題とし，どのように生活を変化させた時に，生活破綻するかを見極め（生活特性診断），それに基づいた生活指導を行って生活破綻を予防し，危機を回避するように働きかけるのである．

　生活者としての統合失調症患者をみると，生活の拡大変化の時点で行動に混乱を生じ，いかなる行動もとれなくなる傾向があり，そのような時に生活破綻，症状の再発・再燃を生じやすい．

　患者は生活の拡大を自ら作り出すタイプ（能動型）と，周囲の人間がそのように仕向けなければ拡大変化をしないタイプ（受動型）の2つの生活類型に分類される．

　また生活破綻に結びつくような生活拡大を起こさせるいくつかの特徴的課題があり，それらを生活特徴という．通常，統合失調症患者は世間体や評価に敏感であり，また目先の利にとらわれ，短絡行動を起こしやすい．課題に直面すると，選択を放棄するか，行動の統御を喪失して混乱しやすいという特徴もある．統合失調症患者の生活破綻につながる関心事は次にあげる4つの俗世間的事柄である．

　すなわち，「色」（異性に関すること），「金」（金銭，損得に関すること），「名誉」（地位，資格，プライドに関すること），「身体」（健康に関すること）の4つである．個々の患者においてはこの

4つのうちのどれか1つを生活特徴としている．すなわち，統合失調症患者はあらゆる種類のストレスに脆弱なのではなく，個人の特定の関心事に関わる一定のストレスにのみ脆弱なのである．

生活臨床での統合失調症の再発予防は上述した生活特性に基づき行われる．

能動型の患者で頻繁に生活の拡大変化を望む場合には，まず適切な期限をつけて延期させるように働きかける．あるいは，同じ範疇で実現可能な別の課題に変更させるように働きかけてもよい．しかし，このような提案を患者が受け入れない場合には，患者の望む課題が実現する方向への援助を行う．

受動型の患者の場合には，周囲に患者の生活拡大をさせないように働きかける．また周囲の者が患者の援助を行うようにする．このようなことが困難な場合には，生活の拡大変化の少ない環境に患者を移すようにする．

働きかけにおいては，患者の話をよく聞き，指示する時は，タイムリーに，具体的に，断定的に，無駄なことをいわず，生活に効果が現れるまで繰り返し行う．最終的には患者自らが自身の生活特徴を学び，自ら制御できることをめざすものである．

生活臨床のこのような側面は今日の心理社会療法（SSTなどの認知行動療法）にも通じるものがある．

さらに生活臨床は職業生活や結婚生活など普通の生活の場を対象としていることも特徴的であり，具体的には患者宅への訪問，往診が実践されていた．生活臨床における地域での具体的な働きかけの主役は医師に加えて，地域に密着した保健師であったといわれ，そのような点で，生活臨床は今日の地域精神医療，多職種によるチーム医療の先駆けともいえる．

このような生活臨床における統合失調症患者へのアプローチは，今日の脱施設化を完了した諸外国の地域ケアにも通じるものである．例えば，英国の精神保健ではすでに病院・施設サービスから脱却し，訪問を中心とするサービスに転換しているが，そこで実践されている早期介入サービスは生活臨床と共通するものがあるという．我が国でも最近，地域精神医療の現場で訪問看護の重要性が認識されるようになっているが，訪問看護における指導内容も，単に服薬確認，生活の規則化など（それらも当然，重要ではあるが）にとどまるだけでは患者を地域で支える力には結びつきにくい．生活特性に基づいて仕事，学業，結婚など具体的な生活上の課題に焦点を当て，生活目標の達成支援を重視する生活臨床の技法は今日の訪問看護に対しても示唆するところが大きい．

生活臨床は森田療法と並んで，外国の理論の受け売りではない，我が国において独自に発展した実践的技法である．すでに40年も前に，我が国で，最近の地域精神医療，心理社会療法にも通じる先進的技法である生活臨床が実践されていたことは驚異的である．しかるに我が国は現在，諸外国に比して未だに入院中心的精神医療の色彩が強く，地域精神医療の展開においては大きく遅れをとっている．生活臨床という先駆的な治療技法を全国に広めることを怠った我が国の精神医療の歴史と現状については，反省すべき点が多々あるといわざるをえない．

●文献
1) 小川一夫, 長谷川憲一, 伊勢田堯. 生活臨床. In: 松下正明, 総編集. 臨床精神医学講座20 精神科リハビリテーション・地域精神医療. 東京: 中山書店; 1999, p.192-202.
2) 臺　弘, 他. 特集 今日の生活臨床と統合失調症の心理社会的治療. 臨床精神医学. 2009; 38: 129-208.

〈渡辺雅幸〉

第 1 章 作業療法で援用できる基礎知識
B. 基礎知識（2）
12 家族研究

　家族は，個人の発達にとっても，個人の人生においても最も重要な集団である．家族の中において個人は生まれ育ち，成長し，ついには家族以外の者と婚姻関係をもって新たな家族をもつように至るのである．家族には深い感情的絆が存在する．

　家族の態度が統合失調症の発症や再発に関してどのように影響するのかについては過去から現在に至るまで多くの議論があった．家族療法は次の二つに大別される．1つはかつて唱えられた，家族の患者に対する態度自体が統合失調症の心因性の原因となり，したがって家族全体を治療する必要があると考える古典的な家族理論である．もう1つは，統合失調症は脳の病気であって，家族自体に病理性はなく，病者を抱えて苦悩する家族を援助していくとする，現在の心理教育的家族療法である．

A 古典的家族研究

　第二次大戦後，アメリカ精神医学が精神疾患の環境因に大きな関心をもっていた時代があり，力動精神医学を背景とした精神科医たちが，特に統合失調症の家族因をみいだそうとする研究を行った．さらに家族環境を変えることが治療に寄与するとの考えから家族療法が誕生したのである．つまり，古典的家族研究は，神経症と同様に統合失調症においても心因を求めようと試みたのである．

　精神分析学者のフロム-ライヒマン Fromm-Reichmann F は有名な，統合失調症を作る母親（schizophrenogenic mother）との言葉を作り，統合失調症は，母親の子どもへの愛情の乏しさや拒絶的態度が原因となって発症すると提唱した．ウイン Wynne L らは自らのアイデンティティを犠牲にすることで家族全体の安定や調和を保とうとする偽相互性が統合失調症を発症させると唱えた．リッズ Lidz T は，夫婦の間に慢性的な不和があって，子どもに向かい，一方の親が他方の親をけなし，子どもを味方に引き入れようとするような環境では子どもの正常な自我同一性の発達が損なわれ統合失調症を発症させるとした．ベイトソン Bateson G はコミュニケーションには言語的なものと，声の調子，表情，動作などの非言語的なものがあると唱えた．彼は二重拘束説を提唱し，言語的メッセージと非言語的メッセージが相矛盾する形で情報伝達が行われると，そこに拘束された子どもがやがて統合失調症を発症するとした．具体的には，母親が子どもに「おいで」とよび，子どもが近寄ると突き放す態度を取り，子どもが逃げると「おいでというのに」と叱るような状況のことである．このような状況が繰りかえされると子どもは自分や他人のメッセージの真の意味を理解する能力を失うようになり，発病の原因になるというのである．

　以上は，統合失調症の原因は家族の養育態度であり，かつ家族自体が病気であって，患者はその

症状であると考えることで共通している．
　次いで，家族を1つのシステムとみなすシステム論的家族理論が発展した．これは，家族は，父と子，あるいは父母などの小さな部分（サブシステム）の集まりであり，個々の間，またはサブシステム間の相互作用は，互いに影響しあって，フィードバックの輪を作り，個人の変化は家族全体の変化を生じ，逆に，家族全体の変化は個人の変化をもたらしながら，新しい平衡を維持していき，自己調節しているとみるものである．
　システム論的家族理論にもいくつかの学派がある．
　ボーエン Boen M は個人の精神内的発達の程度は，その両親の精神内的発達の程度と関連していると主張した．感情と知性が健全に自己分化し個体化した個人は，家族との適切な関係を維持できる．しかし，自己分化の進まない個人（例えば父親）は，同じように自己分化の進まない個人（例えば母親）との間で融合し，その両者は不安を鎮めるため，さらにもう一人（例えば子ども）をも融合させる．このような親から子どもへの，低い自己分化を伝承させるメカニズムは多世代にわたって継承され，最終的に統合失調症の子どもを作り出すとする．したがって，融合度の高い人たちの自己分化（感情と知性の分化）を促進させることが，家族療法の目的となる．
　ミラノグループのパラツォーリ Palazzoli MS らは，統合失調症の家族は解決のない「家族ゲーム」に没頭しているとする．それは終わりのない，相互作用の反復と連鎖であり，互いに相手の上位に立ち，相手への支配力を握ろうとする死闘の連続である．この戦いの中で個人は敗北することはできないが，かといって敵を倒すこともできず，存続困難なこのゲームを継続させるための解決法は，相互の関係性の規定をあいまいにし，回避する策略がとられているとする．このような中では，自分の存在も相手の存在もあいまいになり，「私もあなたも存在しない」こととなる．技法としては「肯定的意味付け」を行い，家族の成員に対して，そのいかなる対人行動も，すべて家族というシステムの安定に寄与するものだと賞賛する逆説的介入を行う．
　しかしながら，このような家族の態度が統合失調症発症の原因であるとする古典的家族療法はエビデンスに乏しいとされ，今日では，統合失調症治療法としては過去のものとなっている．

B　心理教育的家族療法

　心理教育は上述したシステム論等の古典的家族療法とは大きく異なる．まず統合失調症の原因は，「統合失調症を作る母親」という言葉に代表されるような障害された親子関係や家族関係に由来するものではなく，完璧に機能している家族内にも発症しうる脳の生物学的疾患と考える．家族が不適切な対応を示していても，それは家族の病理性を示すものではなく，病者を抱えて混乱している家族の当然の反応であるとみなす．「家族病理」など決して存在せず，家族は長年の間，問題の多い精神障害者を抱えて苦悩している人たちとみる．心理教育の目的は，家族を治療することではなく，援助することである．
　統合失調症の原因は上述したように，家族の病理が原因ではない．しかし，統合失調症はいったん発症すると，その脳の機能不全のために，ストレスが加わると混乱を生じやすく，再発しやすい性質がある．その際，家族の患者への対応がストレスとなって再発を多くすることはありうる．患者への家族の批判的コメント，情緒的巻き込まれ，敵意がある場合には，感情表出 expressed emotion の高い家族（high EE の家族）といい，そのような家族は低 EE の家族よりも統合失調症

の再発を高める．したがって，患者を助けるため，またひいては家族自身が平穏な生活を送るためにも，家族は過剰な感情表出を避けることが得策であるとする．そのために，家族には患者への期待度を下げること，患者への批判や極端な関与を避けること，コミュニケーションは簡潔にすること，過剰でない肯定的メッセージや支持的コメントを述べることが要請される．

　高 EE の家族にこのような心理教育を行うことによって，実際に統合失調症の再発率を下げるとの研究報告もなされている．病気についての専門的で正確な知識を家族に伝え，患者への対処法を家族とともに考えていく心理教育の手段はインフォームドコンセントとも通ずる考えである．現在，統合失調症の家族療法の主流はこのような心理教育的家族療法である．

●文献
1) 牧原　浩．家族療法．In：松下正明，総編集．臨床精神医学講座 3　精神分裂病 II．東京：中山書店；1997．p.241-56.
2) 下寺信次．心理教育的家族療法．In：松下正明，総編集．臨床精神医学講座 20　精神科リハビリテーション・地域精神医療．東京：中山書店；1999．p.215-26.
3) 中村伸一．家族療法．In：松下正明，総編集．臨床精神医学講座 15　精神療法．東京：中山書店；1999．p.365-79.

〈渡辺雅幸〉

第1章　作業療法で援用できる基礎知識
B．基礎知識（2）
13　予後と再発

A　統合失調症の経過と予後

　統合失調症の経過と予後は各症例によって実にさまざまである．

　クレペリン Kraepelin E は，いわゆる内因性精神障害を統合失調症と気分障害に 2 大別したことで有名である．彼の分類の根拠は長期にわたる経過と予後の観察からである．彼は若年期に発症し，慢性に経過して末期には人格荒廃に至り，したがって予後不良である精神障害を早発性痴呆と命名した．他方，周期的に躁状態やうつ状態を繰り返すが，その病相が寛解し，したがって予後は良好であるものを躁うつ病（現在の気分障害）としたのである．

　しかし，オイゲン・ブロイラー Bleuler E は早発性痴呆であっても必ずしも予後不良ではなく，中には寛解する患者もいるところから，早発性痴呆という病名に変えて，Schizophrenie（schizophrenia，かつて精神分裂病と訳され，今日，統合失調症とよばれる）という病名を提唱したのである．

●第1章　作業療法で援用できる基礎知識

　統合失調症の経過類型についてはオイゲン・ブロイラーの息子のマンフレット・ブロイラー Bleuler M の研究がよく知られている．彼は発病後の経過を単純経過，波状経過，その他に分けている．

　彼は 1940 年と 1967 年の二つの時期に同じ病院で長期経過観察を行った統合失調症患者について，それぞれの類型の出現率を比較した（図 13）．

　現在最も多いのは波状・治癒型，波状・欠陥型，次いで慢性・欠陥型である．なお，欠陥（残遺）とは，陽性症状（幻覚や妄想，まとまりのない言動など）が消退し，陰性症状（意欲減退，活動性の低下，感情平板化など）の目立つ状態を指す．欠陥状態でも軽度の妄想や幻覚が残存していることがある．

　1967 年の時点では，急性に発病して荒廃に至る例はみられず，慢性的経過の後，欠陥（残遺）状態に至るような患者が増加している．

　このように，統合失調症は慢性疾患であるが，すべてが長期にわたり，進行性に悪化していく疾患ではない．若年期には激しい症状を生じていても，高齢になると症状が軽快することも多く，これを晩期軽快という．

　近年，全体として統合失調症は重症例が減少し，軽症例が増加している傾向がある．その背景に

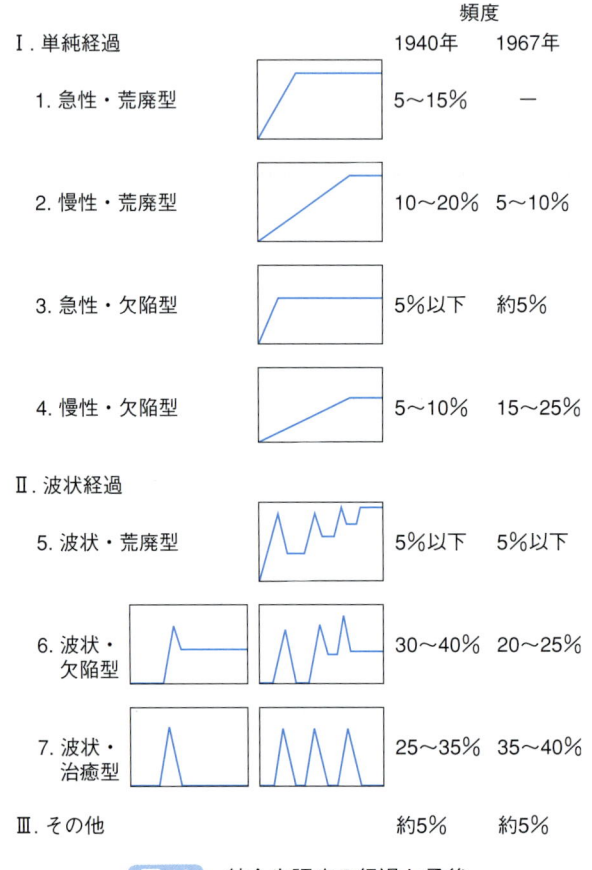

		頻度	
		1940年	1967年
Ⅰ．単純経過			
1. 急性・荒廃型		5～15%	―
2. 慢性・荒廃型		10～20%	5～10%
3. 急性・欠陥型		5%以下	約5%
4. 慢性・欠陥型		5～10%	15～25%
Ⅱ．波状経過			
5. 波状・荒廃型		5%以下	5%以下
6. 波状・欠陥型		30～40%	20～25%
7. 波状・治癒型		25～35%	35～40%
Ⅲ．その他		約5%	約5%

図 13　統合失調症の経過と予後
（Bleuler M. Lehrbuch der Psychiatrie. Berlin: Springer; 1975 より）

は，やはり薬物療法や心理社会療法などの治療法の進歩が大きな役割を演じていると考えられる．統合失調症という疾患の起源が脳にあることは明白であるが，心理社会的要因が経過や転帰に大きな影響を与えていることも確かである．

多くの調査研究により，統合失調症は大体，次のような転帰をたどる．

　　完全寛解　　25％
　　不完全寛解　25％
　　軽快　　　　25％
　　未治　　　　25％

寛解という用語は激しい病気の症状がなくなり，病勢が停止している状態を指すが，後に病勢が増悪し，再発する可能性を含んだものである．完全に病因が除去されれば治癒であるが，統合失調症の場合，現時点ではなお治癒という言葉を使用することは躊躇される状況である．

不完全寛解や軽快には，軽症からやや重症までの欠陥状態を含んでいる．

なお，統合失調症は，死亡率が一般人口のそれより約2～3倍も高い．死因として重要なのは自殺であり，一般人口の約10倍である．

B 統合失調症の予後に影響する要因（表13）

表13　統合失調症の予後の良し悪しに関連するとされる事項

予後良好の指標	予後不良の指標
発症年齢が遅い	発症年齢が早い
発病結実因子（発病のきっかけとなったと思われる出来事）がある	結実因子がない
病前の社交・性別の役割・職業歴が良好	病前の社交・性別の役割・職業歴が不良
気分症状（特にうつ症状）がある	引きこもり，自閉的行動がある
妄想型あるいは緊張型	まとまりのない行動
既婚	未婚，離婚あるいは未亡人
気分障害の家族歴	統合失調症の家族歴
良好なサポートシステム	不良なサポートシステム
波状経過	慢性経過
陽性症状	陰性症状 神経学的徴候と症状 周産期外傷 3年間寛解なし 頻回の再発

このように統合失調症の予後の決定に関しては，多数の要因が関与している可能性がある．したがってその治療に際しても単一の側面だけでなく，多様な側面に焦点をあてていく必要がある．

また，統合失調症では症状寛解時にも再発が生じやすい．再発にはさまざまなライフイベントが先行していることが多い．

特に服薬継続の有無は再発に大きく影響する．統合失調症初発患者が寛解した後1年間での，抗精神病薬服薬群の再発は20％であるが，非服薬群では60％に及ぶ．

また，感情表出の高い家族（high EE）（患者に批判的で，敵意を示し，感情的に過度に巻き込まれやすい）と接する患者はたとえ服薬していても再発率が高くなる．

C 気分障害の経過と予後

クレペリンの定義によれば，気分障害圏の精神障害は，統合失調症に比較すれば，予後は良好である．しかし，一部の患者は難治性を示す．

気分障害は躁状態とうつ状態の両方を繰り返す双極性障害と，うつ病相のみを繰り返す単極型に分けられる．

躁病相は通常，治療なしでは4，5カ月持続後，寛解する．しかし，双極性障害の長期予後研究では，およそ1/4～1/3の患者で，慢性化ないし社会機能の障害が持続するという．したがって，各病相は寛解するとはいえ，その長期予後については必ずしも楽観視できない．離婚率も健常者の3倍にのぼるなど社会生活での不利も生じる．また双極性障害の死亡率は一般人口の2～5倍も高率であり，その死亡原因の第1位は自殺である．

これに対し，うつ病相は治療なしだと6カ月～2年程度，持続するが，やがて症状は消退し，病前の状態に回復する．薬物療法などで積極的に治療しても回復するまで約3カ月を要する．しかし，大うつ病エピソードの自然経過をみると，1年後の時点で，40％は完全寛解にあるものの，20％は部分寛解にとどまり，さらに40％は依然として多くの症状を残している．また，大うつ病の再発率は高く，その25％は退院後6カ月以内に，30～50％は2年以内に再発している．

さらに大うつ病の20年間の長期追跡研究によると，少数の患者では症状の改善が難しく，15～19％は就労困難や慢性的残遺症状を有している．さらに大うつ病の13～37％には自殺企図がある．過去に自殺企図の既往があると，自殺の危険性はきわめて高くなる．

●文献
1) 上島国利, 丹羽真一, 編. NEW 精神医学. 改訂第2版. 東京：南江堂；2008.
2) 加藤忠史. 双極I型障害. In：松下正明, 総編集. 臨床精神医学講座4 気分障害. 東京：中山書店；1998. p.211-25.
3) 大月三郎, 黒田重利, 青木省三. 精神医学. 第5版. 東京：文光堂；2003.
4) 澁谷治男. 大うつ病性障害. In：松下正明, 総編集. 臨床精神医学講座4 気分障害. 東京：中山書店；1998. p.183-210.
5) 中根允文, 吉武和康. 精神分裂病の予後. In：松下正明, 総編集. 臨床精神医学講座3 精神分裂病II. 東京：中山書店；1997. p.350-85.

〈渡辺雅幸〉

第1章 作業療法で援用できる基礎知識
B. 基礎知識（2）
14 病識

　病識とは病気あるいは病態に対する患者自身の自覚または理解のことである．身体疾患の患者は身体の異常を病気として自覚し，通常自発的に受診する．さらに医療者側から病気の性質や症状などを説明されることによって，その病気が何であるかを理解し，また治療の必要性なども納得する．このような状況をさして，病識があるという．これに対し，精神障害である統合失調症，躁病，重症のうつ病などでは，病気としての自覚に乏しく，医療者側が説明しても，自らが病気であることを認めず，治療の必要性も理解しないことがある．このことを指して病識が欠如しているという．そのため，このような患者はその症状を心配した家族が受診をすすめても拒否することがある．また，たとえ受診したとしても診察に拒否的態度を示すことがある．さらに服薬などの治療も，自分は病気ではないので必要がないと主張し拒むことがある．このような患者の病識欠如に基づく医療への導入の難しさは精神科特有なものであり，その結果，精神科では他科にはない，病識欠如によって入院を拒否する患者に対する，非自発的（強制）入院制度が定められている．精神障害であっても，神経症圏内の患者や軽症うつ病では一般に病識が保たれており，自らすすんで精神科受診を行うことが多い．このように，病識の有無が精神障害の重症度や診断の指標になることがある．また病識の欠けていた重症の精神障害者も治療によって寛解すると病識は出現することが多い．

　なお，真の病識はないものの，「何となく普段の自分とは違って，精神的に不調である」との漠然とした感じを抱いている患者もおり，このような状態を指して，病感があるという．

　病識の欠如はどのようなメカニズムにより生じるのかに関しては，いくつかの説がある．右頭頂葉の器質的損傷のある患者では自身の左側片麻痺の存在を認めようとしない病態失認という症状が出現することが知られており，この症状が統合失調症の病識欠如に類似しているとの指摘がある．すなわち，病識欠如もなんらかの認知機能障害である可能性がある．統合失調症の病識欠如に関しては，前頭葉機能低下と自己認識機能低下とが関連しているとの説がある．他方で，病識の欠如はつらい現実から身を守ろうとする心理的防衛機制であるとの説もある．つまり，統合失調症のような重大な精神障害においては，自らが精神病であることを認識することは，この世の中で自分が住む共同世界から全く孤立してしまったことを認めることになるので，病識を欠くという心的態度を取ることによって，重大な心理的危険から自らを防衛しているとされる．したがって，病識欠如という症状は通常，病的であり治療の対象となる症状ではあるが，他方で，過剰な疾病認識があると，むしろ，その結果として自己評価を低め，抑うつを引き起こし，自殺の危険性も高めることがあると指摘されている．このことは，統合失調症やうつ病においては，自己の病の性質に気づき始める回復期に自殺企図が多いこととも関連している可能性がある．したがって，精神医療従事者は

患者の病識出現時の心理状況の変化には十分注意する必要がある.

●文献
1) 池淵恵美. 「病識」再考. 精神医学. 2004; 46: 806-19.
2) 上島国利, 丹羽真一, 編. NEW 精神医学. 改訂第 2 版. 東京: 南江堂; 2008.
3) 渡辺雅幸. 専門医がやさしく語るはじめての精神医学. 東京: 中山書店; 2007.

〈渡辺雅幸〉

第1章 作業療法で援用できる基礎知識
C. 基礎知識（3）
1 障害論

　障害論は，従来の障害を中心にしたICIDHから，より健康的な側面を視野に入れたICFに変更になった．そのため，作業療法での対象者理解にとっては，多面的な視点が得られ，使いやすい内容となった．

A 国際障害分類（ICIDH: International Classification of Impairments, Disabilities and Handicaps）〔世界保健機関（WHO）1980〕

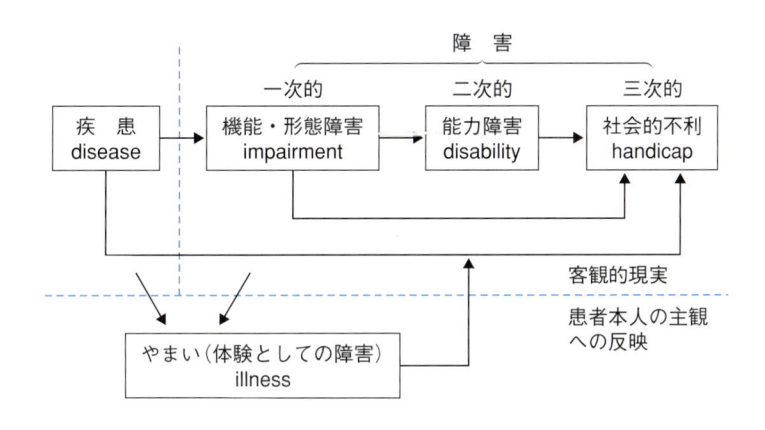

```
                        　　　　障　害
                    一次的      二次的      三次的
疾　患  →  機能・形態障害  →  能力障害  →  社会的不利
disease      impairment       disability    handicap
                                              ↑
       ↓              ↓                  客観的現実
       　　やまい（体験としての障害）      ─────────
       　　　　　　illness                 患者本人の主観
                                          への反映
```

図14 疾病と障害の構造
〔上田　敏．障害学概論．理・作・療法．1984；18（1）：37-42〕

　疾患により機能障害が残った場合，日常生活や社会生活を送るための諸活動を行う能力が制約され，その結果，社会の中での役割を果たす上で不利益を生じてしまう．一方向で直線的な関係が示されている．

B 国際生活機能分類（ICF: International Classification of Functioning, Disability and Health）

　人間の生活機能と障害の分類法として，2001年，世界保健機関（WHO）総会において採択された．これまでの国際障害分類（ICIDH）は障害の面のみを分類するものであったのに対し，ICFは，生活機能という健康な面からの視点に転換し，さらに環境因子，個人因子の観点を加えた．
　生活機能は，心身機能（body functions）と身体構造（body structures），活動（activities）そして，参加（participation）が含まれ，背景因子は，環境因子（environmental factors），個人因子（personal factors）よりなり，各構成要素は健康面と障害面の両方から表現可能である．

1. 心身機能・身体構造（機能障害）

精神障害では，各種の精神症状（統合失調症の場合は，陽性症状，陰性症状など）の存在によって，思考・知覚・注意・認知・衝動・情動・気分・意志などが障害され，日常生活に困難・不自由・不利益が生じることがある．

これらの機能障害への治療アプローチは，薬物療法，作業療法が主なものである．

2. 活動（活動制限）

精神障害者が生活を送る上で，社会生活能力（生活リズム，生活の仕方，生活の安定性，など），対人関係能力（人付き合い，挨拶，他人に対する配慮，など），課題遂行能力（柔軟性，要領や理解力，など）などが障害となることがある．

活動制限に対しては，作業療法，認知行動療法，生活技能訓練法，病院環境の開放化と活動プログラムの提供，などのアプローチが行われている．

3. 参加（参加制限）

精神障害者では，活動に大きな障害がなくても，社会からの偏見や差別により社会的に不利状態におかれることがある．また，就労についても，資格制限などにより，職業選択が限られることがある．参加制限に対して，就労支援，生活援助，活動の場の提供，住居，経済支援，偏見への広報，社会参加支援，などのアプローチが行われている．

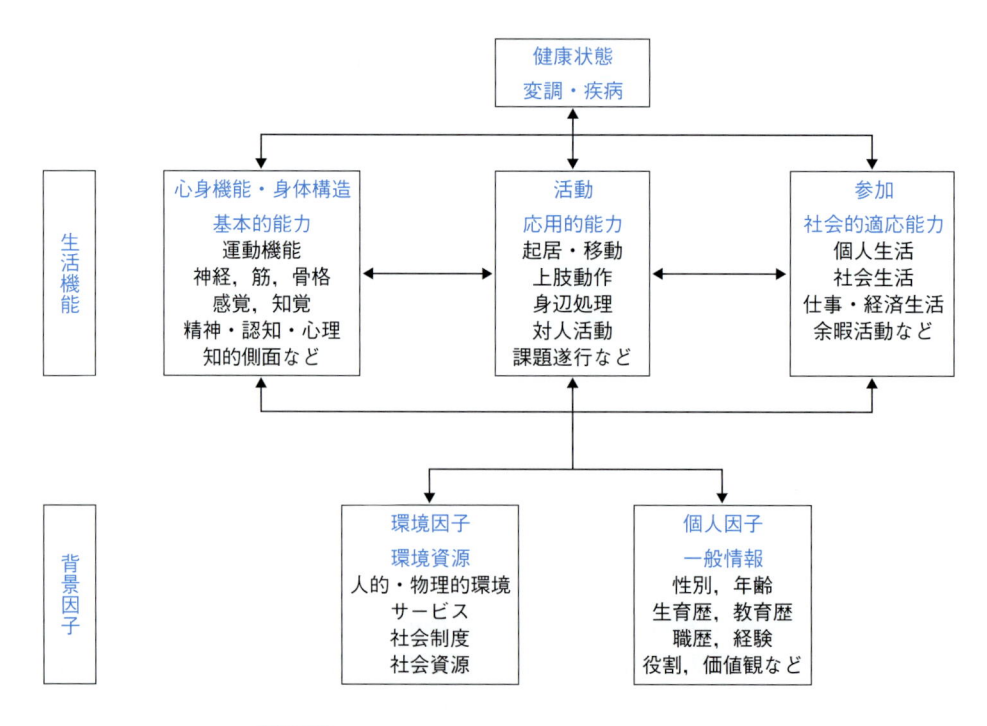

図15 ICF（国際生活機能分類）の障害モデル
〔日本作業療法士協会，編．作業療法ガイドライン実践指針（2008年度版）．2008〕

〈山口芳文〉

第1章 作業療法で援用できる基礎知識

C. 基礎知識（3）

2 治癒係数

　統合失調症の回復については，疾病そのものの特徴，対象者自身の能力・障害の程度，地域や家族などの社会的受け皿や支援内容，精神科医療福祉の状況，などにより変わってくる．これらの内容を包括的に捉えようとしたものが，林が示した「治癒係数」である．

　また，作業療法士が治療や援助を進めるうえで，この「治癒係数」の指標を参照することは，対象者の全体像を捉える上でも有用である．

A 治癒係数とは

$$R(x) = \frac{\Sigma(M\Psi I + PI + FI + SI)}{DP} \times \frac{1}{t}$$

MΨI：医学的心理学的介入　　PI：患者の介入
FI　：家族の介入　　SI：社会の介入
DP　：疾病の病的プロセス　　t：時間要因

図16　治癒係数[1]

　図16に示す治癒係数は，統合失調症の治癒する可能性を表す関数である．治癒係数は，疾病の病的プロセス，各種治療効果の総和，時間的要因の三つの変数によって決定されることを示している．分母である疾病のプロセスの重症度と発症から治療開始までの時間の数値が大きい場合，治療係数が小さくなり，病気の治りが悪いこととなる．分子である項目の数値が大きいほど，治癒係数が大きくなり，病気の治りが良いこととなる．

B 治癒係数の項目評定の内容

表8 治癒係数（Recovery Index）の採点基準[1]

項目	点数	基準
DP	1	18歳未満の発症
	1	遺伝負因1名（3親等内）
	2	遺伝負因2名以上（3親等内）
	1	急性の発症（1カ月以内）
	2	緩徐な発症
t	1	発症から治療開始まで3カ月未満
	2	発症から治療開始まで3カ月から6カ月未満
	3	発症から治療開始まで6カ月から1年未満
	4	発症から治療開始まで1年から2年未満
	5	発症から治療開始まで2年以上
M	1	薬物の効果少なく，副作用著しい（継続して薬物を用いることができない）．
	2	薬物の効果少なく，副作用はコントロールされ，患者に苦痛を与えない．
	3	中等度の薬物効果がみられ，副作用はコントロールされ患者に苦痛を与えない．
	4	著しい薬物効果がみられ，副作用はコントロールされ，患者に苦痛を与えない．
	5	短期（2週間以内）に完全に症状の消失がみられる．
Ψ	1	病院．病棟によい治療的環境が整っている．
	1	病棟の生活が構造化されたプログラムによって運営されている．
	1	患者の主体性，自治が尊重されている．
	1	定期的で密度の高い個人精神療法が行われている．
	1	種々の集団療法．家族療法がなされている．
PI	1	病感がある．以前とは変わったという漠然とした意識をもっている．
	2	自分は病気であるという認識をもっている．病識がある．
	3	どういう病気であるか認識している．病気の原因，理由についての洞察がある．
	1	治療への意欲がある．
	2	治療者のいうことを理解し，治療に協力する．
FI	1	患者を家族が受容している．
	1	患者への協力，情報がある．
	1	家族内の問題について，解決に積極的に努力する．
	1	患者を支持，理解し，社会復帰に対し，家族成員間の協力がある．
	1	患者の支持，治療への協力が長期間持続する耐久力がある．
SI	1	患者の住む場所がある．
	1	仕事，家事，part time
	2	仕事，家事，full time
	1	治療のための social network，保健所，民生委員の協力がある．
	1	友人，近隣，親戚，職場の親密な交流，協力がある．

採点方法
DP：得点は各項目の合計　t：得点は5項目の内1項目を選択　MI：得点は1項目を選択　ΨI，PI，FI，SI：得点は各項目の合計

（飯田淳史，他．Lin の治癒係数（Recovery Index）を取り入れた症例検討会の試み．病院・地域精神医学．1992; 35(4): 16-8）

●文献
1) 林　宗義．分裂病は治るか．東京；弘文堂；1984．

〈山口芳文〉

第1章 作業療法で援用できる基礎知識
C. 基礎知識（3）
3 自己理解

　精神科領域で対象者と関わる上で，治療者自身の心の動きや言動の特徴，自分の癖などを充分に把握しておくことは，対象者との治療や援助関係を作る上で重要であり，また，対象者をありのままに評価し理解する上でも必要なものである．

A 自己理解の必要性

1) **対象者のありのままを理解し，評価するために必要である**
　我々は対象者を客観的に捉えにくく，歪んだ見方をしてしまう．たとえば，対象者に対する偏見，あるタイプの個人に対する歪んだ見方などがどうしてもついてまわる．少なくとも，どんな歪んだ見方を自分はしやすいかを知っておくことは大切なことである．どのような「色めがね」を自分は使いやすいかをあらかじめ知っていることが，対象者のありのままを理解し，評価するために必要である．

2) **今ここで，対象者にどのように関わっているのかを知るために必要である**
　今ここでの治療者自身の感情，気持ち，態度（消極的な感じ，焦っている感じ，反発的な感じ）を抑圧しないで，あるいは過剰に防衛しないでありのままに自覚すること（意識化）でどのように治療者が対象者に関わっているのかがみえてくる．
　自分はどのような時，どのような感情や反応，態度をもちやすいかを自覚することが大切である．

3) **対象者をより深く理解するため，あるいは全体的にとらえるために必要である**
　自己理解の習慣を身に付けていると，対象者をよりよく知ることにつながる．自分の感情や態度は，相手の感情・態度の反映であるからである．

B 自己理解の方法

①日常生活での自分の感情，反応，態度について検討してみる．
　「今どう感じているのか」→「なぜそう感じるのか」，「その態度はなんでそうなのか」．
②どんなときに不安になったり，腹を立てたりするか．その原因について考えてみる．
③自分の癖や他人からの評価をもとにして自分を知っていく．
④心理テストを通して自分を知る．
⑤治療場面などの状況についてスーパービジョンを受け，自分の感情や態度について気づく．

● 第1章　作業療法で援用できる基礎知識

1. 関与しながらの観察

サリヴァンが示した「関与しながらの観察（participant observation）」とは，対象者に関わっている時の治療者自身の感情や態度を客観的に観察する必要があるということであり，精神療法や作業療法を実施する上で必要な態度である．治療者は，自己の感情や態度に注意を向け，対象者の感情や態度を，治療者との関わり合いの文脈から理解する．

2. 自己理解と他者理解の関係[1]

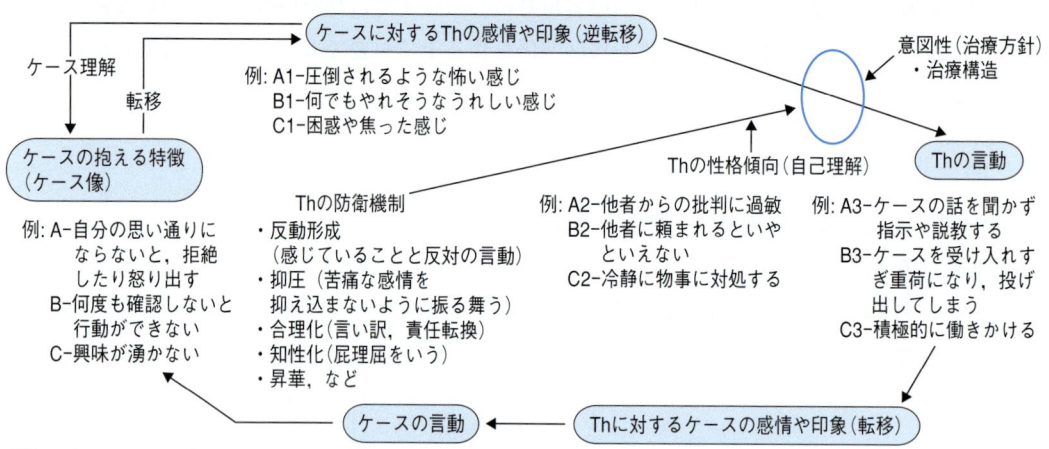

[図：自己理解と他者理解の関係図]

ケース理解／転移／ケースに対するThの感情や印象（逆転移）
例：A1-圧倒されるような怖い感じ
　　B1-何でもやれそうなうれしい感じ
　　C1-困惑や焦った感じ

意図性（治療方針）・治療構造

Thの性格傾向（自己理解）／Thの言動

ケースの抱える特徴（ケース像）
例：A-自分の思い通りにならないと，拒絶したり怒り出す
　　B-何度も確認しないと行動ができない
　　C-興味が湧かない

Thの防衛機制
・反動形成（感じていることと反対の言動）
・抑圧（苦痛な感情を抑え込まないように振る舞う）
・合理化（言い訳，責任転嫁）
・知性化（屁理屈をいう）
・昇華，など

例：A2-他者からの批判に過敏
　　B2-他者に頼まれるといやといえない
　　C2-冷静に物事に対処する

例：A3-ケースの話を聞かず指示や説教する
　　B3-ケースを受け入れすぎ重荷になり，投げ出してしまう
　　C3-積極的に働きかける

ケースの言動 ← Thに対するケースの感情や印象（転移）

〈学んでもらいたいこと〉
1. 自分の感じたことや印象を大事にする：これは自己理解を深めることにもなるし，相手をより深く理解する手だてとなる（例：Thが「何か怖くて会いたくないなあ」と感じたことから，ケースのもっている攻撃性や敵意，拒絶したい気持ち，さらに心理的距離の必要性を読み取ることができる）
2. Thとケースの関係はひとつのサイクルを形成しており，Thの感情や言動とケースの感情と言動とが相互に作用し合っている．そのため，自分の感情や言動を知りつつケースに関わっていく（関与しながらの観察）ことが重要なことになる．
3. Thやケースの言動は，各々がもった感情や印象がそのまま反映されているとは限らない．つまり，それらの言動の中には，個々人のもつ性格傾向や防衛機制（適応機制），そしてThの場合は治療的意図性などが含まれているからである．

図17　自己理解と他者理解─自分の感じ方を利用して

●文献

1) 山口芳文, 編. 作業療法学　ゴールド・マスター・テキスト6　精神障害作業療法学. 東京：メジカルビュー社；2010.
2) Chapman AH（作田　勉, 監訳）. サリヴァン治療技法入門. 東京：星和書店；1979.

〈山口芳文〉

第1章 作業療法で援用できる基礎知識

C. 基礎知識（3）

4 モゼーの発達理論

　モゼーは発達的な流れに沿って7つの適応技能（adaptive skills）を示した．その項目は，①知覚・運動技能（perceptual, motor skill），②認知技能（cognitive skill），③衝動・対象技能（drive, object skill），④2者間の相互関係技能（dyadic interaction skill），⑤集団関係技能（group interaction skill），⑥自我同一性技能（self identity skill），⑦性的同一性技能（sexual identity skill）である．なお，モゼーはその後，上記の①を「感覚統合技能（sensory integration skill）」としてまとめ，③の「衝動・対象技能」を削除している．

　これらの適応技能のうち，精神科作業療法において，特に臨床的に使用頻度の高い，「衝動・対象技能」と「集団関係技能」を表9, 10に示す．

表9 衝動・対象技能（文献1のMosey ACを改変）

技能	非連続的リビドー対象関係	連続的, 部分的リビドー対象関係	攻撃衝動を外的対象に向ける能力	リビドー衝動を一時対象以外の対象に向ける	リビドーを適切な抽象的対象に向け, 攻撃衝動を調節できる	全体的, 拡散的リビドー対象関係
	（4〜6カ月）	（8〜9カ月）	（9〜12カ月）	（14〜18カ月）	（4〜5歳）	（14〜18歳）
獲得	個人の欲求を対象者が満足している時のみリビドーエネルギーを対象に向けている関係．空腹→母親，タバコ．この時期以前は，自他の区別がない．欲求を充足してくれる人間を認識し，快反応を示す．	欲求を充足していない時でもリビドーをむけている（連続的）．対象の一部分だけを認識している関係（益のある母親としてしか対象をとらえられない）（部分的）．他者への基本的信頼感．	これ以前では欲求充足されないと引き込もりなどが起こる．この段階では，邪魔する対象に攻撃エネルギーを向ける．怒りを人や人以外の対象に向けることに躊躇しない．物を打つ，投げる，足をバタつかせる，大声でわめく，かんしゃくを起こす．	父，同胞，家人，人形，おもちゃ．対象関係は，半拡散的（欲求充足の拡がり）．	攻撃対象を文化規範に矛盾しない範囲で対処し，文化規範をはずれるような行動に対して，多少なりとも罪悪感や不安を経験し，攻撃対象をうまく操作できる．	a) 全体的対象関係 対象を全体として知覚し対象の能力と限界を認め英雄崇拝がみられなくなる． b) 拡散的対象関係 多くの対象が欲求充足の対象となる．
学習の欠如	上記のことがみられない．初期の自己愛．生理的・安全欲求へのとらわれ（物音に泣く，ベタベタして離れない，寄ってこない）．	他者を自己の統一性を脅かすものと知覚．睡眠障害．摂食障害（暴食，拒食）．一次対象との共生関係．人々を区別できない．ポジティブな情緒的関係をもつことへの怖れ．対象世界からの引き込もり．コントロールされないリビドーエネルギー（ただ泣いてばかりいて身動きがとれない）．	上記以外で，自己嫌悪，自己破壊的行動，攻撃衝動の否認，抑圧，攻撃衝動を他者破壊として知覚．対象とのかかわり方の不充分さ．	一次対象の喪失に対して破壊的反応（嗜眠，体重減少，深刻な内向）．過渡的対象の遷延的使用（タオル）．精神的エネルギー不足，自己主張のなさ．不充分な欲求充足を示す象徴（まる裸の絵）．	精神病質的行動．攻撃行為をとることに不安や罪悪感を覚える．ぼんやりとした方向性の不明瞭な攻撃衝動．	母を求め続ける．接触の多さ．対象の少なさ．
治療	養育関係 ①継続的で比較的即座の欲求充足．②何の代償も要求されず．③行動も自由．食べる，歌う，話す，身体接触	養育関係	攻撃衝動の表現を認め，励まし，強化．過度なものは，外的規制を受けるという保証，安心感．治療者は，攻撃対象の役割．粗大運動．抵抗のある素材．	治療者・患者の対象関係確立．（養育的態度）後，治療者は患者の要求にあった対象を選択する．他者のいる場面への参加．	患者と一次対象関係を成立．その後，文化規範への順応を求める．ロールプレイ．	患者が治療者の限界を指摘することを安心して受け入れられるように．欲求を充足する多くの対象があり，これらの対象で満足を得る練習．

第1章 作業療法で援用できる基礎知識

表10 集団関係技能（文献1のMosey ACを改変）

技能	並行グループに参加する能力	課題グループに参加する能力	自己中心的―共同グループに参加する能力	共同グループに参加する能力	成熟したグループに参加する能力
	（18カ月～2歳）	（2～4歳）	（5～7歳）	（9～12歳）	（15～18歳）
獲得	グループというより人の集り．場は同じだが，別々の遊びや活動を行っている．お互いに多少は刺激を与えあう（笑わせる，模倣する，偶然的な会話）．道具の共有はできない．欲求充足は，権威者に向けられる．（入院レベル）	課題の遂行が優先となり，課題場面以外での対人関係はほとんどない．同じ遊び，活動をバラバラにする．課題場面では，他への援助を受ける．共有できる短時間の課題．（入院レベル）	同じ課題を一緒に行える．課題場面以外での関係も継続する．遊び，活動を翌日に継続できる．分業も可能．グループの規制に応じ，種々の役割を取る．「～ちゃん，うまい」と仲間がいう．（入院，デイケアレベル）	メンバーは同質で，相互で欲求充足できる．課題は二の次で，欲求充足が最も重要．対人関係が重要．閉鎖的グループ．課題は何でもよく，ただ集まってガヤガヤ．（デイケアレベル）	（治療者は，この程度の能力をもつ必要がある）リーダーとメンバーの区別なし．メンバーの役割 (a) 課題遂行上の役割 1.先導者―貢献者 2.情報探求者 3.意見探求者 4.情報提供者 5.意見提供者 6.推敲者 7.調整者 8.案内者 9.批判的―評価者 10.力源者 11.推進者．以上の役割はその時々でどんどん変わってくる．
学習の欠如	上記以外では，他者がいると落ち着かない．他者と交わるとき，相手をあたかも物のように扱う．	上記以外では，一人で作業する傾向．他者の接触を拒み，他者が自分の課題遂行を妨げるのではと怖れる．	上記以外では，競争をさける．（あるいは，とらわれ）グループを変わることを嫌がる．グループに受け入れられないと感じる．	上記の行動がみられない．	
治療	活動は能力にあったもの．欲求の充足および，グループに参加する行動に対する強化は，重要な人によってなされる．道具，材料はメンバーの数だけ必要．欲求充足は，特に，安全，愛，自尊心の欲求．	個々のメンバーの欲求充足をはかる．共有できる，短期間で終わる課題．患者が試行錯誤することを容認する雰囲気．一定期間で終わらせる課題や，完全な完成を要求するものは学習を妨げる．	課題は，協調性と競合性をもつもの．共有された長期間（週～月）で完成する活動．種々の役割遂行．メンバーにとって重要な人により，安全，愛情，自己評価の欲求は充足される．	権威者の存在は学習の妨げとなる．メンバーを集め，グループを編成し，相互にある程度気心を知り合い，集団凝集性が生まれるまでメンバーとの接触をもつ．その後はアドバイザー．(ex.野球チームづくり)	(b) 社会心理的役割（グループがグループとして機能し，各メンバーの欲求充足をはかるための役割） 1.激励者 2.調和者 3.調停者 4.門番 5.基準提供者 6.観察者 7.追従者

●文献
1) Mosey AC（篠田峯子，富樫悦代，訳）．こころと行動の発達．東京：協同医書出版社；1977.
2) 山口芳文，編．作業療法学 ゴールド・マスター・テキスト6 精神障害作業療法学．東京：メジカルビュー社；2010.

〈山口芳文〉

第1章 作業療法で援用できる基礎知識

C. 基礎知識（3）

5 感覚統合療法

　感覚統合療法は，米国の作業療法士であるエアーズ（Ayres）によって提唱され，学習障害児や自閉症などの発達障害児等へのリハビリテーションアプローチとして，前庭覚や固有受容覚，触覚への刺激を通して，学習，行動，情緒，社会的発達を促進しようとするものである．また，精神障害者や高齢者に対する作業療法のプログラムで行われているレクリエーションやスポーツなども感覚統合療法の考えを応用し，理解することができる．

A 感覚統合療法で使われる感覚の種類[1,2]

①前庭覚は，頭の傾きや動き，スピード，重力を知覚し，抗重力姿勢，筋緊張，眼球運動のコントロールの発達に関与している．
②固有受容覚は，筋肉，腱，関節などにより，手足の位置や運動の様子，物の重さなど，姿勢を保持し，体をスムーズに動かすために働く．身体イメージをつくる基礎となる．
③触覚は，物を知覚し，痛み，温度，圧迫などから，基本的な人や世界に対する信頼感や安心感，また身体のイメージを育てる．
＊これらの感覚の統合が十分に成熟していないと，情緒，対人関係，学習，言語などで問題が生じるといわれている．

B 統合失調症に対する感覚統合[1,3]

　King[3]は，統合失調症に対する感覚統合として，軽運動の活動を対象者に行い，感覚への介入内容とその効果について述べている．

　対象は，慢性の破瓜型の統合失調症患者で，活動は，グループで輪をつくり，ボールを前後にトスする，対象者にボールを投げる（受けとめる，頭をひょっと下げる，手で払う等の反応），ボールを蹴る（バランス），音楽に合わせての行進と置かれたロープの上をまたぐ，バレーボールのネットの下をくぐる，ロープをとび越える，などの活動を通して，前庭覚，固有受容覚，触覚への感覚刺激を入れた．

　その結果，2～3週間後，プログラムに積極的参加，緩慢な行動の減少，病棟入口でスタッフを待つ，言語化の量の増大，髪の手入れに対する関心が改善，無表情な顔に笑みがみられる，などの変化がみられた，と報告している．

●文献
1) 山口芳文, 編. 作業療法学　ゴールド・マスター・テキスト6　精神障害作業療法学. 東京: メジカルビュー社; 2010.
2) 小林夏子, 福田恵美子, 編. 基礎作業学. 東京: 医学書院; 2007.
3) King LJ. A sensory integrative approach to　schizophrenia. Am J Occup Ther. 1974; 28(9): 529-36.

〈山口芳文〉

第1章 作業療法で援用できる基礎知識

C. 基礎知識（3）

6 作業行動理論と人間作業モデル

1960〜70年代に米国の作業療法士であったライリー Reilly M とその同僚たちは，作業行動理論を提唱したが，ライリーはこの理論について，それまでの作業療法理論を統合するための理論であり，当時作業療法に対して強い影響をもっていた医学モデルを経由しての作業療法実践には反対であると主張した．そして，医学の役割は疾病を予防したり減らしたりすることだが，作業療法の役割は疾病の結果もたらされる障害 incapacities を予防したり減らしたりすることであると指摘した．さらに，人間は両手の使用を通じて自分自身の健康状態に影響をもたらすことができる，という有名な仮説を提示した．

作業行動理論の基本概念は主として，哲学，心理学，社会学，社会心理学，人類学といった社会諸科学にそのベースがある．

A 人間作業モデル

人間作業モデル model of human occupation（MOHO）は，ライリーの教えを受けたキールホフナー Kielhofner G が作業行動理論をベースにした理論モデルである．

人間作業モデルは，人間の作業機能状態を説明することを目的に，人間の作業行動がどのように選択され，順序立てられ，遂行されるのか，という点に着目しており，この作業行動の選択と遂行に影響を及ぼす要因として個人と環境の双方に焦点を当てている．

人間作業モデルもまた作業行動理論と同様に，オーストリアの生物学者ベルタランフィー Bertalanffy LV が1950年代に提唱した，一般システム理論，自我心理学における動機づけ理論，社会心理学における原因帰属理論，等に強い影響を受けている．

B 理論的特徴

人間作業モデルには大きく3つの特徴がある．

1. 開放システムとしての人間

システムとは，個々の要素が有機的に組み合わされていて，それ自体としてまとまりをもつものであるが，外部の環境と継続的に，かつ相互に作用し合うシステムは，開放システム open system とよばれている．

人間作業モデルでは，人間も開放システムそのものであると考える．つまり，人間は自分の作業行動の選択や遂行といったものが決して内部の中で完結して決定されるわけではなく，外部の環境に強い影響を受けるし，その選択や遂行の結果から種々の内容が学習・フィードバックされて，次

の作業行動の選択や遂行に影響を与える，というわけである．だから，人間はその個体内で完結する閉鎖システム closed system ではないということになる．そして，この考え方によれば，人間と外部の環境との相互作用は，環境からの取り入れ intake，処理 throughput，出力 output，フィードバック feedback の 4 相から成立することになる．

2．3つのサブシステム

人間作業モデルでは，作業行動を選択したり遂行したりする際に関係する構成要素として，サブシステムという概念が導入され，意志，習慣化，遂行の 3 つのサブシステムを想定している．そして，これらの 3 つのサブシステム同士も相互に影響・補完し合うと考えた．

1）意志のサブシステム

意志のサブシステムとは，人間が自らの作業行動の探索と修得を求める衝動と 3 つの内的イメージから構成されている．3 つの内的イメージとは個人的原因帰属，価値，興味である．個人的原因帰属とは自己の有効性に関する個人的な信念のことであり，価値とは何がよくて何が悪いのかということに関する個人内のイメージを指し，興味とは作業行動に対する個人の好みのことである．

2）習慣化のサブシステム

これは個人の作業行動をルーチン化あるいはパターン化することに関係する．このサブシステムにおいても役割及び習慣という 2 つの内的イメージが存在する．役割とは，人間が自分の所属する社会集団の中で占める地位とそれに伴う義務について抱くイメージのことである．そして，習慣とは日々の労働や日常生活活動のような日常の生活の中で繰り広げられるものに関するイメージである．

3）遂行のサブシステム

遂行のサブシステムは作業行動の産出に関わる．このサブシステムは技能と技能の構成要素からなっており，技能には知覚・運動技能，処理技能，コミュニケーション・交流技能の 3 つがある．

3．環境と人間との関係

人間の作業行動は外部の環境によっても大きく影響を受ける．人間作業モデルではこの環境を対象物，課題，社会集団，文化の 4 つで概念化している．そして，これら 4 つそれぞれが作業遂行に対して影響を及ぼすと考えた．

C　作業機能障害と介入

人間作業モデルの主要な関心は，対象者の抱える障害が作業行動の選択や遂行に対してどのように影響しているのか，というところにある．この作業行動の選択や遂行の障害を作業機能障害とよび，作業機能障害は開放システムである人間全体を反映する一方で，開放システムの循環を妨害する要因として存在すると考えた．

したがって，作業機能障害に対する介入＝作業療法とは，開放システムの循環妨害を是正し，循環の再開ないしその強化を目指す企て，つまり具体的にどのサブシステムと環境要因が遂行を妨害するのかを評価した上で，その是正と改善を行うことに他ならない．

人間作業モデルは，多様な年齢層と障害像をその対象としているので，介入のためのプロトコー

ルが厳密に定められているようなタイプの理論ではない．むしろ，介入のための全体的なアプローチを決定するための合理的推論を容易にするための理論であるとキールホフナーは述べている．

D 人間作業モデルを使用する際の注意点

　開放システムとしての人間，という非常に斬新な視点を提供した人間作業モデルであるが，哲学や心理学，社会学，社会心理学，人類学といった社会諸科学の諸理論を最大限に援用しているため，作業療法領域ではあまりなじみのない用語や概念が頻出することになった．したがって，このモデルを学習したり，実際に使用したりする際には，背景にある諸理論の確認が必要になる可能性がある．

●文献
1) 山口芳文, 編. 作業療法学　ゴールド・マスター・テキスト6　精神障害作業療法学. 東京: メジカルビュー社; 2010.

〈鈴木久義〉

第1章 作業療法で援用できる基礎知識

C. 基礎知識（3）

7 生活技能訓練（SST）

　地域社会における自立した生活とは，さまざまなストレス状況に対処しつつも，その人なりの社会的役割を果たすということを意味する．その際に，生活技能を高めることを通じて生活の質を改善し再発を防止することを目的に開発された技法が生活技能訓練 social skills training（SST）である．

　ところで，以前には social skills training の直訳であると思われる社会的技能訓練，社会技術訓練という用語が使用されていた関係で，作業療法士の中には social skills＝日常生活活動 activities of daily living（ADL）と連想する人がいるようである．しかし，英語圏では social skills に「対人的・対社会的場面で必要な技能」という意味が付与されているようなので注意が必要である．

A 発展の背景

　1970年代の米国では大規模州立精神病院の廃止を始めとした脱施設化 deinstitutionalization の政策が急速に進められたが，その結果として，地域における精神障害者の処遇や生活の質が大きな問題となった．そこで，精神科医のリバーマン Liberman RP とその同僚たちは，慢性精神障害者に対する地域生活支援のための治療技法として生活技能訓練を開発した．

　リバーマンらはその後，1988年に講演とワークショップのために初来日したが，わが国ではこの年以降生活技能訓練が急速に普及して，1994年には診療報酬も認められるようになった（入院生活技能訓練療法料）．

　導入当時つまり1980年代後半から1990年代前半のわが国は，先進諸国と比較して格段に入院患者数が多く，また在院期間が長かった．つまり，1970年代の米国同様，入院者数の減少や在院期間の短縮・退院促進が急務であったわけである．このように，生活技能訓練がわが国において急速に普及・浸透した背景には，わが国の精神医療が，入院中心から地域での自立生活支援という方向に転換されたことと無関係ではない．

B 生活技能訓練の特徴

　生活技能訓練では，対象者の自主性を尊重しながら，主として認知行動療法 cognitive behavioral therapy の知見や技法を適用しながら，具体的な生活上の諸問題を改善することを目標としているが，ここではその特徴を概観する．

　第一に，生活技能訓練は1977年にズービン Zubin J らによって提唱されたストレス-脆弱性モデルを拡張したストレス-脆弱性-対処技能モデルに依拠している．

　ストレス-脆弱性モデルとは，統合失調症の発症メカニズムを説明するための仮説モデルであ

る．このモデルは，ある人の内部に存在する病気へのかかりやすさ（脆弱性）とその人に対する外部環境からの種々の刺激（ストレッサー）が結びついて発症につながるというものであるが，リバーマンらはこれをさらに拡張して，ストレッサーへの対処技能 coping skills を高めることによって，ストレス状況を緩和することが可能となり，その結果再発が防止できると考えた．

　第二に，生活技能訓練では，対象者の日常生活上のさまざまな困難を生活技能という視点から捉える．

　これは，対象者が日常生活を営む上で遭遇する多くの困難はたいていの場合，対人的・対社会的場面でうまく対処できないことによって起こるのだから，そのような場面に対処するための技能，すなわち生活技能を習得すればよいとする考え方である．

　第三に，この生活技能を受信技能 receiving skills，処理技能 information-processing skills，送信技能 sending skills に区別して，個々の対象者が抱える問題に対応した訓練を実施する．

　一般に，対人的コミュニケーションは，相手からの言語的・非言語的情報に注意を集中し，正確にそれを受け取り（受信），その情報の意味するところを判断して何通りかの反応の仕方を考え出し，それぞれを比較して最善の方法を選択し（処理），最善の方法として選択された方法を言語的・非言語的側面の両方を組み合わせて発信する（送信），というプロセスの連続で成立している．そして，この一連のプロセスのどこに問題があるのかということは対象者ごとに異なるのが普通なのである．

　第四に，実際の訓練は通常集団で実施され，その際は受容的で肯定的な集団の雰囲気を維持しつつ，ロールプレイング role playing やモデリング modeling，正のフィードバック positive feedback といった認知行動療法的な諸技法を活用する．

　つまり，実際の場面を想定して演じ（ロールプレイング），スタッフや他の参加者が示すモデル行動をみることによって学び（モデリング），自分の払った努力は最大限に賞賛される（正のフィードバック）わけである．

　第五に，訓練内容を，宿題 homework assignment として設定してその実行を促す．

　宿題の実行を援助することによって，訓練した技能が対象者の実生活において般化 generalization されることを目標とするのである．

　このように，生活技能訓練は従来の治療技法の知見を援用しながらも，独自な視点をもった治療技法であることが理解できる．

C　基本訓練モデル

　ここでは，わが国に生活技能訓練が導入されて以来，最も普及していると思われる基本訓練モデルの進め方を示す（表11）．

　基本訓練モデルではスタッフがリーダー役と副リーダー役（通常，コリーダーという）の2名，対象者が4～5名から13～15名程度の集団で行われるのがよい．現場ではスタッフの確保に苦労するものであるが，もし余力があるならば，セッション全体を記録するスタッフがいるとさらによい．セッション後のスタッフミーティングでこの記録が重要な意味をもつことになるからである．

　基本訓練モデルでは主として送信技能に注目して訓練が進められる．また，ロールプレイによる練習ではスタッフ特にリーダーは，モデリングの他にも，よいやり方を促すためのプロンプティン

グ prompting，よいやり方を教示するためのコーチング coaching，行動形成のために一歩一歩練習するシェイピング shaping といった技法を積極的に用いることが大切であるとされている．

表 11 基本訓練モデルの進め方の例

1. はじめの挨拶をする．
2. 新しい参加者がいればその人を紹介する．
3. 生活技能訓練の目的ときまりを確認し合う．
4. 宿題の報告を参加全員で聞く．
5. 練習課題を明確にする．
6. ロールプレイで技能を練習する．
   1) 場面の設定（誰を相手に，いつ，どこで，何をして，相手はどう反応して，結果はどうだったか）
   2) 練習の際の相手を選び，本人と相手の言葉と態度を具体的にする．
   3) 予行演習 dry run をする．
   4) 正のフィードバックをする．
   5) 改善点を提示する．
   6) モデル行動を示す（モデリング）．
   7) 改善点とモデリングを踏まえて再度ロールプレイを行う．
   8) 実生活場面での練習を計画し宿題として具体化する．
   9) 宿題カードに宿題を書き込む．
7. 次回までの宿題を設定する（次の人へ進んで上記の 4. から繰り返す）．
8. 本日のまとめをする．
9. 終わりの挨拶と次回の予告をする．

D 生活技能訓練における他の技法

生活技能訓練では基本訓練モデル以外にも種々の技法があり，目的によって使い分けられている．

1. モジュールを使用した訓練

モジュールとよばれる地域社会での生活に必要な技能を種類別にパッケージにしたツールの使用も近年増えている．モジュールでは段階を追って進めていくことが可能であり，現在までに，服薬自己管理モジュール，金銭自己管理モジュール，症状自己管理モジュール等が開発されている．ここでは服薬自己管理モジュールの例を提示する（表 12）．

2. 問題解決技能訓練

対人的・対社会的な場面における不適切な行動の一部には問題解決技能 problem-solving skills の問題が関係していることが多いとされている．

例えば，「相手に正当な苦情をいう」という場面，つまり，相手に正当な苦情を述べて，自分が置かれた困った状況の改善を要求するような場面を考える．自立した地域生活では普通にみられる場面である．このような場合の反応の仕方としては，
1) 苦情を述べることをガマンしてしまう
2) 相手の立場を思いやりながらも自分の不都合さを主張しながら改善を要求する
3) 相手の所に大声で怒鳴り込む

第1章　作業療法で援用できる基礎知識

表12　服薬自己管理モジュールの例

服薬自己管理に必要なこと
1. 抗精神病薬についての知識を得ること
2. 正確な自己服薬と評価の方法についての知識を得ること
3. 抗精神病薬の副作用に関する知識とその対処方法についての知識を得ること
4. 主治医に対して服用に関する相談ができるようになること

相手（主治医）に対して必要な行動とスキル
1. 感じよく挨拶をする
2. 何が問題かを具体的に述べる
3. その問題が生じている期間を伝える
4. その問題の不快さの程度を表現する
5. その問題に対する具体的な手立てを要求する
6. 相手からのアドバイスや指示を復唱してその内容を正しく理解する
7. 効果の出現までにかかる日数を尋ねる
8. 相手の援助に感謝する
9. 相手と適切に視線を合わせる
10. 適切な姿勢をとる
11. 相手が聞き取れるようにハッキリと話す

等が一応考えられるわけだが，おそらく最善の方法は2）であろう．ところが実際には，いつもガマンしてしまって不満を内部にため込んでしまったり，逆にいつもけんか腰になって怒鳴り込んでしまったりするということはよく起こるし，これらがさまざまな問題を生じさせてしまうことになる．

問題解決技能訓練では，これらの場面を解決するための方法を可能な限り考えた上で，それぞれの長所や短所を比較しながら最善の方法を選択できるように訓練が進行する．

3. 注意焦点づけ訓練

思考障害が顕著であったり，集中することが困難であったりする対象者では，訓練セッション自体に注意を集中できない場合がある．このような対象者には，主として受信技能に焦点を当てて，場面に注意を集中するための注意焦点づけ訓練 attention-focusing procedure が開発されている．

E　生活技能訓練の実施上の注意点

生活技能訓練を実施する際に注意しなければならないことは，まず，個々の対象者の病歴と生活状況を事前に把握しておく，ということである．このことによって，生活の質の改善と再発予防のために対象者にとって改善が必要とされる技能が明確にできるからである．次に，練習課題を個々の対象者がもっているニーズに対応させることである．対象者のもつニーズから出発しないと，単にスタッフが必要だと考えることを対象者に押しつけてしまう結果になりかねない．

つまり，自立に向けて，対象者の意欲を引き出しつつ，対象者自身の問題意識から出発して適切な自主目標が設定できるよう援助して一歩一歩練習を繰り返していくことが求められるのである．

F　今後の課題

Hogarty GE らは，1986 年および 1991 年に，統合失調症患者を，①抗精神病薬のみ（n＝

29），②抗精神病薬＋生活技能訓練（n＝20），③抗精神病薬＋心理教育的家族指導（n＝21），④抗精神病薬＋生活技能訓練＋心理教育的家族指導（n＝20），の4つの群に無作為に割り当てて，2年間にわたって追跡した研究を報告した．その結果，1年後のフォローアップ時には，①群で41％，②群で20％，③群で19％の再発者が出現したが，④群では誰も再発しなかったことが明らかになっている．ところが，2年後のフォローアップ時にはすべての群で再発者が出現し，特に②群の再発者が多く，生活技能訓練の効果が失われたと報告されている．

一方，Libermanらによる1998年の研究では生活技能訓練を行った外来統合失調症患者では日常生活技能における自立度が高いことが示された．

このように，生活技能訓練には一定の効果が認められるが，薬物療法や他の心理社会的療法との組み合わせが必要であることも事実である．

また，実際の行動を取り上げるタイプの治療技法であるために，般化の問題からフリーになることは不可能である．生活技能訓練のセッションの場で獲得された技能が，現実の場面でも本当に使えるようなっているのか，習得されているのか，という点は非常に重要である．

しかし，これらの問題は生活技能訓練にのみ当てはまる問題とはいえないし，実践と研究が進む中で解決が期待できると考えてよいだろう．

●文献
1) Hogarty GE, Anderson CM, Reiss DJ, et al. Family psychoeducation, social skills training, and maintenance chemotherapy in the aftercare treatment of schizophrenia. I. One-year effects of a controlled study on relapse and expressed emotion. Arch Gen Psychiatry. 1986; 43: 633-42.
2) Hogarty GE, Anderson CM, Reiss DJ, et al. Family psychoeducation, social skills training, and maintenance chemotherapy in the aftercare treatment of schizophrenia. II. Two-year effects of a controlled study on relapse and adjustment. Arch Gen Psychiatry. 1991; 48: 340-7.
3) Liberman RP, Wallace CJ, Blackwell G, et al. Skills training versus psychosocial occupational therapy for persons with persistent schizophrenia. Am J Psychiatry. 1998; 155: 1087-91.
4) 山口芳文, 編. 作業療法学 ゴールド・マスター・テキスト6 精神障害作業療法学. 東京: メジカルビュー社; 2010.

〈鈴木久義〉

第1章 作業療法で援用できる基礎知識

C. 基礎知識（3）

8 音楽療法

　本項では，精神科作業療法の枠組みの中で行われる音楽療法について述べる．音楽療法の定義に関しては，日本音楽療法学会公式サイト[1]によれば以下の通りである．

　「音楽のもつ生理的，心理的，社会的働きを用いて，心身の障害の回復，機能の維持改善，生活の質の向上，行動の変容などに向けて，音楽を意図的，計画的に使用すること．」

　音楽療法が今日のような発展を遂げた契機は，第二次世界大戦後に病院に送り込まれてきた多数の帰還兵に心理面のケアを必要としたことにある[2]．精神科領域での音楽療法の対象疾患としては，神経症・心身症，摂食障害，統合失調症，認知症高齢者，ホスピスや緩和ケアなどがあり，それぞれに特色のあるアプローチが行われている[3]．

　音楽は，人の生活の中で日常性・普遍性を強くもつことから，作業療法で用いられる活動の一つとして積極的に取り入れることができる[4]．実際の現場では作業療法士と音楽療法士がペアでプログラムを行うこともあり[5]，今の医療制度においては最も現実的な形であると思われる．以下，多くの病院で実践されている集団での歌唱プログラムを中心に，対象者への関わりや進行・運営する上での留意点について述べていく．

A 評価・情報収集

　基本的な評価項目としては，①音楽への興味関心，②音楽歴，③生活歴，④コミュニケーション能力，⑤指示理解，⑥身体機能，⑦聴力・視力，などがあげられる．①は好きな曲，ジャンルについて．患者は特定の曲に強く反応を示すことも多い．②は楽器経験や音楽教育の程度について．③はプログラム場面で話題として取り上げるべきこと，避けるべきことを判断するのに必要である．④は質問のレベル（オープン/クローズドクエスチョン），交流時の介入度の設定のため．⑤，⑥は合奏や楽器導入の際に必要な項目である．特に心身機能レベルが低下した対象者に関しては，言語能力や身体機能（姿勢・可動域）に関して事前に評価をしておく．⑦は集団プログラムにおいて重要となる参加位置（席）の設定に必要な情報である．

B 歌唱プログラム

1. プログラム目標

　目標としては，①心理的安定，②社会性の向上，③自己表現と承認される体験，などがあげられる．①に関しては，歌うことを通じた気分の賦活発散，歌いたいという欲求が満たされることによる満足感により，精神症状の軽減や心理的安定が図られる．②に関しては，集団の進行・ルールを意識し，その中で自分の希望を実現させるという適応的な参加体験により，社会性の向上が図られ

る．対象者同士の交流が促進され，自然な役割行動がみられることもある．③に関しては，マズローやロジャースの人間性心理学の理論に依拠し，自己表現や他者に認められる体験から主体性の向上を図るものである．

　目標達成のためには，対象者の歌唱後やプログラム終了時，集団/個人に対しフィードバックを行うことが効果的である．

2．実施の場

　病棟で行われる場合，通常オープングループとなり，慣れた場所であるため対象者個々のペースで参加することができる．作業療法室で行われる場合，セミ・クローズドグループで音楽への興味関心が強い対象者が集まるため，凝集性は高くなる．セラピストはリーダー（進行，全体把握），コ・リーダー（個別対応，集団維持）の2名で行う．席の配置としては教室型，円形，扇形がある（図18）．

　席の配置はプログラムを行う場所により決定されることもあるが，それぞれの形には特色がある．教室型は，参加人数が多い場合は自然にこの形になる．個々の意欲や関係性が席の位置に強く現われる．対象者にとっては席の選択により参加度の自己決定が保障されるため，侵襲性は少なくなる．セラピストにとっては，個別の介入が難しくなる形である．円形は少〜中規模の集団の場合である．また他の対象者の反応がみえやすいことから，グループ意識を高めることができる．アルツハイマー型認知症患者に適した形である．両者の利点を兼ね備えたのが扇形である．対象者は意欲や状態に応じ，前列/後列の2択から席を選ぶことができる．端の席には介入が必要な対象者を誘導する．疾患や入院/外来，性別，性格的特性等により，エリアを意図的に設定し，対象者間交流を円滑にしトラブルを回避することが可能である．目標や関わり方の方針をふまえて事前に対象者の席配置を検討し，ある程度調整することが重要である．

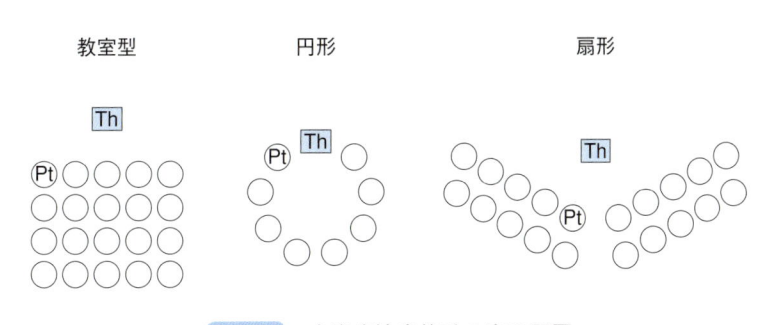

図18 音楽療法実施時の席の配置

3．プログラム内容

　内容としてはコーラスのように全員で同じ歌を歌う形式，カラオケのように個人が順番に歌っていく形式がある．両者を混在させることも可能であり，個の充実感と集団の一体感を両方満たせる形式となる．曲のジャンルとしては，表13のように分類できる．

　集団歌唱プログラムには幅広い世代の対象者が集まることが多いため，ジャンルや年代の偏りがないように選曲の配慮をする必要がある．集団で歌うのに適しているのは，メロディの音域幅が狭

く，構成がわかりやすい曲である．伴奏をセラピストが演奏する場合は，構成については原曲にこだわらず，わかりやすくアレンジするとよい．

表13　曲のジャンルと代表的な曲

ジャンル	代表的な曲
J-POP・流行歌	贈る言葉　ルビーの指輪　いい日旅立ち　バラが咲いた
歌謡曲・演歌	青い山脈　上を向いて歩こう　北国の春　瀬戸の花嫁
童謡・唱歌	ふるさと　荒城の月　月の沙漠　故郷の空
日本民謡	ソーラン節　花笠音頭　東京音頭　炭坑節
洋楽・外国曲	レット・イット・ビー　オーバー・ザ・レインボウ

　個人のリクエスト曲に関しては，プログラム終了時に次回歌いたい曲をあげてもらう形式をとる．対象者にとっては，次回までの間に準備ができること，先の楽しみに向けて生活が再構成されることが利点である．スタッフにとっては，伴奏・音源の準備，介入度の設定ができることが利点である．「そのとき歌いたい歌」の意義も大きいが，失敗体験となってしまうリスクはある．

　歌唱に加えて，楽器演奏としてハンドベルやトーンチャイム，キーボードなどを使用した簡単な合奏や，創作活動として季節の風物やイベントに向けた飾り付けをプログラムに組み込むことも可能である．歌唱のみでは充分に反応が得られない対象者が多い場合や，集団への所属感を強めたり，プログラムに変化をもたせたい時に有効である．

4．音域・テンポ

　歌唱を充分に成り立たせるためには，曲の音域，テンポの設定を行う必要がある．音域は最も高い音が"レ"以下になるように移調することで，平均的に歌いやすくなる．テンポは演奏中でも変更可能であるため，参加者の様子をみながら適宜調整するという意識をもつ．参加者の声が小さいことの原因が，意欲が低いためではなく，音域やテンポの問題である可能性を見落とさないようにする．集団に活気がある時はキー（調）やテンポを上げたり，プログラム終了前に雰囲気を落ち着かせたければ逆にする等コントロールすることが可能である．

5．楽器，使用機材

　最近は1000曲程度内蔵されたカラオケ機器が販売されている．多様化・デジタル化する音楽の現状や，対象者のニーズに対応するためには利用していきたい機器である．歌詞の表示や合図があることで安心できるため，生演奏よりもカラオケ伴奏を希望する対象者もいる．TV接続と同時に，音に関しては別途スピーカーにも接続し音量や厚みを増すようにする．しかしカラオケ伴奏のみでは，歌の音程やリズムがずれてしまうことが多い．セラピストがギターやカホーン等を演奏し音を加えることにより，リズムを明確化し，ずれを修正したり，入るタイミングを示したりすることが有効である．また，対象者に簡単に鳴らせる楽器を導入することで，全体の活性化，非言語的な交流，歌わない時の参加の保障を図ることができる．鈴，マラカス，タンバリン，鳴子，民族楽

器の打楽器等から選択できるような環境設定にする．

●文献
1) 日本音楽療法学会公式サイト　http://www.jmta.jp/
2) 稲田雅美. 音楽療法の基本的考え方と実際. 看護学雑誌. 1997; 61(5): 469-75.
3) 阪上正巳. 音楽療法. 臨床精神医学. 2006; 第35巻増刊号: 494-9.
4) 山崎郁子. 作業療法士による音楽活動の実際. OTジャーナル. 2003; 37(2): 113-7.
5) 加藤美知子. 音楽療法の実践－精神科におけるグループ活動より. OTジャーナル. 2003; 37(2): 107-11.

〈宮下裕之〉

第1章 作業療法で援用できる基礎知識

C. 基礎知識（3）

9 就労場面での行動特徴

　統合失調症の就労場面での行動特徴は，精神科作業療法場面で観察される特徴と共通するものも多いが，就労では，従事する時間が長い，仕事内容の幅が広い，自己判断が要求される，対人関係が複雑である，など変化が多く存在するため，作業療法場面よりも，より一層，就労への課題が明らかになる．

■ 作業遂行時の統合失調症者の行動特徴

　精神科作業療法場面でみられる統合失調症者の行動特徴として，以下のものが観察される．①対人関係が受身的ないし被害的傾向があるが，素直で真面目である，②依存的で自信がない，責任の重い作業を避けがち，意欲にムラがある，③慣れるのに時間がかかり作業を覚えるのが遅い，作業のペースが一定しない，④作業遂行に対しては，加減することや融通・工夫が少ない，作業速度が遅い，⑤細かな作業が苦手，変化・変動に弱く現状に固執しがち，作業全体を把握しにくい，⑥疲労しやすく，回復が遅い，など．

　丹野[1]は，統合失調症者の就労の調査を行い，5群の就労場面での行動特徴をあげている．

(1) 周囲に対して関心が薄い．例えば，始業準備に関心が向かない，窓開けや点灯などまわりに気が回らない，など．

(2) こだわりが強く，融通がきかない．例えば，一度覚えた仕事に執着し他のことをしない，自分の流儀をかたくなに守り他を受け入れない，探し物が苦手で置き場がずれていると目に入らない，など．

(3) 動作が遅い，ぎこちない．簡単な製品化の手順が頭に入らない，鋸を使うときなど力の加減が下手，身体が硬く最小限の動きしかできない，など．

(4) 計算力の不足，増加する作業量への耐性不足，判断力の低下．例えば，買物でのとっさの計算が不確実，作業量が少し増えるだけで混乱，あいまいな基準による作業では判断できず仕事が滞る．

(5) 失敗への抵抗力の不足，新たな仕事，場面への緊張が高い．例えば，機械操作に失敗すると再度挑戦しない，新しい場面に不安が強く緊張しやすい，参加の初期に疲労する，先のみえない仕事に対しては緊張し疲労する．

●文献

1) 丹野きみ子．慢性分裂病の就労と社会生活．臨床精神医学．1985; 14(5): 785-8.

〈山口芳文〉

第1章 作業療法で援用できる基礎知識
D. 作業療法での臨床の場と内容

1 精神科作業療法

　わが国の精神科医療は諸外国と比べ遅れている現状があるが，精神科作業療法についても例外とはいえないものがある．日本精神神経学会による精神科作業療法の点数化反対決議案が提出された当時の医療界の状況からは著しく変化しているものの，チーム医療の基に作業療法は充分な役割を果たせているのだろうかという疑問を抱くのは筆者だけではないだろう．今後精神科作業療法はどうあるべきなのだろうか．この項では病院での作業療法の特徴と今後の課題について触れる．

A 病院の作業療法の枠組みを決定付ける要因

1. 作業療法士，あるいは作業療法の病院の中での位置づけ

　作業療法が実施される場は，各種専門病棟内か作業療法の専用施設（作業療法センター）の場合がほとんどであろう．精神科病院には救急病棟，急性期治療病棟，療養病棟，アルコール専門病棟，老人性認知症治療病棟，老人性認知症療養病棟，それと一般の開放病棟，閉鎖病棟がある．病棟内での作業療法といわゆる作業療法センターで実施される場合とでは，プログラムの設定の仕方に大きな違いが生じる．病院の方針が急性期から作業療法がかかわるべきだというものなのか，長期入院者の退院促進プログラムを作業療法にゆだねているのか，あるいは，集団作業療法で療養者の健康な生活を促進させることを期待しているのかなど，作業療法に何を期待されているのかによって，作業療法の方針そのものも大きく影響される．

2. 病院経営の中での位置づけ

　医療，福祉，経済のバランスが保たれることが病院経営としては望ましいことである．病院所属医療スタッフ，コ・メディカルスタッフの社会的な使命は患者への貢献，病院経営への貢献を両立させつつ存在する．もちろん，社会保障，精神保健福祉制度，障害者自立支援医療などの，国の施策が転換期にあり，双方に与える影響は過大なものがある．特に精神科作業療法では診療報酬制度の枠組み（表14）が集団での扱いしか認められてなく個別な対応は病院の判断で作業療法の点数化として計上している現状がある．

　個別な作業療法ばかり実施しても医療経済的にはマイナスになる．集団作業療法の中でいかに個別な関わりができるかという選択が求められている．

3. 歴史的観点からみた位置づけ

　日本の作業療法は呉秀三の時代から始まり戦後，昭和30年代の生活療法（生活指導，レクリエーション療法，作業療法，職業前訓練を総称したもの）を基盤として，1974（昭和49）年精神

科作業療法が点数化されたのちに発展の一途をたどっている．しかし，当時作業療法が抱えていた問題は，生活療法の名のもとに，利用者の作業づけ，集団管理，収容主義，長期慢性化への荷担，使役労働，労働搾取など多くの人権問題となって影を落とすことになった．内職的作業の問題整理とともに，新しい活動種目が誕生し，目的別なプログラムや院外実施するプログラムなど，さまざまなニーズに応じたプログラムが展開されているが，病院とは何をするところなのか，治療の目的とは，生活リズムの安定とは，現在の作業療法に集団画一的な傾向はないのか，回復時期に応じた作業療法が展開されているかについては常に点検されるべき項目であろう．

表14　診療報酬

種　類	内　容	点　数	備　考
精神科作業療法	患者1人 1日2時間	220点（1点10円）	OTR一人に対して 1単位25人，1日2単位50人が限度

B　作業療法の役割

1. 急性期，閉鎖病棟での役割

急性期（閉鎖）病棟では急性期の病状が不安定な時期への関わりが主になるが，統合失調症圏だけではなく感情障害や神経症圏の診断名がついている利用者も増え多様な対応が必要となってきている．ただし，一時的な休息入院であるときには積極的にはかかわりを必要としない場合もあるので主治医との連携は欠かせない．作業療法士が入院初期の利用者へのサービスの提供の意義を掲げると次のようになると思われる．

a．治療の動機付けの促進

入院という日常から切り離された空間は自身の自由を奪い，本人の意思とは反して場合によっては行動制限を施さなければならない状況に陥っていることもある．そこで抱く不安や憤りは，なぜ入院する必要があったのか，自分は入院する必要がなかった，早く退院をさせてほしいなどと時には防衛的，反発的な態度として表明されることもある．現実認識が偏っていることや，病識がもてていないことは，治療に対する動機付けを著しく損なってしまう．治療を開始するためには，当然，主治医からの治療に対するインフォームドコンセント，医療スタッフとの関係性の中での安心感を提供していかなければならない．

b．作業活動の再現

急性期では入院によって行うことができなくなった作業活動を速やかに再現あるいは再体験し，入院以前の作業的健康な状態を取り戻すための足がかりを早期から作る必要がある．作業機能障害は実際に物事に取り組んでみないとわからないことが多い．例えば入院初期に簡単な折り紙で以前は何個でも作れた折鶴がひとつ作るのに手順や折り目を間違ってしまい，注意力，集中力のなさに愕然としたという体験をしたとする．この体験は自分の状態を把握する現実検討につながっていく．

2. 社会復帰病棟，開放病棟での役割

退院に向けての準備性を高める―段階論と place-then-train

　退院へ向けての準備としては，①どのような生活がしたいのか，②本人の不安や問題解決能力がどうなのか，③現状の社会資源で利用可能なものは何かなどを評価しつつ関わっていく．長期入院をしていることでさまざまな認知機能の低下や知識の不足，社会との断絶，現実検討力の低下などの弊害も予想されるので心理的，身体的，社会的な準備性を高めていくことが重要である．ここで段階論から place-then-train へという議論がある．病院や施設内での治療・訓練をし，中間施設ともよばれる社会復帰施設を利用しながら地域に移行していくという従来の考え方だけではなく，不足している生活技能をさまざまな支援で補い地域の中で身につけていくという place-then-train のアプローチも有効であり，問題点が解決できないから退院はまだ無理だという考え方を否定し，目標達成型アプローチを打ち出している．

C 具体的なプログラムの例

1. 作業療法センターのプログラム

表 15　作業療法センターのプログラムの例

	月	火	水	木	金
午前	集団プログラム（園芸）	集団プログラム（スポーツ）	集団プログラム（園芸）	集団プログラム（園芸）	
	個別プログラム（大集団）	個別プログラム（大集団）	個別プログラム（大集団）	個別プログラム（大集団）	個別プログラム（大集団）
午後	個別プログラム（小集団）	個別プログラム（小集団）		個別プログラム（小集団）	個別プログラム（小集団）
	音楽プログラム	リラクセーション	音楽プログラム 身体運動プログラム		音楽プログラム

a. 個別プログラム（大集団）

◇特徴：ここではパラレルな集団で実施．自分の選んだ課題を自分のペースで取り組める場で，対人緊張の高い方，ゆとりのない方も適応しやすいように何もしなくてもよいし，気分転換の目的で音楽をじっと聴くだけでも参加可能としている．活動の幅の広さにより興味の探索にもつながるが完成度を求めるものではなく，あくまでも利用者の作りたい作品と本人の能力との均衡が図れていることを大切にしている．

◇活動内容：学習プリント，脳トレプリント，書道，工作，プラモデル，塗り絵，絵画，編み物，絞り染め，アイロンビーズ，木目込みパッチワーク，陶芸，ゲームなど

b. 個別プログラム（小集団）

◇特徴：少人数10人以下のパラレルな集団．個別なかかわりをより多く必要とする方や，人が多

い環境に適さない方，閉鎖処遇ではあるが作業療法参加のみ許可されている方などを対象としたプログラム．環境からの刺激が少ない静かな設定．
◇活動内容：上記の個別プログラムと同じ．

c. 集団プログラム（園芸）
◇特徴：農作物・花作りに伴う単調な軽作業，作物の収穫を行う．課題が明確であるため自己判断する場面の段階付けができる．共同作業であり参加メンバーの協調性も要求される．
◇活動内容：四季折々の農作物の育成，収穫．畑の草取り，堆肥作り，計画の立案（運営会議にて月間予定をスタッフ，メンバーで決める）

d. 音楽プログラム
◇特徴：他者を意識しつつも音楽という力がある活動を使い，一体感や達成感が得られる活動で歌を歌ったり楽器を演奏したりしてエネルギーの発散の機会にもなる．運営の仕方によっては他者との協調性を養う機会にもなる．
◇活動内容：カラオケ，コーラス，合奏，音楽鑑賞

e. 身体運動プログラム
◇特徴：長期入院者や高齢者の身体面にアプローチするプログラムで転倒予防，成人病予防などを目的として，個別に身体状態をチェックしながら進めていく．数値的なフィードバックも毎回行い本人の身体面への自覚を促す．
◇活動内容：バランステスト，転倒予防体操，ストレッチ

2. 病棟内プログラム

表16　病棟活動

	月	火	水	木	金
午前				グループワーク	
午後	集団プログラム	スポーツ グループワーク1	集団プログラム グループワーク2	グループワーク3	グループワーク4

a. グループワーク
◇特徴：10人前後の定員でそれぞれの病棟に応じたグループを作成している．退院支援グループ，急性期の心理教育グループ，長期入院者の活動性が低下している方たちのグループなど．

b. 病棟での集団プログラム
◇特徴：オープングループで参加は自由なレクリエーション活動．参加することで二次的な障害（身体機能の低下，自発性の低下，意欲の低下など）を予防する．作業療法センター活動

の前段階での導入の機会になる．また，利用者との関係作りの場になる．
◇**活動内容**：散歩，軽スポーツ，ビデオ鑑賞，カラオケ，室内ゲーム，創作活動，食べ物会，季節行事など．

●文献
1) 富岡詔子，編．作業治療学 2 精神障害．改訂第 2 版．東京：協同医書出版社；1999.
2) 山根 寛．精神障害と作業療法．第 2 版．東京：三輪書店；2003.
3) 香山明美，小林正義，鶴見隆彦，編．精神障害作業療法．東京：医歯薬出版；2007.

〈河野達哉〉

第1章 作業療法で援用できる基礎知識
D. 作業療法の臨床の場と内容
2 外来作業療法

　外来作業療法とは通院者が病院内で実施されている作業療法に参加することであるが，デイケアのように特別な診療報酬が設定されているのではなく，入院の作業療法の枠組みで実施する形態である．対象者には，外来診療より新規で依頼されるものと，入院から外来に変わり，継続して作業療法に依頼される場合がある．最近では退院促進が進み短期入院者のより早期の退院，長期入院者の地域への押し出しにより，場合によっては，まだ社会生活の準備が充分整わない状態でも外来作業療法の利用を視野に入れて退院していく利用者が増えてきている．利用の仕方はさまざまで，地域への移行手段として利用する場合や，地域での生活を支える社会資源の一つとして利用する場合もある．

回復期に応じた利用目的

1．急性期で病状が治まり早期に退院した場合の利用目的
1) **生活のリズム作り**
　外来作業療法は実施形態が 2 時間枠なので，利用者にしてみるとデイケアよりも短時間ですむというメリットがある．持久力が回復するまで，生活リズムの土台作りを目的とする．

2) **不安緊張の緩和**
　集団への参加に不安・緊張があるとグループ活動にのるのは困難である．作業療法のパラレルな集団枠では，積極的な対人関係を求められることはないので導入できる．パラレルな場で対人関係のあり方を経験し，不安緊張を和らげていくことを目的とする．

3）病気との折り合いをつけるための居場所の提供

　退院はできたがやっと週1回の外来になら家族の同伴で通院できるという状態でも地域生活を送れるケースも多々ある．身近な家族が支えてくれる環境があることが条件であるが，当人にとってみると具合は良くないが入院するほどではない状態といえる．薬の調整や症状の安定，病気になった現実の受け入れなど，さまざまな作業をする時期に，入院中から利用していた作業療法の場は本人を受け入れる適度な刺激を調整し安全・安心を保障する環境となりやすい．

2. 長期入院から退院した場合の利用目的

　2時間の参加という枠組みを前提で利用を考える必要がある場合，対象者の群は大きく2つに分かれる．

1）自立性が高く最小限のサポートで暮らしていける群

　社会参加のあり方を模索していく中で，さまざまな社会資源の利用を経験し，自分の趣味活動の一部としての位置づけや，仲間作り，情報交換の場として外来作業療法を利用していける．頻度も徐々に減らし，地域資源への移行を視野にできる．しかし高齢になってから外来作業療法を利用し始める場合もあり，安定していても新たな生活の変化を望まないこともあるので，それぞれのライフスタイルを尊重したい．

2）生活全般のことでサポートの必要が予想される群

　当初より関係スタッフとの連携とセイフティネットを構築していかなければならない．今の生活を維持していくことがやっとであり，外来作業療法にくることがとりあえずの目的となる．訪問サービスの併用，グループホームや援護寮などの利用で複数のスタッフが関わり支援を展開していく．退院してから予定の日に来られない時は，あらかじめ連絡方法を確認しておき，電話連絡でつなぎとめることも想定しておく．

〈河野達哉〉

第1章 作業療法で援用できる基礎知識

D. 作業療法の臨床の場と内容

3 精神科デイケア，デイナイトケア，ショートケア

A デイケアとは

　厚生労働省においては，2004（平成 16）年 9 月に精神保健医療福祉の改革ビジョンを提示し，「入院医療から地域生活中心へ」という精神保健医療福祉施策の基本的な方策を推し進めていくため，3 つの柱を打ち立てている．これは「普及啓発」，「精神医療改革」，「地域生活支援」である．この方策が今までの入院治療から地域生活への移行を援助するさまざまなシステム作りの後押しとなり，作業療法士もデイケア配属の機会が増加してきている．2006（平成 18）年の診療報酬の改定で 1 日につき 3 時間のショートデイケアが新設され，外来作業療法とともに利用者の地域生活の支援策の充実が図られている．

概要

　精神科デイケアは精神科通院医療の一形態であり，精神障害者等に対し昼間の一定時間（6 時間程度），医師の指示及び充分な指導・監督の下に一定の医療チーム（作業療法士，看護師，精神保健福祉士，臨床心理技術者等）によって行われる．その内容は集団精神療法，作業療法，レクリエーション活動，創作活動，生活指導，療養指導等であり，通常の外来診療に併用して計画的定例的に行う．

　対象者は統合失調症，感情障害，人格障害，アルコール依存症，精神神経症と幅広く適応され，入院治療ほどではないが，通院医療よりも積極的で濃厚な治療を行うことができる．

B デイケアの利用目的

　デイケアに参加することでどのようなことができるようになるのか，利用に向けてのオリエンテーションにおける目的の提示例．

1) 生活のリズムをつける
   a. デイケアを利用することで起床，就寝の時間が整う．
   b. 外出することに慣れる．
   c. 公共機関の乗り物を利用することに慣れる．
   d. 歩いて通所することで体力をつける．
2) 安定した生活を送る
   a. 症状が変化した時や不安なときに相談することができる．
   b. 一人で問題を抱え込まないようにできる．
   c. 薬を規則正しく飲んでいるかを確認する．

d. バランスの取れた食事ができる．

e. 孤独にならない．

3）作業能力を身につける

a. まとまった時間で作業に取り組めるようにする．

b. 単純作業から協力して行う作業を経験する．

c. 就労や初めて行う作業に対応できるようにする．

4）仲間をつくる

a. 気の合う仲間をつくり，何でも話せる関係を経験する．

b. 話すことでストレス発散につながることを経験する．

c. 同じ病気をもった仲間と話すことで自分だけではないことを知る．

C デイケア運営の考え方

1）プログラムの例（図 19）

	月	火	水	木	金	土
9:00	全体ミーティング（連絡事項，予定の確認）・ラジオ体操					
9:30〜11:00	スポーツ	手工芸／料理／グループワーク	手工芸／文芸／スポーツ	料理／音楽活動／トライタイム	スポーツ	フリータイム／スポーツ
	休憩・昼食					
13:00〜14:30	音楽活動／トライタイム	手工芸／パソコン／ストレッチ	音楽鑑賞／リラックスタイム	ビデオ鑑賞／自主活動（音楽・読書，芸術・創作，身体運動等）	フリータイム	ゲーム／フリータイム
15:00	全体ミーティング					

図 19

2）対象者の受け入れ

　デイケアをはじめて利用する場合は，試験参加の期間を作り本人とスタッフとの話し合いを経て，合意の上で参加を決定していく．また，病気になって自分が精神障害者である事実を受け入れることでさえも大変な時期にデイケアのような施設を使うこと自体が納得できないことも当然ありうる．時間をかけて導入していくことも必要である．

3）デイケアの治療構造の考え方

①メンバーの等質性：受け入れの疾患に制限を設けるのか，年齢の幅をどうするのか，利用目的の違いをどのように位置づけるかをスタッフ間で吟味する．

②集団の構成：デイケア全体の大集団をどのように小集団として構成するか，どのような発達課題を経験しなければならないのか，作業課題をどのように設定するか，ステップアップするプログラムとゆっくりリラックスするプログラムとの兼ね合いなどを考慮する．

③活動内容：回復時期に応じたプログラムをどの程度用意するか．心理教育，ストレス対処方

法，成人病予防，SSTなどをとりいれているデイケアは数多い．
④活動時間：基本的な設定は6時間（大規模デイケア）であるが，開始時間をどうするか，遅刻・早退の扱い，プログラムのない時間帯の設定の仕方を考慮する．
⑤スタッフの役割：デイケア全体に対して民主的運営の立場をとるのか，指導援助的な立場をとるのか，また，個人担当制をとるのか，プログラム担当制をとるのかなどを検討する．家族や地域との連携におけるキーパソンの役割をどこまで取るのかについても，主治医を含めた合意が必要である．

4) 終了の仕方

終了時の転帰はさまざまであるが，長期間の利用になるに従ってデイケアを卒業することに多大なエネルギーを要するようになる．あらかじめデイケア利用期間を2年と設定しているデイケアもある．利用期間を限定することで利用当初より目的が絞られてしまうことも想定されるが，通過機関の位置づけを強調して運営するならひとつの選択肢になる．利用期間を限定しない場合は，利用者が1年ごとにデイケア内での役割の取り方などでいわゆる年数を重ねると「先輩」になるような経験の仕方を意識した運営を心掛けたい．デイケアの意義でも掲げたが，自己認識の変化がどのように変わったかが終了の目安になるであろう．

表17　デイケアなどの施設基準

デイケアの種類	スタッフ配置	実施時間と実施頻度	施設面積	診療報酬点数 2010（平成22）年改定
小規模デイケア	30人枠精神科医1人と専従従事者2人	1日6時間を基準 3年以上の利用者は週に5日が限度	40m^2（患者一人につき3.3m^2）	550点→590点 1年以内50点加算
大規模デイケア	50人枠精神科医1人と専従従事者3人 70人枠精神科医2人と専従従事者4人	1日6時間を基準 3年以上の利用者は週に5日が限度	60m^2（患者一人につき4m^2）	660点→700点 1年以内50点加算
ショートケア	大規模および小規模の施設基準に準ずる	1日3時間を基準 3年以上の利用者は週に5日が限度	40m^2（患者一人につき3.3m^2）	大規模330点 小規模275点 1年以内20点加算
ナイトケア	20人枠精神科医1人と専従従事者2人	1日4時間（16時以降開始）を基準 3年以上の利用者は週に5日が限度	40m^2（患者一人につき3.3m^2）	500点→540点 1年以内50点加算
デイナイトケア	30人枠精神科医1人と専従従事者2人 50人枠精神科医1人と専従従事者3人 70人枠精神科医1人と専従従事者5人	1日10時間を基準 3年以上の利用者は週に5日が限度	40m^2（患者一人につき3.3m^2）	1000点→1040点 1年以内50点加算

●文献
1) 日本デイケア学会，編．精神科デイケアQ & A．東京：中央法規出版；2005.
2) 池淵恵美．臨床精神医学．2001; 30(2): 105-10.

〈河野達哉〉

第 1 章 作業療法で援用できる基礎知識
D. 作業療法の臨床の場と内容
4 急性期治療病棟

　本項では急性期治療病棟，スーパー救急病棟における作業療法について述べていく．ともに急性期症状の患者を迅速に受け入れ，短期間のうちに濃密な治療・ケアを行い，早期退院をめざす病棟である．医師・看護師の配置が一般精神科病棟より多く，3カ月以内の自宅退院率，新規入院患者の割合，その他さまざまな基準を満たさなければならない[1]．診断分類としては，統合失調症は5割程度かそれ以下で，気分障害，神経症性障害，人格障害の割合が多い．患者は1〜2カ月で退院，もしくは転棟していく．このような病棟での作業療法の目標，活動内容について以下に述べていく．

A 段階的な行動拡大

　急性期治療病棟では，短期間のうちに多職種のチームで機能的に治療を進めていく必要性から，クリニカル・パスを導入していることが多い．病状の回復に伴い，段階的に患者の行動範囲や自主管理の拡大が図られ，退院後のケアを調整し，外出・外泊訓練を行い退院する，という流れが標準的である．この流れに作業療法も組み込まれることで，その意義が明確なものとなる．最初は病棟で行われる作業療法（以下，病棟OT）に参加し，簡単で気軽に取り組める作業から始め心理的安定や集中力の向上等をめざす．さらに活動・行動範囲の拡大を図ることを患者が希望し，スタッフ側もそれが可能な状態・段階であると評価すれば，作業療法室で行われる作業療法（以下，センターOT）にステップアップする．センターOTへの参加は，散歩や外出と同様に退院に向けての行動拡大の一環であるということを患者に説明する．それを適切にクリアしていくことが患者にとっての目標となり，治療が進んでいるという実感にもつながる．

　ただし，患者の疲労度や焦りには注意が必要で，センターOTの回数・種目設定は慎重に行っていく．

B 作業・活動の目的，効果の実感

　入院期間の短期化により，作業療法実施機会も少なくなる．センターOTへの参加に至らずに退院する患者もいる．そのため，1回毎の作業療法参加において，その目的・効果が理解されるような課題設定を行うことが重要となる．さらに作業への取り組みが自身の心理的安定や機能回復のために役に立つ，という認識が蓄積されるよう，フィードバックを行っていく必要がある．具体的な活動内容としては，以下の①〜⑤があげられる[2]．

　①リラクセーションストレッチ：体操がもつ健康的なイメージを利用．即時的な実感．
　②脳機能トレーニングプリント：廃用症候群，薬の副作用による精神機能低下の改善．

③間違い探し，クロスワードパズル：楽しみながら行える脳機能トレーニングとして．
④漢字・計算テスト，ペン習字：現実的な集中力・記憶力強化課題として．
⑤塗り絵：導入期に最初に行う作業として．気分転換の手段として．

　患者の感じている問題点に対し，目的を説明し適切な種目を導入していく．同時に患者の自己決定，積極的な取り組みに対しては焦点化し賞賛を行う．作業・活動の効果が実感されるように，プログラム終了時にアンケートを行い，スタッフと振り返り言語化する機会をもつことが有効である．これらのアプローチは心理教育的な要素をもつものである．

C リハビリテーションの方向性の獲得

　急性期医療における作業療法は，患者と外泊時の様子や退院後の生活を話題にし，それに向けた活動設定をしやすい環境にある．上述したような作業・活動の目的や効果が理解されれば，退院後のリハビリテーションとして外来OTやデイケアに通う意識が生まれてくる．通所のための準備として，入院中に「できる作業」の増加，スタッフとの関係形成を目指すことを患者と共有する．退院後の方向性が定まることで早期退院が促進される．

●文献
1) 田代芳郎. 急性期治療病棟の役割. 日精協誌. 2008; 27(5): 384-9.
2) 小林正義, 福島佐千恵, 村田早苗. 統合失調症の早期作業療法実践のコツ. OT ジャーナル. 2008; 42: 1122-7.

〈宮下裕之〉

第1章 作業療法で援用できる基礎知識
D. 作業療法での臨床の場と内容
5 精神療養病棟

　精神療養病棟は，主に長期間にわたり療養が必要な精神障害患者が入院する病棟として法的に認可された病棟である．診療報酬上は，精神療養病棟入院料という名称となっている．
　病棟常勤者の所定職種に作業療法士の名称が登場している．ここでは精神療養病棟の概要と精神科作業療法との関連について述べる．

A 精神療養病棟の概要

1）入院患者の特徴
　長期の入院を要する精神疾患を有する患者で，治療内容に変化の少ない維持期の入院患者群である．

2）診療報酬について
　包括払い方式（いわゆる「丸め」といわれる）の病棟である．そのため薬剤等は出来高払いではなく，精神療養病棟入院料に含まれている．精神療養病棟に登録された作業療法士の実施した作業療法も出来高払いでは算定できない（以下の注意事項参照；精神科作業療法に登録された作業療法士の実施したものは出来高払いの扱い）．

3）施設基準に関する事項
　作業療法士との関連では，病棟常勤者に作業療法士または作業療法の経験のある看護職員の配置が必要であり，また専用の作業療法室，生活機能回復訓練室があることとなっている．
　その他，スタッフの配置，病棟面積や必要設備，1看護単位60床以下，鉄格子がないこと，適切な金銭管理などの施設基準が定められている．

B 精神療養病棟での作業療法の目的
①実際の生活場面での評価と生活場面を用いた作業療法の実施
②地域生活に向けた具体的で個別的な関わり
③病棟スタッフとの協働を重視した関わり
④健康的な日常生活の維持とQOLの向上に向けた関わり
⑤適切な情報提供
⑥病棟環境の改善

C 精神療養病棟での作業療法の役割
①生活を重視した関わりには，作業療法士を病棟常勤者としていることが重要であろう．入院生活

を継続するにしても，地域生活を模索するにしても，作業療法士の具体的な生活を見据えた視点と関わりが重要な役割となることは間違いない．

②さじを投げたり諦めることなく，より主体的でより自律的な生活を支える役割を担うことが重要である．

D 精神療養病棟での作業療法の注意すべき事項

1) 精神科作業療法の算定はできない

当該病棟の病棟常勤者として届け出た作業療法士が実施した作業療法は，包括払い方式のため精神科作業療法の算定はできない．

2) 精神科作業療法が算定できる場合

当該病棟の登録作業療法士ではなく，精神科作業療法専従の作業療法士が実施した場合には出来高払いとして算定できる．

●文献
1) 日本作業療法士協会．作業療法が関わる医療保険・介護保険・自立支援制度の手引．2009．
2) 山口芳文，編．作業療法学 ゴールド・マスター・テキスト6 精神科作業療法学．東京：メジカルビュー社；2010．

〈奥原孝幸〉

第1章 作業療法で援用できる基礎知識
D. 作業療法の臨床の場と内容
6 重度認知症治療病棟

認知症に対する入院医療では，認知症に伴う行動障害と精神症状 behavioral and psychological symptoms of dementia（BPSD）や身体合併症等の軽減を図ることが目的になる．

入院を必要とする認知症高齢者は，その疾患の進行により種々の機能が低下し，今までできていたことができなくなり，作業遂行における障害が目立つようになる．

作業療法士は認知症治療病棟入院医療の施設基準にある生活機能回復機能訓練等を実施することが義務付けられているので，医師の診断，心理検査の結果を踏まえて作成した治療計画訓練に基づき，患者一人当たり1日4時間，週5回の訓練および指導を実施する．診療録等に実施した時間，内容の記入も必要である．

訓練の目的は，生活機能回復のための機能訓練であるが，1病棟に作業療法士1人の配属が現状の施設基準であるため，個別の機能回復訓練は必要最低限の実施に限られ，むしろ，集団での訓練，環境調整・整備が主なアプローチの方法になる．身体的な合併症（例えば脳卒中や大腿骨頸部骨折など）を有する認知症者への対応は深刻な状態があるにも関わらず，他科への転院，受診をしてある程度の医療的処置をした上で認知症の症状への対応となる．

A 作業療法の目的

1. 精神症状の緩和

BPSDに適切な対処をするためには環境から受ける刺激の調整がとても大切である．日常の生活のリズムが乱れ昼夜逆転をしている状態をまずは正し，安心できる環境作りをめざしていく．同じ時間に同じ場所で同じスタッフが毎日ラジオ体操をすることも刺激の調整のひとつである．集団活動を行っている時は，集団に参加することで得られる所属の欲求を満たし，その集団の中で賞賛や承認を得て基本的な欲求を満たすことにつながる．自分が何者かわからなく混乱しているときでも一時的な心の安定を作りだすことができる．

2. 認知・社会的機能の維持・改善

回想法やリアリティーオリエンテーション（RO）などの考え方を応用しつつ，小集団でのコミュニケーションやお茶会などの提供，創作活動，レクリエーション活動を実施することで，集中力・判断力・計画性・問題解決能力を機能させ，比較的維持されている社会性や非言語的能力・感情面での豊かさ・運動機能などを集団活動の場で引き出す機会を作り，残存機能の維持改善をめざす．

B 生活機能回復機能訓練における集団プログラム

　目的としては，覚醒レベルのアップ，回想を促すこと，認知機能の維持改善，適応的なエネルギーの発散などが当てはまる．活動内容には集団での体操，レクリエーション，合唱，カラオケ，クイズ，料理活動，外出，回想法グループなど人数や実施時間は認知症の症状にあわせて変化させて実施する．症状が比較的軽度の人と重度の人が同じ空間にいることで，軽度の人たちまでも巻き込まれて，混乱をきたす場合もあるので対象者のグループ化は治療効果を考えて行う必要がある．

C 個別アプローチの必要性

　病棟での日常生活活動（ADL）を評価し，その状態に合わせた介助方法を取り入れられるように指示・助言する．できているADLとその人ができるのにやろうとしていない，あるいは，環境が許さないからできないADLがあり，必ずしも現状が残存機能を活用して行えているADLでないことがあるので，作業療法士は身体・精神機能面から評価をし他のスタッフへ情報提供をする必要がある．その上で，個別に身体機能訓練が必要な場合は時間枠をとり実施する．特に寝たきり状態になり活動性が低下している場合の廃用性萎縮や関節拘縮の予防は看護スタッフと協力し，計画的な関節可動域訓練，車椅子への移乗，座位保持での刺激の入力などは実施していく必要がある．

〈河野達哉〉

第 1 章　作業療法に援用できる基礎知識
D. 作業療法の臨床の場と内容

7　精神保健福祉センター

　精神保健福祉センターは，「精神保健の向上及び精神障害者の福祉の増進を図るため」に設置された相談機関である．「精神保健及び精神障害者福祉に関する法律（精神保健福祉法）」第6条に規定され，各県，政令都市にほぼ1カ所は設置されている．

A　目標

　①地域住民の精神的健康の保持増進，②精神障害の予防，③適切な精神医療の推進から社会復帰の促進，④自立と社会経済活動への参加の促進のための援助．目標達成のため，保健所および市町村の精神保健業務に積極的に技術指導及び技術援助を行うほか，その他の医療，福祉，労働，教育，産業等の精神保健福祉関係諸機関と緊密に連携を図る．

B　組織

　①総務部門，②地域精神保健福祉部門，③教育研修部門，④調査研究部門，⑤精神保健福祉相談部門，⑥精神医療審査会事務部門，⑦精神障害者通院医療費公費負担・精神障害者保健福祉手帳判定部門等で構成される．職員は，医師，精神保健福祉士，臨床心理技術者，保健師，看護師，作業療法士，その他．

C　業務内容

1）企画・立案
　都道府県の精神保健福祉主管部局や関係諸機関に対し，専門的立場から，精神障害者の社会復帰の推進方策や，地域における精神保健福祉施策の計画的推進に関して，精神保健福祉に関する提案や意見を具申する．

2）技術指導及び技術援助
　保健所・市町村及び関係諸機関に対し，積極的な技術指導及び技術援助を行う．

3）教育研修
　保健所，市町村，福祉事務所，社会復帰施設等で精神保健福祉業務に従事する職員等に研修を行い，技術的水準の向上をはかる．

4）普及・啓発
　一般住民に対し，精神保健福祉や精神障害についての知識の普及啓発を行う．保健所・市町村が行う普及啓発活動に協力・指導・援助を行う．

5）調査・研究

精神保健福祉に関する調査研究をするとともに，必要な統計及び資料を収集整備し，都道府県・保健所・市町村等が行う精神保健福祉活動が効果的に展開できるよう資料提供する．

6）精神保健福祉相談

精神保健及び精神障害者福祉に関する相談及び指導のうち，複雑または困難なものを扱う．心の健康相談から，精神医療にかかわる相談，社会復帰相談を始め，アルコール，薬物，思春期，認知症等の特定相談を含め精神保健福祉全般の相談をする．総合的技術センターとしての立場から適切な対応を行うとともに必要に応じて関係諸機関の協力を求める．

7）組織育成

家族会・患者会・社会復帰事業団体など都道府県単位の地域住民組織の育成に努め，保健所・市町村・地区単位での組織活動に協力する．

● 文献

1) http://www.acplau.jp/mhwc/center.html: 精神保健福祉センター運営要領

〈埜﨑都代子〉

第1章 作業療法に援用できる基礎知識
D. 作業療法の臨床の場と内容
8 その他

A 作業所

作業所は，法的には各障害別の福祉法の体系下にはない法外施設であり，法人格をもたない障害者の働く場・仲間と集う場・経験を広げる場・生きがいの場である．

福祉的就労の場の一つとして一般就労への中間施設でもある．「小規模作業所」，「共同作業所」，「福祉作業所」とよぶところもある．

企業の下請け作業，作業所オリジナルの自主製品の販売，喫茶や配食サービス，パソコンを使った製品やホームページの作成など通所者の思いに合わせてさまざまな活動をしている．実際，利潤があれば，工賃がもらえる．1カ月平均10,000円前後〔2007（平成19）年度〕の安価な工賃が実情である．

作業活動に興味がもてない，難しいなどの通所者に対しては，状況やニーズに合わせて，さまざまな経験や生活の幅を広げるプログラムを主体としている作業所もある．

専従の職員がいるが，規定はなく，精神保健福祉士などの専門職である場合と無資格の一般人や

利用者の家族，精神障害当事者などいろいろである．職員は，利用者と共同して携わり，対等な人と人との交流を尊重している．治療を意識した場ではないが，精神障害者の生活の規則性や日中の活動性，対人交流の機会，社会性の学習などに寄与し，再発を予防し，個々の成長を促すという観点から，限りなく社会に近い治療的な場ということができる．

2006年から施行された自立支援法によって，自立訓練の枠内に入った施設，「地域活動支援センター」として自治体の「地域生活支援事業」の枠内に入った施設もある．施設体系の選択と変更によって，利用料金・期限・運営の仕方等が異なってくる．

○利用方法

直接，申し込み可能．ソーシャルワーカー・保健師の紹介による場合も多い．

B グループホーム

グループホームは，生活障害が残存している障害者が，「世話人」とよばれる専門スタッフ等の支援を得ながら，少人数で，一般の住宅を借りて共同生活する社会的介護の形態をいう．地域で生活する「障害者の居住の場」，「患者さん用のアパート」として重要な役割を果たしている．

自立支援法の施行によって，旧来のグループホーム・福祉ホームなどの「住まい」のサービスは，障害の程度や目的によって機能が整理され，グループホーム（共同生活援助）とケアホーム（共同生活介護）の二つになった．グループホームは訓練要素が強く，利用にあたって，自立支援法の障害程度区分の指定はない．ケアホームは介護の要素が強く，障害程度区分2以上と指定されている．いずれも利用期限はない．また，精神科病院が退院への取り組みとして設置した共同住居は，地域移行型ホームとして，同様にグループホーム，ケアホームに分けられるが，利用期限があり，更新不可となっている．

○利用方法

居住地の保健所長に申請．保健所長は判定のうえ，グループホーム入居推薦書を交付する．グループホームの運営主体者は，この推薦書を確認の上，利用契約を締結する．

●文献

1) 全国精神障害者家族会連合会，編．精神障害者が使える福祉制度の手引き2007．東京: 全国精神障害者家族会連合会; 2007．

〈埜﨑都代子〉

第 2 章

作業療法評価学

第 2 章 作業療法評価学
A. 評価の流れ
評価から治療計画まで

　作業療法を実施するにあたり，対象者理解のための評価を一定の順序に従って実施し，治療計画を作成する．評価の内容と流れを熟知しておくことは，その後の対象者との治療関係の成否を決定づけるものであるため重要である．

A　精神科作業療法での評価の特徴[1]

①精神障害は複雑な症状や原因を有し，また原因が不明なものも多いため，いろいろな側面（多次元的な見方）から対象者理解（評価，診断）が必要である．
②対象者を精神・身体・社会の全体的な側面から把握することが必要である．
③一つの言動について，評価者により理解の仕方に違いが出ることがあるため，評価者（治療者）間で対象者理解（評価）が異なることがある．

B　評価から治療計画までの流れ

処方箋→評価順序の組立→評価実施→評価まとめ→治療計画
　　　　　　｜　　　　　　｜　　　　　｜
　　　　ケースの印象　収集した評価のまとめ　治療目標の設定
　　　　・評価手段の選択　・全体像の理解　　（長期と短期）
　　　　・評価順序の決定　・問題点の発見　　治療構造の設定
　　　　　　　　　　　　　・利点・参考点の発見

C　評価手段

1）他部門よりの情報
　医師，看護師，精神保健福祉士，臨床心理士，保健師，作業療法士，デイケアスタッフ，家族，会社，学校などから情報を収集する．

2）観察
　自然な場面（病棟内など），作業活動場面（作業療法，レクリエーション），課題・評価場面などから観察を行う．

3）面接
　対象者の考えていることを充分傾聴する．

4）検査法

質問紙法（興味チェックリスト，日常生活行動評価，など），投影法（HTPテスト，など），箱作り法，ソシオグラム，エゴグラム，など

どのような情報が必要なのか，各々の評価手段の目的は何かを明確にして評価を実施する．

D 評価手段の実施順序による違い

1）情報収集を先に行う場合

あらかじめ対象者の情報を入手できているため，その後の評価手段実施において先入観による評価の歪みに注意することが必要である．一方，対象者の概略を捉えているので，観察，面接，検査のポイントが得られ，評価を行いやすくなるという利点がある．

2）観察，面接，検査を実施し，最後に情報収集を行う場合

先入観による評価の歪みが少なく，ありのままを評価し，とらわれのない多次元的な見方ができる可能性がある．一方，評価のポイントが絞りにくく，評価者の評価する力量が必要となる．

＜評価手段の実施順序の例として＞

①通常の評価の流れ：観察〔自然な場面（病棟など）〕→観察〔課題場面（作業療法）〕→面接→検査

②すでに作業療法に参加している患者の場合：観察〔課題場面（作業療法）〕→面接→検査→観察〔自然な場面（病棟など）〕

③患者の早期の面接要望や患者本人の意向をすぐに把握したい場合：面接→検査→観察〔自然な場面（病棟など），課題場面（作業療法）〕

E 評価する上での注意点

①みること，みる目，感じる力をつける．

②評価者（治療者）自身の感情や思考を振り返り，それらを通して患者を評価していく（自己洞察，自己理解，関与しながらの観察）．

③評価内容の吟味：偏った見方や先入観の吟味には，他のスタッフの意見を聞く，正反対の可能性を考えてみる，自己の情緒を洞察してみる，などの対応がある．

●文献

1) 松井紀和. 精神科作業療法の手引き. 東京: 牧野出版; 1999.
2) 山口芳文, 編. 作業療法学 ゴールド・マスター・テキスト6 精神障害作業療法学. 東京: メジカルビュー社; 2010.

〈山口芳文〉

第2章 作業療法評価学
B. 評価手段
1 情報収集

　精神科作業療法を実施するにあたり，各職種や関係者が有している情報をチームで共有することは，作業療法士が独りよがりな対象者理解に陥らず，治療を有効に進める上で重要である．

　他職種からの情報収集では，各専門職の記録物（カルテなど）にとどまらずに，専門職本人に直接面談し，情報収集をすることを心がける．

1) **主治医からは，カルテ内容と主治医から直接情報収集する**
　①病気に関すること：病名，発症年齢，経過，病気の状態，現病歴，既往歴，合併症，遺伝負因，入院の経過・エピソード，今後の見通し・予後，など
　②治療に関すること：全体の治療枠組み，治療方針（リハゴール，退院予定，受入先），作業療法処方目的，薬物の作用と副作用，検査結果，など
　③その他：家族歴，学歴，職歴，生育歴，患者の印象，禁忌事項，など

2) **看護師からは，看護記録内容と担当看護師から直接情報収集する**
　①病棟での様子について：睡眠，症状，ADL，排泄，食事，対人関係，活動性，日中の過ごし方，など
　②看護，指導について：看護計画，服薬管理，金銭管理，レク参加，集団療法参加，作業療法参加，など
　③その他：家族の面会，興味・関心事，患者の印象，禁忌事項，など

3) **精神保健福祉士，精神科ソーシャルワーカー（PSW）からは，相談記録内容と担当精神保健福祉士から直接情報収集する**
　①受入先について：家族状況，キーパーソン，家族の意向，受入先，など
　②援助について：援助方針，経済状況，障害者手帳，障害年金，医療保険，生活保護，福祉的援助，社会資源との調節，など
　③その他：患者会，家族会，グループワークでの様子，患者の印象，など

4) **臨床心理士（CP）からは，心理検査内容，個人及び集団心理療法記録内容と担当臨床心理士から直接情報収集する**
　①心理検査について：心理検査の内容と結果，患者の不安・希望・主訴，人格と行動の特徴，病態水準，など
　②治療について：治療方針，治療内容（個人，集団），関わり方，など
　③その他：集団内での様子，対人関係の特徴，患者の印象，など

5) **作業療法士からは，作業療法個人記録内容と担当作業療法士から直接情報収集する**
　①現在までの作業療法経過について：プログラム内容，経過と結果，など

②一般的行動について：外見，表情，動き，感情，会話，など
　③課題への取り組みについて：意欲，持続性・集中力，指示理解，問題解決，など
　④対人関係の特徴について：スタッフに対して，患者に対して，同性/異性に対して，同年齢/目上/目下の他者に対して，個人と集団に対して，など
　⑤作業療法の治療方針について：対象者理解，治療目標，治療構造，など
6) 薬剤師，保健師，家族，友人，会社関係者，学校関係者，地域関係者，などからの情報収集を行う

●文献
　1) 山口芳文, 編. 作業療法学　ゴールド・マスター・テキスト6　精神障害作業療法学. 東京: メジカルビュー社; 2010.

〈山口芳文〉

第 2 章 作業療法評価学

B. 評価手段

2 観察

精神科作業療法において，観察は最も重要な評価手段である．その観点は，外観や表情，体の動きなどの一般的行動，日常生活や作業課題への遂行能力などの課題への取り組み行動，一対一の関係や集団内での対応などの対人関係を中心に観察を行う．観察された内容は客観的な事実として記録される．

■ 観察の視点[1-3)]

1. 第一印象
優しい，親密な，接触しにくい，繊細な，怖い，奇妙な，などの印象．

2. 一般的行動
①外見：年齢，性別，体型，個人衛生（洗顔，歯磨き，体臭，整髪の程度），服装の清潔さ，化粧や身づくろい，年齢との釣り合い，など
②表情：堅さ，奇妙さ，明るさ，苦悶様，易変性，など
③体の動き：視線，目，口，手と指，上肢，下肢，姿勢，動きの速さ，粗大な動き，細かい動き，器用さ，道具使用の円滑さ，協調運動，バランス，目と手の協調，など
④感情：安定度，易変性，調子が高い/低い，感情のコントロールの程度，感情表現の頻度，感情表出の適切さ，など
⑤会話：会話の速さ，声の高低，声の大小，声の抑揚，言葉遣い，会話のつながり，会話量，迂遠さ，挨拶，自己主張，など
⑥状況把握：時間や場所への関心と実施，自分の行動への関心，周囲に対する関心と配慮，など
⑦奇異な行動：常同性，こだわり，現実場面への反応，周囲との調和，現実との接触程度，など

3. 課題への取り組み
a. 日常生活
①食事，排泄，睡眠，整容，衛生，更衣，などの遂行能力
②金銭管理，時間管理，物品管理，健康管理，などの遂行能力
③家事能力，掃除，洗濯，片付け，調理，買い物，などの遂行能力
④交通機関利用，通信手段利用，社会資源利用，公共機関利用，などの遂行能力
⑤余暇の活用，生活リズム，などの遂行能力

b. 作業能力
①参加時の態度（拒否，無視，受身的，自発的）
②持続性の程度，集中力の程度，など
③指示に対する理解と実施の程度，など
④課題の技術水準（低すぎる・高すぎる水準，正確さ/丁寧さ，完成度，作業速度，など）
⑤問題への気づき，援助を求める，問題解決能力の程度，失敗への対応，など
⑥意欲，興味関心，完成作品への関心，など

4. 対人関係
①2者関係：依存性，自立性，他者からの注目，他者への配慮，自己主張，協調性，欲求充足の方法，など
②集団関係：役割行動，集団への帰属，集団への関心，集団のルール，協調性，交流の程度，参加態度，など
③対人様式：自閉的，受け身的，依存的，友好的，拒否的，攻撃的，警戒的，被害的，易変的，恒常的，現実的，幻想的，など
スタッフに対して，患者に対して，同性/異性に対して，同年齢/目上/目下の他者に対して，など

5. 自己評価
過大，過小，易変的，現実的，幻想的，など．

●文献
1) 山根　寛．精神障害と作業療法．東京：三輪書店；1997．
2) 金子　翼，鈴木明子，編．作業療法総論．第2版．東京：医歯薬出版；1999．
3) 山口芳文，編．作業療法学　ゴールド・マスター・テキスト6　精神障害作業療法学．東京：メジカルビュー社；2010．

〈山口芳文〉

第2章 作業療法評価学
B. 評価手段
3 記録法，個人情報保護

　情報収集で得た内容や観察した事柄，面接で語られた言葉，検査の結果・解釈の記述を，いかに読みやすく，わかりやすく書くかは，書いた本人にとって重要であるばかりでなく，チームを組んでいる専門職にとっても関連が深いものである．

　記録を書くことによって，実施したことや経験したことを保存でき，事後検討が可能であること，記録を書くことによって，個人の経験を他者と共有し検討の素材とすることができることが，記録の意義である．

A 記録の基本

1) 情報源の記入
　日時，場所を記入すること（記録者がその記録内容である情報をいつ，どこで得たかということ）．他者から聞いた内容であれば，誰から得たかということを記入する．

2) 記録する内容
　観察記録などは，場面の具体的状況，そこで起ったこと，対象者の動き，治療者の感情の動き，等をありのままに書いていく．できるだけ概念化された，あるいは抽象的な専門用語を用いずに，日常用語を用いてあるがままの様子を記述する．スタッフによってその専門用語の捉え方が異なることがあり，事実を歪めてしまう可能性があるからである．

3) 書き方
　当然であるが，文字がきれいである必要はないが，ていねいに書いていく．誤字や脱字がないこと．そのためには記録後に文章を見直す習慣をつける．記録（カルテなど）はボールペンか万年筆を使用する．

　1人称や2人称は用いず，3人称で記述し（私は○○○した．→ OTSは○○○した），敬語の使用は不要である（△△先生が・・・とおっしゃった．→作業療法士△△（主治医△△）によると・・・であった）．

4) 記録の書き方の例（ケースノート類）
　実際の出来事とそこから記録者が推察したこと，解釈したこと，または感想とを区別して記述する．

（記録の様式例-1）

<table>
<tr><td>年　　月　　日</td></tr>
<tr><td>見出し　　　　場所
（または情報源）</td></tr>
<tr><td>実際の出来事の記述
または他者からの情報
（客　観）</td></tr>
<tr><td>記録者の持った疑問，推察
解釈，または感想を記述
（主　観）</td></tr>
<tr><td>記録者氏名</td></tr>
</table>

（記録の様式例-2）

<table>
<tr><td colspan="2">年　　月　　日</td></tr>
<tr><td colspan="2">見出し　　　　場所
（または情報源）</td></tr>
<tr><td>実際の出来事の記述
または他者からの情報
（客　観）</td><td>記録者の持った疑問，
推察，解釈，または
感想を記述
（主　観）</td></tr>
<tr><td colspan="2">まとめ</td></tr>
<tr><td colspan="2">記録者氏名</td></tr>
</table>

図20　記録の様式例

B　記録時の個人情報保護

作業療法実習学生にあっては，守秘義務の重要性を理解し，実習に臨む．

①実習ノート（デイリーノート，ケースノート，など）への情報等の記載時から，対象者情報についての匿名化を心掛ける．対象者の個人名や対象者に関わる固有名詞（住所，病院名，学校名，職場名，等）はA，B，C，などを用いる．症例レポートにおいて，対象者情報についての匿名化を徹底する．

②パソコンや電子媒体の取り扱いには充分注意する．実習で使用する紙媒体（メモ・ノート・レポート等）及び電子課体（フロッピーディスク，フラッシュメモリ，ハードディスク等）では，個人情報が特定されないようすべて匿名化し，記述・入力する．

③実習施設にて具備する記録類は施設外に絶対に持ち出さない．自宅などへの移動中の紙媒体及び電子媒体の紛失には最大限の注意を払う．

C　個人情報保護についての学会での例（日本精神分析学会演題申込要領より[1)]）（患者・クライエントのプライバシー保護の義務）

①発表における患者・クライエントのプライバシーについては、発表者の責任において十分に配慮して抄録を作成してください．可能な限り，患者・クライエントの同意を得てください．

②患者・クライエントを同定できる情報，人名，地名，職業，職場名，学校名，団体名などの記述は避けてください．例えば，職業などが症例の記述に必要かつ不可欠な情報の場合でも，会社員，公務員，事務職，運送業など，可能な限り一般的な名称を使用してください．

③A市，B氏，C大学などと表記する際は，実際のイニシアルを使用せず，A，B，C順に命名し

てください.
④症例・事例の臨床実践がもたれた施設,機関の名などは記述しないでください.例えば,「現在も治療継続中である」といった表記は,特定することにつながるので,避けてください.
⑤精神分析的精神・心理療法の実施時期は具体的な年月を記載しないでください.年月を記載する場合はX年Y月などとし,その後の経過は「何カ月後,何年後(または,X+1年,Y+2月など)」などと記述してください.
⑥プライバシー保護に十分な注意を払っていない症例は,不採択となりますのでご留意ください.

●文献
1) 日本精神分析学会第55回大会演題申込要領. 2009.

〈山口芳文〉

第2章 作業療法評価学
B. 評価手段
4 面接法

　面接は,対象者が何に困っているか,どうしたいのか,これからの希望,など対象者の考えをききとる作業である.そのためには,面接者は対象者の語る内容を傾聴し,その考えや思いに共感し,理解していく力を身につける必要がある.

A 面接を実施する場

　面接を行うにあたり,対象者が自由に自分の思いを語れる安全で安心できる場を確保しながら進められることが求められる.面接の場についての配慮の例を示す.
①秘密が守れ,外部からの音などの刺激を遮断しうる構造
②机をはさんで対面するよりも,斜対面の方がゆとりをもて,話しやすい〔対象者が面接者をよく観察できる位置関係(90度法)に座る〕.
③面接時間は疲労に注意しながら,最大でも1時間以内で行う.
④広すぎない,明るすぎない,色彩的に落ち着いた部屋
⑤温度管理に留意し,堅苦しくなく,落ち着ける部屋
⑥机はやや大きめなものを間に入れ,対象者と面接者の距離を保つ.
⑦面接室では不安や抵抗が強い場合には,横に並んで,何かしながら,ぼんやりと語ってもらう.

B 対象者の理解するための面接時の態度

対象者の「今, ここで」伝えたいこと, 理解されたいことを捉えるためには, まずは, 対象者の気持を分かちあうという対応をもつことである. 面接者が焦り, 先回りし, すぐに答えを出そうとしないで, ゆっくりと対象者の感情をとらえながら, わかろうとすることである.

そのために必要な面接者の態度は, 傾聴, 受容, 共感的理解である.

1. 傾聴

耳を傾け, 注意深く聞き入る. 言葉だけでは十分な表現ができないこともあり, 同じ言葉でも人により意味やニュアンスが異なる. そこで, 言葉だけでなく, 話し方, 声の調子, 間のとり方, 息づかい, 表情, 身振りなど非言語的なものにも注意を向けながら聞入る.

非言語的なものから理解する.
(1)表情, 身振り, 態度などから
(2)言語化できないでいる心情を察すること（気持をくむこと）
(3)我々が日常行うコミュニケーションは, 非言語的なものを用いている.

2. 受容（無条件の肯定的配慮）

対象者の考えや感情に対する面接者の全面的肯定, 無条件の肯定の態度である. それは, 道徳, 法律, 良心, 常識から解放された形で肯定することであり, 面接者からの意見や評価, 指示などを含まないものである.

そのためには, 面接者は面接中に起こるさまざまな自分の感情について偽らず, ありのままに自己を把握（「自己一致」）し, 自己を受容していくこと. 例えば, 嫌悪, 恐れ, 退屈などの否定的感情や陽性的感情が生じてもそれを否定しないでそのまま受けとめていく.

3. 共感的理解

対象者の表明していく感情にこめられた暗黙の, 言葉に表せないような意味を感じ取り, それに理解を示していくことである. 相手の内的体験（心的現実）の世界にともに立脚し, 相手と同じように感じられるように近づいていこうとすることである. 心理的距離の近い同情や同調でもなく, 逆に遠い概念的理解でもない.

共感的理解をする際に注意することは, 焦って安易にわかってはいけないことであり, まず何がわからないかを知り, わかったこととわからないことを区別することが重要である.

4. その他

(1)質問の形式により応答に違いが出る自由質問では, 応答に対し強制は少ないが, 具体性に乏しく, 応答に対する解釈に面接者の主観が入る恐れがある. 一方, 選択肢質問では, 応答に対し選ぶことを強制しやすく, 整理しやすいが, 選択肢以外の応答が得られにくい.
(2)面接者の印象. 面接者が持つ対象者に対する印象はそれ自体確実なものとはいえないが, 理解を深める上での参考になるため, 大切に扱うことが必要である.

(3)会話を円滑にするための潤滑油として，簡単な受容（機械的でない，知ったかぶりでない，あいづちやうなづきを会話のなかに入れる），内容の要約（話しをまとめて「～ということですね」などにより，対象者の考えを発展させる），感情の反射（会話の中で表現された感情を共感的に理解し，「あなたは○○○の気持なのですね」というように，気持がわかったことを伝える），感情の明確化（会話の背後にある感情を明確にする），などがある．

C 初回面接の進め方

初回面接は，対象者とのはじめての一対一の接触であり，その後の治療関係の形成にとって影響するものであるため，丁寧に実施することが必要である．

a. 初回面接の流れ
①面接者の自己紹介，対象者の確認を行う．
②面接の目的を対象者に伝える．
③「いいたくないことはいわなくて結構です」と無理して発言しなくてよいことを保証する．
④作業療法，デイケア参加への動機（自分の希望か，他者のすすめか）について確認する．
⑤作業療法，デイケアについての認識の程度を尋ね，必要であればプログラム内容などを説明する．
⑥情報収集を行う．
　(1)今の入院生活の様子，デイケアの場合は自宅での様子を尋ねる．
　(2)今，困っていることやしてほしくないことなどについて尋ねる．
　(3)これからのことについての希望や期待を尋ねる．
　(4)病気になる前（健康であった頃）の家庭，仕事，学校，子どもの頃の様子について尋ねる．
　(5)これから行う作業療法，デイケアへの希望や要望（趣味，関心事，活動内容，集団，時間，頻度など）について尋ねる．
⑦面接の終盤で，今日の面接を受けての感想について尋ねる．
⑧次回からの予定について説明する．

b. 作業療法についての説明の例[1]

〔例1〕
　作業療法というのは，薬を飲んだり，注射をしたりする治療と違って，あなたがやってみたいような色々な作業，例えば絵を描いたり，スポーツをしたりしながら治療する方法です．あなたが自由にやることを決めることもできますし，こちらであなたに向いていると思われるような作業をおすすめすることもあります．

〔例2〕
　作業療法というのは，絵を描いたり，スポーツをやったり手芸をしたりすることで，あなたが健康になるために色々手助けをする治療法です．私はあなたが何かやってみたいと思う時に，その御世話をする役をします．何でも聞きたいことや希望があったら私に話してください．

〔例3〕

　あなたが社会復帰（退院）する時に，必要な色々なことを，作業を実際にやって経験してみることが必要ですから，これから相談しながら色々やってみましょう．

〔例4〕

　作業療法というのは，あなたのさまざまな心の問題を解決する時に，具体的に色々なことをやってみることも必要になりますので，そのためのお手伝いをすることです．色々なことを一緒にこれからやってみることにしましょう．

〔例5〕

　あなたが何かやってみたいと思った時に，そのお手伝いをするのが私です．こんなことをやりたいとか，欲しいと思った時は私に相談して下さい．

〔例6〕

　これから散歩をしたり，一緒に音楽をやったり，おつき合いをすることにしましょう．

〔例7〕

　あなたの病気は，お話をしたり薬を飲だりするだけでなく，体を動かしたり，実際に色々なことをやってみることも大切ですから，これから色々相談しながらやっていきましょう．

D　面接のための学習法

面接技能の向上のためには，以下のような学習法がある．

1) 面接についての書籍や文献を読む．
2) 実際の面接場面をビデオやテープを使い学習する．
3) ロールプレイングの実施，面接を実際に受ける．
　　ロールプレイングでは，対象者と面接者の役割をそれぞれとり，体験的に学習する．また，対象者と面接者になっての体験したさまざまな感情（理解されたときの感じ，理解されなかったときの感じ，緊張感，不安感）について振り返る．
4) スーパービジョンを受ける．
　　自分の面接場面を報告し，スーパーバイズを受ける．面接場面で生じたさまざまな問題やそれらに関連した面接者の個人的問題がとり上げられる．
5) 自分が行った面接について，逐語録を起こし事後にやりとりなどを検討する．

●文献

1) 松井紀和．精神科作業療法の手引き．東京：牧野出版；1999．
2) 山口芳文，編．作業療法学　ゴールド・マスター・テキスト6　精神障害作業療法学．東京：メジカルビュー社；2010．

〈山口芳文〉

第2章 作業療法評価学
B. 評価手段
5 集団評価

　集団作業療法のように定量化するのが難しい治療法ではその有効性を示す何らかの評価方法が必要ではあるが，実用的なものは現在活用されていないのが現状である．山根らが集団の捉え方をまとめているが[1]，評価の視点としては，集団の凝集性や集団そのものの反応がどうなのかという視点と，集団に参加している個人の成長・変化を捉えていくという2つの側面が取り上げられている．

　集団で起こるさまざまな現象を捉えることは，その変化に至った因子の取り上げ方に妥当性と信頼性があるのか，あるいは因子間の相関はどうなのかなど因子分析が十分に行われていないとする報告があるようである．しかし，1980年代にマッケンジーMacKenzieにより作成された「Group Climate Question」は実用性が高く行動評価の指標になる．評価の下位尺度を紹介すると，①グループ内の出来事にどの程度個人が反応しているか，②参加の意義について感情・態度の表出のされ方，③参加者間のあたたかな感情・態度の表出のされ方，④怒りや感情で表現される葛藤の表出のされ方，⑤グループ外の出来事に対して解決のされ方などがある[2]．この文献の中で集団関与尺度（Group Participation Scale：GPS）を紹介しているが作業療法の場においても，何をもって個人が変化したのかを客観的に示せる評価領域の研究が期待される．

　集団精神療法の評価には精神分析療法の評価基準項目（症状の消失，エネルギーの適応的発散，対人関係の改善，ストレス耐性，性生活の改善）を含んだものであることが望ましいとされている．作業療法においても集団をどのように用いるかによって評価の視点が変わってくるであろう．力動的作業療法集団を使い対象者の無意識に関心を払い，自己洞察を深めることを目的とするなら，グループ内で観察される行動の意図や，作品に投影される感情，対人関係に現れる防衛や転移等の特徴が評価対象となる．また，集団志向型作業療法集団を使うなら，自他への関心をもってもらうことを目的として，対象者の集団に対する関心のもち方・関わり方（自己表現の仕方，自尊感情のもち方，集団所属感の獲得など）が評価の対象となる．課題志向型作業療法を用いるなら（モゼイの発達的集団の捉え方の並行集団か課題集団あるいは，自己中心的課題集団が該当）集団内での課題への適応の仕方が評価の対象となり，課題遂行に関する能力で集中力，持続力，耐久力，周囲から受ける刺激に対する反応の仕方，自己決定の仕方，問題解決の仕方，欲求充足の仕方，作業準備の仕方，役割分担に対する対応などが観察のポイントとなる．これらの変化の要因は1-B-8．集団理論の項に記述してあるので参照されたい（49頁）．

●文献
1) 山口　隆，増野　肇，中川賢幸，編．やさしい集団精神療法入門．東京：星和書店；1994.
2) 山口　隆・中川賢幸，編．集団精神療法の進め方．東京：星和書店；1992.
3) 近藤喬一・鈴木純一，編．集団精神療法ハンドブック．東京：金剛出版；1999.

〈河野達哉〉

第2章 作業療法評価学
B. 評価手段
6 検査法

　精神科作業療法で使われている検査法は，質問紙を使ったもの，課題を与えてその作成過程を観察するもの，描画等を使って精神内界を投影させるもの，などが代表的なものである．検査によっては，心理的な侵襲性が高いものもあり，その後の治療関係への影響を考慮して，実施の際は目的を明確にし，的確な解釈や評価が必要である．

A 検査法の定義

　対象者の特定の現象を組織的に把握するために，起こりうる現象をあらかじめ予測し，計画された一定の方法に基づいて実施する．反復可能な操作手続きが必要である．

B 検査法実施時の注意点

　検査法は信頼性を高めるために，一定の手順と条件ものとで実施し，実施場所や検査者の影響も考えながら行う必要がある．実施場所については，すでに面接の項で説明したのと同様な配慮が求められる．検査者の影響については，対象者との関係が取れているかどうかが検査結果に影響するため，担当してすぐに検査を行うことは望ましくない．また，検査者は検査の内容と手順を熟知しておくことが必要である．

　検査中の対象者の行動観察は欠かせない．表情や態度，検査への取り組み方，検査者との対人関係，失敗した際の対応，質問内容，などの観察である．検査終了時には，面接と同様に対象者からの感想を聞いておくとよい．

　検査結果に対する評価や解釈は，検査者の主観が入り込む余地があるため，規定の手順を踏んで行うことが重要である．なお，検査で得られた評価や解釈のみで，その対象者を評価するのではなく，すでに実施した，情報収集や観察，面接などを総合して，対象者の全体像をとらえることが必要である．

C 精神科作業療法で行われている検査法の例

1）箱作り法

　作業検査法の一つである．作業療法で利用する頻度の高い構成的な活動に対する大雑把な反応をみる．

　5cmの箱を作るように指示し，最初の指示以外はなるべく言語を使わずに与える見本のレベルを変化させることで，どのように作っていくかを観察する．場面に対する反応（不安や緊張の程度），指示の理解，検査者に対する反応，課題に対する取り組み方，などの評価が可能である．ま

た，検査後に感想をきいておくと，対象者の自己評価やその後の関係性を評価できる．

2）アジマ・バッテリー・テスト

投影法の一つである．鉛筆画，フィンガーペインティング，粘土を自由に作成するという活動そのものが精神内界を投影する素材であり，与えられた活動場面にどう対処し，何をどのように作り出すかによって，対象者の精神構造を明らかにしようとするものである．

3）HTP テスト（描画テスト）

投影法の一つである．家，木，人を自由に描き，作成後にその描画をもとに面接を行い，対象者の精神構造を明らかにしようとするものである．

4）興味チェックリスト

質問紙法の一つである．80種類の活動について興味の有無をチェックする．どのような活動に興味・関心があるのかを評価し，対象者の活動に対する志向性を明らかにする．

5）日常生活行動評価

質問紙法の一つである．日常生活を送る上で必要な，基本的生活習慣，家事，対人関係，時間配分，社会資源の利用，などの対処水準をチェックし，生活上の困難な部分を明らかにする．

6）COPM（カナダ作業遂行測定）

対象者への面接によって行われる．対象者の作業遂行について，遂行度と満足度を対象者自身が評価し，作業遂行の問題点を明らかにする．

D 代表的な心理検査

表18　検査内容と心理テスト

検査（評価）内容	心理テスト
一般的自覚症状，神経症傾向	CMI（質問紙法）
性格類型，性格特性	Y-G 性格検査（質問紙法）
抑うつ状態	ハミルトン抑うつ評価表（質問紙法）
不安状態	MAS（質問紙法），STAI（質問紙法）
自我状態	エゴグラム（質問紙法）
欲求不満場面や葛藤場面での反応	P-F スタディ（投影法）
対人態度，反応様式，願望，価値観	精研式 SCT（投影法）
精神医学的な性格診断，詳細な性格	MMPI（質問紙法）， ロールシャッハテスト（投影法）
診断（特に力動的側面の評価）	バウムテスト（投影法）
精神作業能力，注意集中力の評価	内田クレペリン精神作業検査（作業検査法）
知的水準・学習能力，適応能力	WAIS（知能検査法），WISC（知能検査法），田中B式知能検査（知能検査法） コース立方体テスト（知能検査法）

（松岡洋一，中川哲也．心身症のパーソナリティー・アセスメント．臨床精神医学．1988；17(1)：17-25 を改変）

〈山口芳文〉

第 2 章 作業療法評価学
B. 評価手段
7 興味チェックリスト

　興味チェックリストは，対象者への心理的侵襲性が比較的少なく，簡便で短時間で実施ができ，精神科作業療法で利用頻度が高い検査法である．また，いろいろな活動が列挙されているため，対象者への作業療法に対する動機付けにもなり，作業療法計画での作業活動選択の資料となる．

A　興味についての6つの定理

　Matsutsuyuは興味に関する定理という形で6つの興味の側面を要約している（表19）．

表19　興味に関する定理（文献1を改変）

1. 興味は家族の影響を受ける．
2. 興味は感情的反応と結びついている．
3. 興味は人生の役割選択に関わる．
4. 興味は満足と適切な行動に導く．
5. 興味は行動を維持する．
6. 興味は自己認知を反映する．

B　興味チェックリストの実施内容（図21a）

①対象者に対して「下記の活動のうち，あなたが興味あるものはどれですか．各項目（80項目）の当てはまる所にチェックして下さい」（興味：「普通」，「強い」，「なし」）
②「他に特別な興味があれば記入して下さい」
③「第3部の内容に沿って記入して下さい」（興味・趣味・娯楽の説明，中学時代からの自由時間の過ごし方，好きなことと嫌いなこと）
④全ての記入が終了後，検査者は図21cをもとに図21dの「興味チェックリスト要約」を作成する
⑤興味チェックリストのレポート作成

活動名	普通	強い	なし	活動名	普通	強い	なし
1. 園芸				41. 体操			
2. 裁縫				42. バレーボール			
3. トランプ				43. 木工			
4. 外国語				44. ビリヤード			
5. クラブ活動				45. ドライブ			
6. ラジオ				46. 掃除			
7. 将棋				47. 彫金			
8. 自動車修理				48. テニス			
9. 作文				49. 料理			
10. 舞踊				50. バスケットボール			
11. ししゅう				51. 歴史			
12. ゴルフ				52. ギター			
13. フットボール				53. 科学			
14. 流行歌				54. 収集			
15. パズル				55. 卓球			
16. 休日				56. 皮革細工			
17. 占い				57. 買物			
18. 映画				58. 写真			
19. 講演				59. 絵画			
20. 水泳				60. テレビ			
21. ボーリング				61. 演奏会			
22. 訪問				62. 陶芸			
23. 修繕				63. キャンプ			
24. 囲碁				64. 洗濯			
25. バーベキュー				65. デート			
26. 読書				66. モザイク			
27. 旅行				67. 政治			
28. 手工芸				68. 落書き			
29. パーティ				69. かざりつけ			
30. 演劇				70. 数学			
31. スケート				71. ボランティア			
32. アイロンかけ				72. ピアノ			
33. 社会科学				73. スカウト活動			
34. クラシック				74. 遊び			
35. 床みがき				75. 衣服			
36. プラモデル				76. 編物			
37. 野球				77. 髪型			
38. 麻雀				78. 宗教			
39. 歌うこと				79. 太鼓			
40. 家屋修繕				80. おしゃべり			

下記の活動のうち,あなたが興味のあるものはどれですか.各項目のあてはまるところにチェックして下さい.

◎他に特別な興味があれば,記入して下さい.

図21a NPI興味チェックリスト(山田訳)[1]

あなたの興味,趣味,娯楽について説明して下さい.

中学時代からこれまでの,あなたの自由時間の過し方を,おおざっぱに説明して下さい.

一番好きなこと,一番嫌いなことを書いて下さい.

図21b NPI興味チェックリスト(第3部)

手工的技術（12）	2, 8, 11, 28, 36, 43, 47, 56, 59, 62, 66, 76
身体的スポーツ（12）	12, 13, 20, 21, 31, 37, 41, 42, 44, 48, 50, 55
社会的レクリエーション（32）	1, 3, 5, 6, 7, 10, 14, 15, 16, 17, 18, 22, 24, 25, 27, 29, 30, 38, 39, 52, 54, 58, 60, 63, 65, 68, 71, 72, 73, 74, 79, 80
日常生活活動（12）	23, 32, 35, 40, 45, 46, 49, 57, 64, 69, 75, 77
教育・文化（12）	4, 9, 19, 26, 33, 34, 51, 53, 61, 67, 70, 78

図21c　NPI興味チェックリストの分類

患者名 ＿＿＿＿＿＿
検査者名 ＿＿＿＿＿＿
日　時 ＿＿＿＿＿＿

NPI興味チェックリスト要約

分　類		普通	強い	なし
手工的技術	12項目			
身体的スポーツ	12項目			
社会的レクリエーション	32項目			
日常生活活動	12項目			
教育・文化	12項目			
合　計	80項目			

図21d　NPI興味チェックリスト要約

C 興味チェックリストのレポート例（表20）[2]

表20　興味チェックリストのレポート例

1. 興味の特徴
   教育・文化活動，社会的レクへの関心が高く，逆に手工的技術，日常生活活動，身体的スポーツで低い．身体的スポーツではスポーツが好きというものの種目の広がりが少ない．
2. 自己認知，行動様式の特徴
   興味の「あり，なし」が明確に判断できるとともに，手工的技術や日常生活活動などの女性らしい種目への興味の低さから，自己認知，性的同一性に問題はない．行動様式は動的なものよりは静的なもの，思索的なものを好み，やや受け身的である．
3. 表現能力
   種目の明確な区別が可能であり，問題ない．
4. 種目の区別化
   「普通」と「強い」の区別がやや難しいが，「なし」との区別ははっきりしている．
5. その他
   興味のあるものとして，哲学をあげた．
6. 評価
   ・客観的所見：教育・文化的なものに興味をもっている．身体的スポーツは特定の種目に限られていて全体にわたるものではない．自己認知はしっかりしている．行動様式は受け身的，思索的である．
   ・検査中の態度：チェックはこだわりや迷いはなく検査者に依存することもなく選択できる．緊張せずリラックスして行う．指示に対しても協力的であり，真面目に取り組んでいる．
   ・考察：観念的，抽象的世界に自己を置いている部分が大きく，現実的，具体的なものへの関心はやや薄いと思われる．現実に直面化したときの不安も抽象的に感じ取っている．そのため，現実の行動では受け身的，思索的なものになると考えられる．

●文献
1) 山田　孝．NPI（Neuro-psychiatric Institute）興味チェックリスト．理学療法と作業療法．1982; 16: 391-7.
2) 山口芳文，編．作業療法学　ゴールド・マスター・テキスト 6　精神障害作業療法学．東京：メジカルビュー社；2010.

〈山口芳文〉

第2章　作業療法評価学
B. 評価手段
8　HTPテスト

　HTPテストは，家屋（House），樹木（Tree），人物（Person）を課題とする標準化された描画テストで，精神科作業療法の評価においても使用される頻度が高い検査法である．また，1人の人物だけでなく，その反対の性の人物も描かせる課題を組み合わせた，HTPPテストという方法もある．

A　投影法の原理

　構造化されていない漠然とした刺激，状況，材料に直面化した時，これを意味付け，創造していく過程や結果の中に，対象者の内的特徴（葛藤，不安，欲求，行動様式など）が表現されるという前提のもと解釈が行われる．

B　検査でわかること

　家屋画は，被検者の成長してきた家庭状況や家族関係を表し，それらをどのように認知し，感情や態度を有するかが示される．樹木画は，無意識の自己像や自己についての感情が示される．人物画は，自己の現実像や理想像が示される．また，人間一般に対する認知が表される．

C　実施方法

　「今からあなたに絵をかいてもらいます．これは，絵のじょうず，へたを調べるわけではありませんから，気楽な気持ちでかいてください．しかし，いいかげんに描かないで，できるだけていねいに描くようにしてください．なお，これは写生をするわけではありません．自分の思ったとおりに描けばよいのです」と説明する．次いで「4枚の紙に，ひとつずつ，全部で4つの絵を描いても

らいます」といい，家，木，人，人（別の性）の順に一枚完成ごとに描画の指示を与える．全ての描画が完成後，検査者は描画を見ながら質問していく．

D 観察

指示から着手までの時間，描画中の休止時間，全所要時間，描画の各部分の描画順序，消し直しの箇所と程度，描画中の質問や情緒的表現，などを観察する．

E 解釈

検査時の行動観察，描画の全体的印象，形式分析，内容分析，描画後の質問を総合して解釈する．

F 使用する道具と材料

B5版の白紙，HB鉛筆，消しゴム，時計，メモ用紙，など．

●文献

1) 高橋雅治. 描画テスト入門—HTPテスト. 東京: 文教書院; 2001.

〈山口芳文〉

第 2 章 作業療法評価学
B. 評価手段
9 カナダ作業遂行測定

　カナダ作業遂行測定 Canadian occupational performance measure（COPM）はカナダ作業療法士協会が 1997 年に開発した評価方法であるが，その根底にはクライエント中心の作業療法を目指したカナダ作業遂行モデル Canadian model of occupational performance（CMOP）がある．カナダ作業遂行測定を知るためにはまずカナダ作業遂行モデルの概要を理解する必要がある．

A　クライエント中心ということ

　カナダ作業遂行モデルには，クライエント中心 client-centered という重要な概念がその背景に存在しているが，この概念を最初に提唱したのが心理学者のロジャース Rogers CR である．

　1940 年代に，ロジャースはそれまで主流であった心理療法のあり方に疑問を呈した．

　つまり，相談者＝クライエントに対してセラピストが行う解釈や指示，忠告というものは本来的な意味での援助とはいえない，心理療法の主体はあくまで相談者であり相談者個人の価値と尊厳を最大限に尊重すべきである，と主張したのである．当時のほとんどの心理療法家は相談者をpatient とよんでいたが，client と表現したのはロジャースが最初であるといわれている．

　カナダ作業療法士協会に所属する作業療法士は自らの作業療法を再定義する中で，このロジャースのクライエント中心という考え方を援用したということになる．

B　カナダ作業遂行モデル

　カナダ作業遂行モデルでは，クライエント中心の作業療法を，人が作業を行うことを可能にするためのクライエントと作業療法士の協業的アプローチである，と定義づける．

　そして，人間は作業欲求をもつ作業的存在 occupational being であるという立場に立って，クライエント個人がもっている経験や知識を十分に認識した上で，クライエント自身を尊重し，ともに作業療法を行っていく上での協業者である，としている．

　カナダ作業療法士協会が開設した，作業療法啓蒙のための一般向けサイトには，クライエント中心の作業療法に関する信念が次のように示されている（表 21）．

表21 クライエント中心の作業療法に関する信念（カナダ作業療法士協会，著者訳）

クライエント中心の作業療法に関する信念
1) クライエントはクライエント自身の作業に関して経験と知識を所有している．
2) クライエントは作業療法プロセスに積極的に参加するパートナーである．
3) クライエントの好ましい変化のためには多少のリスクを冒すことも必要なことである．
4) クライエント中心の作業療法ではクライエントの作業を可能にすること enabling occupation に焦点が当てられる．

　そして，1) 作業遂行は人間-作業-環境の相互作用で決定される，2) 人間はその中心に本質的かつ生来的に spiritual な部分を有しており，身体的・感情的・認知的側面がある，3) 作業はセルフケア，生産的活動，余暇活動（レジャー）に分類される，4) 環境は物理的・制度的・文化的・社会的側面がある，としている．

C　実践のための諸段階

　カナダ作業遂行モデルを具体的に実践するためには以下に示す7段階のプロセスを経る，とされている（表22）．

表22 カナダ作業遂行モデル実践のための7段階

第1段階	クライエントの作業遂行上の問題を確認した上で，それらの問題に優先順位をつける．
第2段階	理論的なアプローチを選択する．
第3段階	作業遂行の要素と環境条件を明確にする．
第4段階	利点と使用可能な資源を明確にする．
第5段階	目標とする成果をクライエント及び作業療法士が協議し行動計画を立案する．
第6段階	作業を通じて立案された行動計画を実行に移す．
第7段階	作業遂行によって達成された成果を評価する．

D　カナダ作業遂行測定の諸段階

　上述したカナダ作業遂行モデルに則ってカナダ作業遂行測定が行われるが，この評価では，セルフケア，生産的活動，余暇活動について，「重要度（自分にとってどのくらい重要か）」，「遂行度（今の自分はどのくらいできているか）」，「満足度（自分はどのくらい満足しているか）」について，クライエントに対する半構造化面接を用いて，それぞれを10段階尺度で評定する（表23）．
　従来の作業療法評価においては作業の遂行度評価は正確になされていた一方で，対象者自身がそ

表23 10段階尺度の内容

重要度	1（まったく重要でない）	― 10（とても重要である）
遂行度	1（まったくできない）	― 10（とても上手にできる）
満足度	1（まったく満足していない）	― 10（とても満足している）

の作業をどのように重要視しているのか，そして，どの程度満足しているのか，という部分については必ずしも十分な評価が加えられていなかったという反省がカナダ作業遂行測定には込められていることが理解できる．

E 実施上の注意点

現在では，作業療法は対象者と作業療法士とが協同で取り組むべきもの，とする考え方が対象者と作業療法士双方から至極当然のことであると理解されている．カナダ作業遂行測定はこの考え方を具体化する方法論として注目されているが，臨床で実施する際は注意すべき点がいくつかある．

まず，カナダ作業遂行測定では対象者に対する半構造化面接を実施するので作業療法士にある程度の面接能力が要求される．

さらに，面接の際には，対象者の認知機能の問題や，自己主張・自己表現が困難，用意された質問に望ましい回答をしがちである（社会的望ましさ social desirability），といった問題にも注意が必要である．

また，10段階評定尺度を使用して対象者の主観を数値化するために，得られる情報が矮小化されてしまう危険性もある．これは面接時における対象者の語り narrative を合わせて評価することでその危険性を最小限にすることが可能である．

●文献

1) Canadian Association of Occupational Therapists. "What is OT ?: Occupational therapy Values and Beliefs". CANADA'S OCCUPATIONAL THERAPY RESOURCE SITE. (online). available from <http://www.otworks.ca/otworks_page.asp?pageid=619>, <accessed 2010-08-03>.
2) 山口芳文，編．作業療法学　ゴールド・マスター・テキスト 6　精神障害作業療法学．東京：メジカルビュー社；2010．

〈鈴木久義〉

第 2 章 作業療法評価学

B. 評価手段

10 社会機能評価

A 日常生活行動評価

　精神障害者の日常生活上の問題は，身体障害者のそれとは，質を異にしている．日常生活において身体障害者の問題が，主に動作上の不具合によって生じてくるのに対して，精神障害者の問題は動作を引き出すために必要な意欲や社会的な意義（役割意識），習慣や生活リズムなどといった要因が含まれ，動作を包含した行為（行動）の障害といえる．したがって，一つの日常生活上の問題は，単にその動作の反復練習をするだけでは解決されない．現象の背景にある根本的な原因を見極め，適切に対処していく必要がある．

　精神障害者の日常生活行為の障害の背景には，主に 3 つの原因が考えられる．

　①病的症状の出現
　②未学習（環境の影響）
　③遂行機能障害

病気が再燃し，幻聴や妄想などの病的症状が出現してくると，日常生活にも支障が出てくる．対象者は，病気の再燃や生活の支障について自分から訴えてくることは少ない．自らの病気の特徴を理解し，危機状況に必要な支援を求められるようになれば，リハビリテーションは終了に近いともいえる．それゆえ，概観や行動パターンの変化に周辺が気づく必要がある．たとえば，「服装が季節や場に合わない」，「汗臭い，汚れている」，「髭がのびている」，「やせてきた」などで気づかれることもある．退薬や対人関係上のトラブルや生活文脈上のエピソードがあるかもしれない．家族や主治医などの関係者と情報交換を通じた連携をもち，原因に働きかけることで，改善がはかられることが多くある．

　生活史や現病歴をみてみよう．適切な対応ができる養育者の不在，早期の発病，入院生活による社会との隔絶などによって，日常生活上の体験学習の機会が乏しいことが推測できる場合もある．この場合は，暦年齢にこだわらず，一つ一つ丁寧に，体験を積み重ねていくことによって，できるようになることも多い．

　疾病の特徴で脳の遂行機能に障害がある場合もある．高次脳機能障害作業療法を参考に，口頭指示だけでなく，手順をカード化して提示したり，単純化したり，自助具の導入など，対象者に適した工夫を加えて指導していく必要がある．

　評価尺度としては，狭義の身辺動作に加え，対人関係や社会資源の利用などのソーシャルスキルや，症状，疾病管理などを包括的に評価するようなものがいくつか開発されている．作業療法士が作成した「日常生活評価[1]」のほか，「精神障害者社会生活評価尺度（LASMI: Life Assessment Scale for the Mentally Ill）」，「Rehab—精神科リハビリテーション行動評価尺度」などがある．以

下に，評価表の一部を示す（表24，25）．

表24　日常生活行動評価（文献2より）

I　基本的生活習慣
　(1) 洗面
　　① きれいに洗える．
　　② 洗えるが注意助言が必要．
　　③ 洗わない．
　　④ 不明
　(2) 入浴（身体の清潔）
　　① 入浴する．
　　② 入浴するが注意助言が必要．
　　③ 入浴しない，入浴しても不潔，介助が必要．
　　④ 不明
　(3) 睡眠
　　① 適度な睡眠がとれる（睡眠剤があっても可）．
　　② 睡眠障害があるが特別な対策を講じればきりぬけられる
　　③ 睡眠障害があって日常生活に重大な支障をきたす．
　　④ 不明
　(4) 食事摂取
　　① 質・量とも適切に食べる．
　　② 助言，指導があれば質・量とも適切に食べる．
　　③ 質・量に極端な偏りがある．
　　④ 不明
　(5) 食べ方（マナーなど）
　　① 周囲の状況に合った食べ方をする．
　　② 家庭などの限られた場所以外では適用しにくい食べ方をする．
　　③ 周囲の状況に合わない食べ方をする．
　　④ 不明
　(6) 服薬
　　① きめられた通りに服薬する．
　　② 服薬するが注意確認が必要．
　　③ 服薬しない．介助の必要がある．
　　④ 不明
　(7) みだしなみ
　　① 場所，状況に合わせられる．
　　② 日常的場面では問題ないが，場所によっては助言，指導が必要である．
　　③ どことなく不調和，だらしなさ，不潔感を与える．
　　④ 不明

II　家事
　(1) 掃除
　　① 必要に応じて適切に行える．
　　② 時に助言，指導が必要である．
　　③ できない，やらない．
　　④ 不明
　(2) 洗濯
　　① 必要に応じて適切に行える．
　　② 助言があればできる．場合によっては指導が必要．
　　③ できない．やらない．
　　④ 不明
　(3) 献立をたてる
　　① 栄養のバランスを考えてひとりでたてられる．
　　② 助言があればできる．
　　③ できない．
　　④ 不明
　(4) 調理
　　① ひとりでできる．
　　② 助言があればできる．場合によっては指導が必要．
　　③ できない，やらない．
　　④ 不明
　(5) 食事の準備及び後片付け
　　① 自主的にできる．
　　② 助言があればできる．
　　③ できない，やらない．
　　④ 不明
　(6) 整理整頓
　　① よく気を配ってできる．
　　② 言われればする．
　　③ やらない．
　　④ 不明
　(7) 家事の手伝い
　　① 自主的にする．
　　② 言われればする．
　　③ できない，やらない．
　　④ 不明
　(8) 金銭の管理（収支のバランス，貯蓄など）
　　① 計画的に管理できる．
　　② 助言，指導があればできる．
　　③ できない．
　　④ 不明
　(9) 金銭の使い方
　　① 自分で見積って適切な使い方，買い物ができる．
　　② 助言があれば適切な使い方ができる．
　　③ 適切な使い方ができない．
　　④ 不明

(表 24 つづき)

Ⅲ　対人関係
1　様式
　(1) 挨拶
　　① 場面に応じて適切な挨拶ができる.
　　② 助言, 指導があればできる.
　　③ できない, やらない.
　　④ 不明
　(2) 話題
　　① 場面に応じた話ができる.
　　② 助言, 指導があればできる.
　　③ 場にふさわしくない, 秘密が保持できない.
　　④ 不明
2　範囲
　(1) 家族との関係
　　① 適切な交流がある.
　　② 援助, 調整をすれば交流が保てる.
　　③ 交流がない, 又は家族が過剰介入
　　④ 不明
　(2) 友人とのつき合い
　　① 心の中を打ち明ける仲間がいる.
　　② デイケアなど特定の場面で気楽に話し合える仲間がいる.
　　③ しない.
　　④ 不明
　(3) 異性とのつき合い
　　① 社会的規範にのっとったつき合いができる.
　　② 相談助言があれば, 社会的規範にのっとったつき合いができる.
　　③ つき合えない (非常に緊張するなど) 又は節度がないつき合い方をする.
　　④ 不明
　(4) グループ関係
　　① グループ活動に参加できる.
　　② 援助があればグループ活動に参加できる.
　　③ グループ行動ができない (やりすぎてしまう, 又は何もやらない).
　　④ 不明
　(5) 対人関係の破綻への対応
　　① 動揺はあるが日常生活進行上支障はない.
　　② 相当動揺するが短期間に回復する.
　　③ 動揺が大きく病的反応が続く.
　　④ 不明

Ⅳ　時間配分
　(1) 毎日の日課
　　① 自主的に従える.
　　② 促せば従える.
　　③ 従えない.
　　④ 不明

　(2) 日課の計画
　　① 時間の見積りを含め予定をたてられる.
　　② 援助されればできる, 又は時間の見積りや計画の内容が不十分.
　　③ できない, 又は不合理な計画.
　　④ 不明
　(3) 日課の遂行
　　① 計画を遂行できる.
　　② 援助すれば遂行できる.
　　③ 遂行できない.
　　④ 不明
　(4) 毎週間スケジュール
　　① 自主的に従える.
　　② 促せば従える.
　　③ 従えない.
　　④ 不明
　(5) 週月間スケジュールの計画
　　① 時間の見積りを含め予定をたてられる.
　　② 援助されればできる, または時間の見積りや計画の内容が不十分.
　　③ できない.
　　④ 不明
　(6) 週月間スケジュール遂行
　　① 計画を遂行できる.
　　② 援助すれば遂行できる.
　　③ できない.
　　④ 不明
　(7) 日課の実施上病的部分
　　① ない.
　　② あるが予測可能で社会的許容範囲.
　　③ かなり目立ち許容されにくい, 又は予測ができにくい.
　(8) 時間の見積り
　　① 未経験のことや不測の事態をみこしていくとおりかを見積れる.
　　② 経験したことのある範囲での見積り, 未経験のことをみこして一通りの見積りができる.
　　③ 非実用的な程不正確な見積り又は全くできない.
　　④ 不明
　(9) 急な予定変更
　　① ひとりで適切に対処できる (適切な人に援助を求めることも含む)
　　② 場所, 時間を問わずほとんどいつも職員や特定の人に依存する.
　　③ ひとりで対処しようとするが収拾がつかなくなる, 又は混乱して何もできなくなる.
　　④ 不明

(表24つづき)

(10) 余暇
① 工夫して積極的に何かをする過し方ができる.
② 受動的過し方（テレビ，ゴロゴロ）をする.
③ 不適切な過し方（遊びすぎ，飲食しすぎ，病的行動など）をする.
④ 不明

V 社会資源の利用
1. 交通機関の利用
　(1) 路線調べ，費用調べ
　　① 自分でできる（適切な人にたずねることも含む）.
　　② 援助されればできる.
　　③ できない.
　　④ 不明
　(2) 路線の選択
　　① 自分でできる.
　　② 援助されればできる.
　　③ できない.
　　④ 不明
　(3) 既知の目的地へ行く
　　① ひとりで行ける.
　　② 助言，支持があれば行ける.
　　③ できない.
　　④ 不明
　(4) 未知の目的地へ行く
　　① ひとりで行ける.
　　② 助言，支持があれば行ける，又は途中まで行ける.
　　③ できない.
　　④ 不明
　(5) 不測の事態（例 迷子，お金や切符を落す）
　　① ひとりで対処できる（適切な人に援助を求めることも含む）.
　　② いつも特定の人に援助を求める.
　　③ 対処しようとするが収拾がつかなくなる．またはできない（混乱してしまう）.
　　④ 不明
　　利用方法を知っているかのチェック
　　（知っているものに○をつける）
　　①券売機　②改札機　③両替機　④ワンマンカー
2. 電話
　(1) 番号調べ
　　① 自主的にできる.
② 促されれば，又は援助されればできる.
③ できない，やらない.
④ 不明
　(2) 未知の人への用件伝達
　　① 自主的に適切に行える.
　　② 促されれば，又は援助されれば，あるいは簡単な内容はできる.
　　③ できない.
　　④ 不明
　(3) 取り次ぎ
　　① 自主的にできる.
　　② 促されれば，あるいは援助されればできる.
　　③ できない，やらない.
　　④ 不明
　(4) 伝言を受け伝える
　　① 自主的に適切にできる.
　　② 促されれば，又は援助されれば或は簡単な内容ならできる.
　　③ できない，又は間違いが多く非実用的
　　④ 不明
　(5) 不測の事態
　　① ひとりで対処できる（適切な人に援助を求めることを含む）
　　② いつも特定の人に援助を求める.
　　③ 対処しようとするが収拾がつかない，又はできない.
3. 公共機関の利用
　(1) 区・市役所・郵便局，銀行，福祉事務所等の手続き
　　① 自分でできる.
　　② 援助をうければできる.
　　③ ほとんど他人にしてもらう，又はできない.
　　④ 不明
　(2) 地域サービス
　　① 積極的に自分からさがして利用する.
　　② 教えられれば利用する.
　　③ 利用しようとしない，又はできない.
　　④ 不明
　　サービス内容を知っているものに○印をつける.
　　①銀行　②郵便局　③役所　④精神衛生センター（現：精神保健福祉センター）　⑤職業安定所　⑥リハビリテーション　⑦いのちの電話　⑧体育館　⑨図書館　⑩文化活動（青年学級，婦人学級など）

（吉沢きみ子，他．日常生活評価．理学療法と作業療法．1982; 16: 371-3. より）

表25 精神障害者社会生活評価尺度の項目の構成（文献3より）

1. D（Daily living）/日常生活
   ①身辺処理
   　D-1. 生活リズムの確立
   　D-2. 身だしなみへの配慮——整容
   　D-3. 身だしなみへの配慮——服装
   　D-4. 居室（自分の部屋）掃除やかたづけ
   　D-5. バランスの良い食生活
   ②社会資源の利用
   　D-6. 交通機関
   　D-7. 金融機関
   　D-8. 買物
   ③自己管理
   　D-9. 大切な物の管理
   　D-10. 金銭管理
   　D-11. 服薬管理
   　D-12. 自由時間の過ごし方
2. I（Interpersonal relations）/対人関係
   ①会話
   　I-1. 発語の明瞭さ
   　I-2. 自発性
   　I-3. 状況判断
   　I-4. 理解力
   　I-5. 主張
   　I-6. 断る
   　I-7. 応答
   ②集団活動
   　I-8. 協調性
   　I-9. マナー
   ③人づきあい
   　I-10. 自主的なつきあい
   　I-11. 援助者とのつきあい
   　I-12. 友人とのつきあい
   　I-13. 異性とのつきあい
3. W（Work）/労働または課題の遂行
   　W-1. 役割の自覚
   　W-2. 課題への挑戦
   　W-3. 課題達成の見通し
   　W-4. 手順の理解
   　W-5. 手順の変更
   　W-6. 課題遂行の自主性
   　W-7. 持続性・安定性
   　W-8. ペースの変更
   　W-9. あいまいさに対する対処
   　W-10. ストレス耐性
4. E（Endurance & Stability）/持続性・安定性
   　E-1. 現在の社会適応度
   　E-2. 持続性・安定性の傾向
5. R（Self-Recognition）/自己認識
   　R-1. 障害の理解
   　R-2. 過大な自己評価・過小な自己評価
   　R-3. 現実離れ

B Rehab（文献4より要約）

　Rehabilitation Evaluation Hall And Baker（＝Rehab）は，英国のベーカー Baker らによって開発された精神障害者の行動評価尺度だ．わが国には，1990年代に京都大学医学部付属病院を中心に信頼性・妥当性の検討がなされ，1994年に田原・藤・山下らによって「Rehab—精神科リハビリテーション行動評価尺度」として日本語版が出版されている．LASMI 同様，精神障害者の全体像，生活障害の程度を包括的にとらえようというテストの一つである．

　Rehab の概要については以下のとおりである．

1. 対象者

　精神病院や地域の施設で長期慢性的に暮らしている精神障害者．

2. 使用目的

　①保護的な環境に長期滞在する対象者が，より保護的でない環境に移行する（リハビリテーション）可能性を評価．すなわち，退院して地域で暮らせる人の選択．

②対象者の障害を全般的に評価．
③対象者の行動上の注目すべき側面（特徴・問題点・利点）を評価．
④ベースラインを設定し，ある期間の対象者の行動上の変化を評価．

3．使用方法と評定者

対象者を1週間以上にわたって十分に観察できる評定者が，事後に専用の評価用紙にチェックして評価する．評定者は，評定の責任者とともに，事前に1人の対象者について観察したことを評価用紙に記入する練習をし，評定になれておくことが必要である．

4．テストバッテリーの特徴

専用の評価用紙は，「逸脱行動」と「全般的行動」の2種類から構成されている．

「逸脱行動」は失禁，暴力，自傷，性的問題行動，無断離院・外出，怒声・暴言，独語・空笑の7項目からなり，出現頻度による3段階評価となっている．

「全般的行動」は，他者との交流，余暇時間の使い方，言語表現，身辺動作など16項目からなり，直線上の打点位置で10段階で評価する．

その他，採点用のスコアスケール，スコアシート，個人用・グループ用の記録用紙，マニュアル等がセットされ，総得点による臨床的判断基準（退院の可能性）も示されている．

C 職業関連評価

職業につくために必要な諸能力について，日ごろの作業療法の場面での観察が重要である．継続して参加できているか，時間を守れるか，コミュニケーション能力や作業能力はどうかなどである．観察を客観的に裏付けるために，種々の検査が用いられる場合もある．ここでは，そのいくつかを簡単に紹介する．

1．職業興味検査

職業興味は，特定の職業や職務に対する好き嫌いの傾向であり，職業選択において能力適正と並んで重視されている．どんな仕事につきたいか？　興味があるか？　を調べる．

1) **職業興味検査**（VIP: Vocational Preference Inventory）

ホランド（Holland JL）は，職業に対する興味を基に個人のパーソナリティーを「現実的」，「研究的」，「芸術的」，「社会的」，「企業的」，「慣習的」の6類型に分類し，これを基に，この検査を開発した．個人のパーソナリティーの類型とそれと対応した職業分類コードが得られ，職業選択に利用できる．

2) **Career Development Test**（CDT）

職業を希望する程度や選択理由を5段階で回答することと，20の職業について知識の正確さを確かめ，職業選択に対する態度や動機を評定尺度や投影法によって測定することで，職業的な発達の程度をみる．

2. 職業適性検査

1) 労働省編一般職業適性検査
アメリカ労働省が開発したGeneral Aptitude Test Battery（GATB）の日本版である．9の適正能を15種類の下位検査（うち4種類は器具検査）によって測定するバッテリー検査である．9の性能点は100を平均とする標準得点の形で表され，それらの高低の組み合わせで得られたパターンを15の職業適性類型や40の職業群と照合することにより，多くの情報が得られるようになっている．

2) 個別性能検査
器具を使用し特定の適正能だけを測定する．

3) 特別職業適性検査
単一の職業に対する個人の適合の程度を明らかにする．「システムエンジニア適正検査」，「事務適正検査」などがある．

3. ワークサンプル法

実際の職務，あるいは職業群で使われているのと同じ，もしくは類似した課題，材料および道具を用いた作業活動で，個人の職業適性，作業者の性格，および職業興味を評価するテストである．作業技能面の評価は数量的に行い，同時に，対人的な側面・社会的な側面の評価を行動観察により，パーセンタイル基準やMTM規準を用いて示すテストである．

その他，知能検査・学力検査・性格検査なども用いられている．

●文献
1) 吉沢きみ子, 他. 日常生活評価. 理学療法と作業療法. 1982; 16: 371-3.
2) 日本作業療法士協会, 監修. 作業療法学全書 第3巻 作業療法評価学. 東京: 協同医書出版社; 1997. p.318-21.
3) 岩崎晋也, 宮内 勝, 大島 巌, 他. 精神障害者社会生活評価尺度の開発. 精神医学. 1994; 36(11): 1139-51.
4) Roger Baker, John N Hall（田原明夫, 藤 信子, 山下俊幸, 訳）. Rehab—精神科リハビリテーション行動評価尺度. 東京: 三輪書店; 1994.
5) 松井信雄・菊池恵美子, 編. 職業リハビリテーション学—キャリア発達と社会参加に向けた就労支援体系. 改訂第2版. 東京: 協同医書出版社; 2006.

〈埜﨑都代子〉

第 2 章 作業療法評価学

C. 評価から治療計画作成

1 評価から治療目標設定まで

情報収集，観察，面接，検査などの評価手段を実施し，対象者の問題点，利点，参考点を列挙し，それらをもとに対象者の全体像を捉え，長期及び短期の治療目標を設定し，短期目標を達成するための治療構造を明らかにしていく．

A 評価手段

評価手段には，情報収集，観察，面接，検査がある．

1) 他部門よりの情報収集
①主治医に対し，カルテ等からの情報の入手，主治医から直接情報を聴取する．
②看護師に対し，看護記録等からの情報の入手，担当看護師から直接情報を聴取する．
③精神保健福祉士（あるいは，PSW）に対し，相談記録等からの情報の入手，担当精神保健福祉士から直接情報を聴取する．
④臨床心理士に対し，心理テスト報告書や心理療法記録等からの情報の入手，担当臨床心理士から直接情報を聴取する．
⑤作業療法士に対し，作業療法記録やデイケア記録等からの情報の入手，担当作業療法士やデイケアスタッフから直接情報を聴取する．
⑥その他，家族，対象者の関係者より情報を聴取，入手する．

2) 観察
病棟や施設内での自然場面での観察，作業療法やデイケア場面での観察，評価実施場面での観察などを行う．

3) 面接
個人面接，活動を行いながらの面接

4) 検査
①投影法　　：アジマバッテリーテスト，HTP テスト，バウムテスト，などがある．
②質問紙法　：興味チェックリスト，日常生活行動評価，などがある．
③作業検査法：箱作り法，などがある．
④その他　　：知的機能，認知機能，運動機能，前職業評価，などがある．

B 評価のまとめと治療目標設定までの流れ

各種の評価から得られた内容から，治療目標を設定し，治療構造や援助計画を明らかにするためには，論理性や整合性が求められる．その流れは，以下の通りである．

①得られた評価内容（項目）の中から，対象者の問題点，利点，参考点を列挙する．
　　　　　　　↓
②列挙した内容を共通した内容に分類し，まとめる（繰り返しみられる内容，特有な内容）．
　　　　　　　↓
③まとめられた内容の相互関係や因果関係を考える（対象者の全体的な理解のための仮説作り）．
　ある理論枠（精神分析，発達理論，行動理論，人間作業モデル，など）を参照し，それぞれの内容の関係性を組み立てる．
　　　　　　　↓
④組み立てられた結果（関係性）に，不明，疑問，矛盾がないか検討する．問題がある場合は，評価手段の再実施や内容の補充，問題点，利点，参考点，関係性などについて再検討する．
　　　　　　　↓
⑤組み立てられた結果（関係性）をもとに，対象者の全体像を捉える．
　　　　　　　↓
⑥対象者の全体像をもとに，治療目標（長期目標，短期目標）を設定する．
　　　　　　　↓
　　　　　治療構造，援助計画を設定する．

〈山口芳文〉

第 2 章 作業療法評価学

C. 評価から治療計画作成

2 担当症例の治療目標

最終学年における総合臨床実習で担当した症例に対して、主治医の作業療法あるいはデイケア処方目的と実習学生があげた短期目標を表26に示した。

表26 担当症例の処方目的と短期目標

処方目的	入院	%	DC	%	計	%	短期目標	入院	%	DC	%	計	%
機能，構造							機能，構造						
意欲，自発性	***138	26.1	27	10.2	165	20.8	意欲，自発性	**76	11.5	23	5.9	99	9.4
症状(陽性，不安)	40	7.6	17	6.4	57	7.2	興味，関心	***75	11.3	24	6.1	99	9.4
興味，関心	*33	6.2	6	2.3	39	4.9	自信	56	8.4	46	11.8	102	9.7
自信	*26	4.9	5	1.9	31	3.9	現実検討	27	4.1	10	2.6	37	3.5
現実検討	18	3.4	5	1.9	23	2.9	身体，体力	*22	3.3	5	1.3	27	2.6
身体，体力	14	2.6	10	3.7	24	3.0	障害理解	8	1.2	4	1.0	12	1.1
退行，痴呆化	*12	2.3	0	0.0	12	1.5	症状(陽性，不安)	7	1.1	0	0.0	7	0.7
小計	281	53.1	70	26.4	351	44.2	退行，痴呆化	4	0.6	0	0.0	4	0.4
活動							小計	275	41.5	112	28.7	387	36.8
対人交流	113	21.4	69	25.9	182	22.9	活動						
生活のリズム	45	8.5	***58	21.8	103	13.0	症例との関係	100	15.1	54	13.8	154	14.6
ADL，生活技術	44	8.3	16	6.0	60	7.5	対人交流	99	14.9	***101	25.8	200	19.0
作業能力(持続，集中)	**28	5.3	3	1.1	31	3.9	自己表現	65	9.8	36	9.2	101	9.6
自己表現	9	1.7	4	1.5	13	1.6	生活のリズム	37	5.6	25	6.4	62	5.9
服薬管理	0	0.0	*4	1.5	4	0.5	ADL，生活技術	36	5.4	17	4.4	53	5.0
小計	239	45.2	154	57.8	393	49.4	作業能力(持続，集中)	35	5.3	21	5.4	56	5.3
参加							小計	372	56.1	254	65.0	626	59.4
就労準備	8	1.5	***36	13.5	44	5.5	参加						
環境							参加動機	10	1.5	6	1.5	16	1.5
家族調整	1	0.2	*6	2.3	7	0.9	就労準備	4	0.6	13	3.3	17	1.6
合計	529	100.0	266	100.0	795	100.0	その他	2	0.3	6	1.5	8	0.7
症例数	254例		160例		414例		小計	16	2.4	25	6.3	41	3.8
							合計	663	100.0	391	100.0	1054	100.0
							症例数	254例		160例		414例	

$*P<0.05$　$**P<0.01$　$***P<0.001$

A 主治医よりの処方目的（担当症例の状態像を示していると考えられる）

入院症例においては、「機能・構造的障害」が多く、陰性症状への働きかけの目的が多い。また、デイケア症例では、「活動制限」と「参加制限」が多く、対人関係への働きかけと生活リズム確保の目的が目立っている。

B 実習学生があげた短期目標

入院症例では、活動性の改善や興味関心など楽しみの拡大、実習学生との治療関係の確立を目指すものが多い。また、デイケア症例では、メンバー同士の交流による対人関係技能の向上を狙う目標が多い。

●文献

1) 山口芳文, 鈴木久義, 埜崎都代子, 作田浩行. 精神科臨床実習における実習学生の担当症例. 昭和大学保健医療学部雑誌. 2004; 2: 15-21.

〈山口芳文〉

第2章 作業療法評価学
C. 評価から治療計画作成
3 障害論　ICFの例

統合失調症の症例を ICF（International Classification of Functioning, Disability and Health: 国際生活機能分類）に沿ってまとめた例が図22である．生活機能（心身機能・身体構造, 活動, 参加），背景因子（環境因子, 個人因子）により，症例の利点と問題点を分けて分類している．

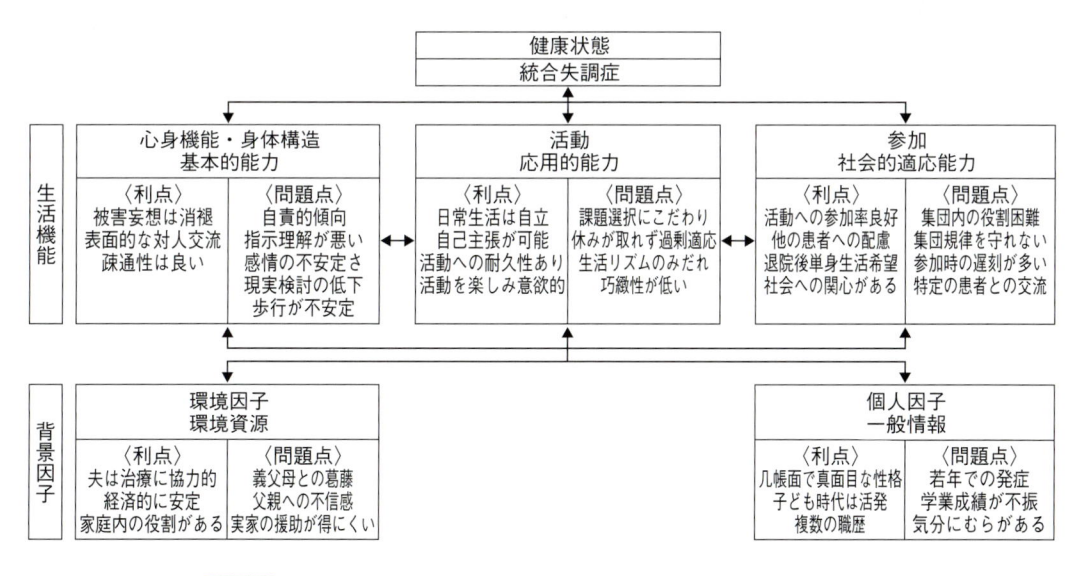

健康状態：統合失調症

生活機能：
- 心身機能・身体構造　基本的能力
  - 〈利点〉被害妄想は消褪／表面的な対人交流／疎通性は良い
  - 〈問題点〉自責的傾向／指示理解が悪い／感情の不安定さ／現実検討の低下／歩行が不安定
- 活動　応用的能力
  - 〈利点〉日常生活は自立／自己主張が可能／活動への耐久性あり／活動を楽しみ意欲的
  - 〈問題点〉課題選択にこだわり／休みが取れず過剰適応／生活リズムのみだれ／巧緻性が低い
- 参加　社会的適応能力
  - 〈利点〉活動への参加率良好／他の患者への配慮／退院後単身生活希望／社会への関心がある
  - 〈問題点〉集団内の役割困難／集団規律を守れない／参加時の遅刻が多い／特定の患者との交流

背景因子：
- 環境因子　環境資源
  - 〈利点〉夫は治療に協力的／経済的に安定／家庭内の役割がある
  - 〈問題点〉義父母との葛藤／父親への不信感／実家の援助が得にくい
- 個人因子　一般情報
  - 〈利点〉几帳面で真面目な性格／子ども時代は活発／複数の職歴
  - 〈問題点〉若年での発症／学業成績が不振／気分にむらがある

図22 統合失調症症例の ICF（国際生活機能分類）による記入例[1]

●文献

1) 日本作業療法士協会, 編. 作業療法ガイドライン実践指針（2008年度版）. 2008.

〈山口芳文〉

第3章

作業治療学

第3章 作業治療学

A. 作業治療学概論
治療過程と治療構造

A 治療過程

　精神科作業療法は，対象者の中にある回復への意思に働きかけ，障害された部分に限らず，健康な側面に対しても，援助していくものである．そのため，対象者の心の変化を待つ姿勢を保ちながら，治療関係作りを念頭に置き，治療動機を育み，進めていく過程である．

　対象者の評価が終了してから治療が開始されるのではなく，作業療法士と対象者が出会ったときからすでに治療過程は始まっていることを考慮して，観察，面接，検査などの評価も行うべきである．

B 治療構造の設定[1]

　精神科作業療法では，①作業活動という変化に富んだ媒介物を使用する，②作業活動の実施の場が面接室などに固定されず，一定していない，③治療者との関係では言語的交流だけでなく，非言語的交流や表現が多用される，などの特徴があり，そのため，作業療法の理論化，客観化が難しく，作業療法のさまざまな治療条件を論理的に整理することが必要となる．そこで，さまざまな治療条件を明確にするための治療構造の設定が求められる．

C 治療構造の設定までの流れ

　対象者の担当→評価→問題点，利点，参考点→関係性→全体像の把握→治療目標（リハビリテーション目標，長期目標，短期目標）の設定→短期目標の達成のために
　　↓
　対象者の「全体像」と「短期目標」から，治療構造（図23）を設定する．
　　①時間（時間　頻度　期間）を設定する．
　　②作業療法を行う場所を設定する．
　　③治療的態度を設定する．
　　④作業活動を設定する．
　　⑤どのような集団で行うか，個人で行うかを設定する．

●文献
　1) 松井紀和. 精神科作業療法の手引き. 東京: 牧野出版; 1999.

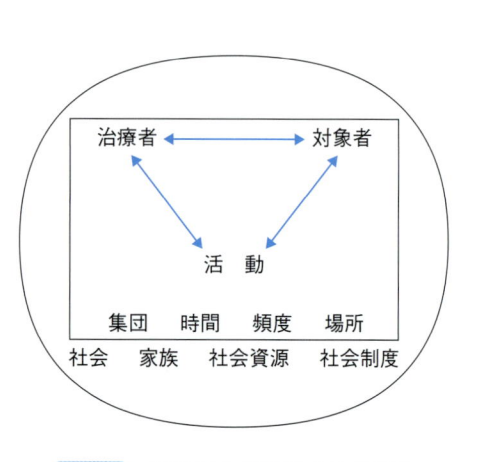

図23　精神科作業療法の治療構造

〈山口芳文〉

第3章 作業治療学

B. 治療・援助構造

1 治療的態度，関わり方

どのように対象者に関わるかという治療的態度は，精神科作業療法における治療構造で最も大きな治療的影響を対象者に与えるものである．治療的態度は，評価から導き出された対象者の「全体像」と「短期目標」から設定する．

A 基本的な治療的態度[1]

ここでは主に，統合失調症者に対する基本的な治療態度について述べる．

1. 安心感と安全感

統合失調症者は対人関係に不安や緊張感をもちやすく，特に急性期や増悪期には自我障害（図24）のため，自分の中に他者などの外界が侵入する不安や自分が外に漏洩する不安をもち，不安やあせりの中にいると考えられる．そのような状態の時には，対象者に無理に近づき，働きかけることはせずに，集団や作業活動，居場所などに配慮し，安心感や安全感を提供するための治療的態度が必要である．

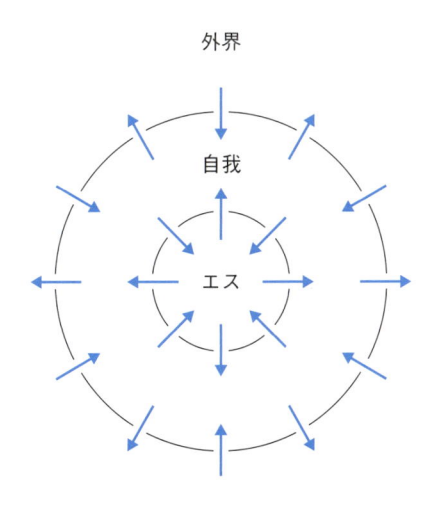

図24 統合失調症の自我境界[2]

2. 自閉の保証

統合失調症者は，自分を守る垣根である自閉する能力が低い（図24）ため，自分の秘密を話し，探られているという意識をもちやすく，対人的距離のとり方は混乱しやすい．そのため，過剰に関

わり，一方的に指導したりする治療的態度は好ましくはない．自閉する能力が低いことを理解し，対人関係を調節し，時には，対象者に関わらないで自閉を保障する治療態度も必要となる．

3. 心理的距離

心理的距離とは，対象者と自分の間に起こるさまざまな感情を冷静にみつめられるときに生じる感覚が距離であり，心理的距離が遠すぎると無関心，冷淡，拒絶的，威圧的となり，逆に近すぎると親身，同情，過剰な関与，などとなる．心理的距離によっては，感情的に巻き込まれ，対象者や治療者自身の関係がみえにくくなる．

4. 異常体験

図24に示すように，対象者は自我障害のため，幻聴や妄想などの異常体験を秘密として隠し続けることが困難である．そのため，対象者のいうがままに傾聴し続けたり，根掘り葉掘り聞きだすと対象者が不安になったり混乱したりしやすくなる．一般に異常体験は聞きださない方がよい．また，そのような態度は，その後の治療関係をとりにくくさせてしまう．

対象者の中にある「心的現実」に対して治療者は共感的に理解を示しつつも，「現実世界」を伝えるようにするのが望ましい．

5. 対象者との関係

治療関係がとりにくい理由として，対象者側の問題と治療者側の問題がある．対象者側の問題としては，近づかれることへの不安（図24），不信感や敵意，無関心や無為自閉，元来の性格，など，治療者側の問題としては，対人関係技術の未熟さ，経験不足，年齢や性別の違い，逆転移，専門職としての自覚不足，無意識の敵意や拒絶，共感性や感受性不足，不安をもちやすい神経症的性格，などが考えられる．治療的態度は，個々の対象者の「全体像」と「短期目標」から設定するため，個々に合った治療的態度で関わってくことになり，治療者側の問題を自覚しながら柔軟な対応を取らなければならない．

6. 依存

安易に，無責任に対象者の甘えに対し欲求充足することは好ましくないが，初期の治療関係の形成過程では，依存欲求を表出させて，その充足をはかり，対象者との2者関係を作っていくことは治療的に意味がある．関係ができてからは，依存から自律に向けて，依存欲求の充足を徐々に控えていく．

7. 拒否

人を寄せ付けず，かたくなに自分の世界を守り，外界を遮断しようとする対象者に対しての治療的態度は，急速な接近を避け，治療者が安全な人間であると認識できるまで関心を示しながら見守り，徐々に接近していく．注意深さと忍耐が必要である．

8. 興奮

興奮の理由を検討しながらも，逃げ腰の，中途半端な対応では攻撃や興奮が増強するため，毅然とした断固とした対応が必要である．興奮が治まった後に，振り返りの機会をもつことが望まれる．

9. 要求，訴え

まずは，対象者の要求や訴えを傾聴し，非現実的な内容であれば，押しつけや決めつけることなくていねいに説明し，現実を検討する機会を与える．あるいは，対象者が要求する事柄を実際に行わせ現実検討させることも一つの方法である．

10. 退院支援

長期在院者は，退院など自立することでの失敗や挫折を経験していることが多く，退院に対する怖れや不安を感じている．退院は，慣れない生活課題や新しい対人関係と出会う場である．そのため，退院後の生活支援が必要となる．

B　治療的態度[3,4]

ここに示す治療的態度は，精神科作業療法実施の際にさまざまに援用できる内容を含んでいる．

1. フロイトの治療態度

神経症を中心に，自由連想法を行う精神分析療法で必要な治療者の態度である．したがって，治療者の影響をできるだけ少なくするような対応をとっている．

(1) 治療者の私的な人生観や価値観，物の見方，考え方をそのまま患者に押しつけ，あるいは感化する教育的・暗示的な働きかけを慎む，「医師としての分別」の態度
(2) 治療者はなるべく暗示や誘導的な態度を控え，患者自身の自発性を推進力にして連想や面接を進める，「受動性」の態度
(3) 傾聴するだけではなく治療者は自分の思うこと，感じること，患者が思うこと，感じることのけじめを常にはっきりさせる，「境界設定」の態度
(4) 治療者が自己の感情を分析し客観的に捉える，「心理的距離を置く」の態度
(5) できる限り患者との私的接触を避け，治療契約で定められた構造の中での交渉だけを患者との接触面とし，治療者の私的な考え，感情，私生活を患者に知られることを避ける，「分析の隠れ身」の態度

フロイト的治療態度は厳しい，近づきにくい，冷たい，拒否と感じ，不安を強め，精神の破壊作用が出ることもある．

2. フェレンチの治療態度

患者のありのままを許容・肯定し，一歩一歩患者の精神発達や回復を待ち，その成長・発育の歩みをともにする，「育成的態度」であり，フロイト的治療態度は厳父，父性的であるが，フェレンチ的治療態度は慈母，母性的である．

実際の精神分析的な精神療法はフロイト的な態度を基本としながらもフェレンチ的な態度を柔軟に実現していく過程であるといえる．

3. ロジャース（来談者中心療法）の治療態度

治療者の知識や権威ではなく，治療者の態度，すなわち，「自己一致」，「（無条件の）肯定的配慮（受容，尊重）」，「共感的理解」，が重視される．過去ではなく今の対象者の認知世界を重視し，良くなる力（自己実現，自己一致）が対象者に内在しているとする．

4. 生活臨床での治療態度

生活臨床は，統合失調症者の地域生活での特徴と再発防止のための関わり方を明らかにした．その治療的態度は，フロイトの治療態度や来談者中心療法の治療態度と大きく異なり，治療者の抽象的な指示では，生活を規制することはできず，治療者の曖昧な態度は患者の破綻を促進するため，「時期を失せず働きかけ，具体的に断定的に，繰り返しの働きかけが効果的である」，としている．

5. アクスラインの治療態度（遊戯療法）[5,6]

来談者中心療法の治療態度をもとに，子どもに対する遊戯療法の8原則を示した．
a. 良い治療関係作りに心がける
b. あるがままの受容（望ましくない感情を表出した時でも受容する）
c. 許容的雰囲気（安心していられる状況作り）
d. 適切な情緒的反応（感情レベルでの理解を示す．共感的理解）
e. 自信と責任を〔潜在力（自然治癒力）を信頼する〕
f. あくまで非指示的に（賞賛，激励，是認も控える）
g. ゆっくり待つ（テンポに合わせる）
h. 必要な制限の導入（治療契約的内容）

「コンタクト」と「ラポート」
・コンタクト：精神的接触がとれる関係（面接が可能，ある程度の治療契約ができる，日常的な言語交流がとれる程度の関係）
・ラポート：交渉目的，あるいは意思，思考，感情の一致がある関係（共感，同意，相互理解などができる関係）

●文献
1) 市橋秀夫．精神科・治療と看護のエッセンス．東京：星和書店；2002．
2) 前田重治．図説 臨床精神分析学．東京：誠信書房；1985．
3) 山口芳文, 編. 作業療法学 ゴールド・マスター・テキスト6 精神障害作業療法学. 東京：メジカルビュー社；2010．
4) 山口芳文，鈴木久義，奥原孝幸，埜崎都代子．精神科作業療法における治療構造．作業療法．2010；29(3) 281-9．
5) 坂野雄二, 編. 臨床心理学キーワード（有斐閣双書）．東京：有斐閣；2000．
6) 上里一郎，鑪幹八郎，前田重治，編．臨床心理学大系．東京：金子書房；1994．

〈山口芳文〉

第 3 章 作業治療学

B. 治療・援助構造

2 作業活動

どのように作業活動を利用するかを考える際には，選択された作業活動のもつ治療的意味について熟知しておくことが必要である．作業活動は，対象者の「全体像」と「短期目標」との関連，作業活動そのものがもつ，精神的・身体的・社会的特徴，を総合して選択する．

A 作業活動のもつ治療的な意味

現実場面での接触を通し現実検討の向上，計画・予測・理解力・問題解決・決断力・集中力・持続性などの精神機能の改善，自己の可能性や意欲を高める，自尊心・自己満足・自信をつける，作業活動の過程と結果による自己評価の機会，集団内での人間関係を通しての対人関係の改善，異常体験や奇異な行動などからの疎隔，感覚の統合，日常生活技能の習得，就労への橋渡し，社会への関心，など対象者に影響を及ぼす作業活動はさまざまな治療的意味を含んでいる．

B 対象者の1日からみた作業活動の特徴と治療的利用

作業療法やデイケアに参加している対象者の1日の作業活動について，それらの作業活動がどのような意味をもつのかを表27に例示した（次頁）．それには，作業療法やデイケア参加時のプログラム以外の動き（作業活動）も含んだ内容となっている．単に，提供しているプログラムのみの特徴（作業分析）に注目せずに，広く作業活動を捉えることが重要である．例えば，それらのプログラムに不参加の場合，対象者にどのような影響を与えるのかを考察する視点から，作業療法やデイケアをとらえることが必要である．

C 精神科作業療法での作業活動

精神科作業療法でよく使われている作業活動について，作業療法白書から整理すると，以下の通りである[2]．

①日常生活活動：生活技能訓練，家事，食事，生活管理（安全，金銭，健康など），公共機関利用，各種社会資源利用，一般交通手段の利用，社会資源の紹介
②創作作業：編み物，絵画，書道，紙細工，ビーズ手芸，縫い物，革細工，木工，陶芸，刺繡，粘土細工，籐細工，モザイク，織物，七宝焼き
③学習教科：書字，文芸活動
④運動：軽スポーツ，外出・散歩，ゲートボール，ダンス，感覚・運動遊び
⑤音楽：音楽鑑賞，合唱，合奏，カラオケ
⑥ゲーム：囲碁，将棋，オセロ，カードゲーム，ジグソーパズル
⑦その他：園芸，パソコン，ワープロ，ミーティング，生け花，茶道，徒手的訓練，簡易作業

表27　作業活動のもつ治療的意味[1]

どのような作業活動を行っているか	作業活動の治療的利用
① **病棟（自宅）を出るまでの時間** ・定時の起床．整容．食事．服薬．挨拶．新聞・テレビ情報収集．スケジュール確認 ・排尿・排便．OT（DC）参加の葛藤．手荷物の準備．更衣（清潔，季節感）．天候 ・OT（DC）への期待と不安 ＊デイケアでは特に，外（社会）に出るにあたっての準備〔心の準備（他者に接する緊張感，DC参加への期待と不安），物理的準備（持ち物，服装，金銭，服薬）〕が必要．	生活のリズムづくり． 対人交流の機会．自己管理（体調，栄養） 自己決定の機会．社会性の獲得． 今日のOT（DC）でのイメージ． OT（DC）参加動機の明確化． 社会への関心
② **病棟（自宅）から作業療法（デイケア）に向かっている時間** ・定刻に到着．すれ違う人への挨拶．OT（DC）への期待と不安．OT参加への葛藤． ・目的地への道順．周囲への関心．寄り道への誘惑．症状のコントロール． ・歩行のテンポ・リズム．自己決定． ＊デイケアでは特に，現実場面での対処技能が必要（交通機関の利用，時間の厳守と遅刻への対処，他者との関係性）．身体的耐久性．症状のコントロール．	規則を守る．感情のコントロール． 欲求不満耐性がつく．欲求の充足．自律性． 対人交流．身体運動の機会． 決断する．責任を引き受ける． 対人刺激に対処する．症状や障害の調整． 社会との接触．臨機応変な対応．
③ **作業療法（デイケア）に到着し，活動（例：ぬり絵）開始から終了までの時間** ・構成のイメージづくり（色，材料の選択）．道具の準備．道具の貸し借り． ・道具の選択．時間内の作業．休憩の取り方．周囲の人との関係．集中力．疲労． ・他者との比較．質問する．後片付け．待つことができる．期待と不安．自己評価． ・時間の確認．動機づけ．作業遂行能力（持続力，速さ，量，技能レベル）． ・どの席に座るか．帰りたくなった時の交渉力．時間内で課題を切り上げられる． ・いつまでもOT（DC）に残っていたい（分離への葛藤）．離院．他者との別れ． ・満足して帰るか心残りで帰るか．OT（DC）では自立的だったが，帰りは職員の迎え． ＊デイケアでは特に，ぬり絵作成だけでなくメンバー間の交流．ギャングエイジの体験．スタッフとの個別的相談（就労，社会資源・社会制度など）．	現実検討の機会．自己認知（自己評価）． 協調性・社会性．時間の管理．忍耐力． 持久力．集中力．自信の獲得． 挨拶（受け入れられる体験）．選択と判断． 困難への対処技能．欲求不満耐性を高める． できる自己とできない自己の検討． 今日のOT（DC）の振り返り・感想の明確化． 自立と依存．OT（DC）終了後の相談
④ **作業療法（デイケア）から病棟（自宅）に戻るまでの時間** ・1人で病棟に戻れる．挨拶．寄り道をしたいが…．満足感．失敗感．傷付き． ・OT（DC）の次回のイメージづくり．「やっと終わった…」．今日の後の予定． ・看護の送迎か． ＊デイケアでは特に，メンバー同士のインフォーマルな交流（裏のグループ）が可能．寄り道の機会．	自律．対人交流．規則を守る． 今日のOT（DC）の振り返り・感想の明確化． 身体運動の機会． 金銭管理．外の誘惑への対処．
⑤ **病棟（自宅）に到着してからの時間** ・手洗い・うがい．トイレに行く．必要なら着替える．同室者との交流．疲労感． ・安心感．睡眠．今日1日の振り返り． ・OT（DC）であったことを誰かに話したい．残りの時間何をしたらよいのか． ・今日は休まないで良かった（参加への葛藤の解消）． ＊デイケアでは特に，家庭内での役割（家事，家族間の交流）．自由時間の内容．近隣との関係．	自己管理．対人交流．生活のリズムづくり． 判断能力． OT（DC）であったことを誰かに伝える機会． 病棟での残り時間の組み立て． 家族内の役割遂行．

D 事例を通して作業活動を考える（実習学生の症例レポートより抜粋）

提示症例（表28）の「状態と短期目標から，なぜその活動を使用したのか」について検討する[1].

表28 提示症例

Case ① 20歳代，男性，統合失調症（入院症例）
状　態：被害妄想，幻聴，感情鈍麻
評価手段：情報収集，観察，面接，HTPテスト，興味チェックリスト
長期目標：自宅復帰し外来作業療法に参加
短期目標：1. 現実検討　2. 趣味活動に取り組む　3. 他の患者との会話.
活　動：1. 日記を毎日つける．2. 陶芸

Case ② 40歳代，男性，統合失調症（入院症例）
状　態：無為・自閉，対人緊張
評価手段：情報収集，観察，面接，HTPテスト，興味チェックリスト，箱作り法
長期目標：自宅復帰し，デイケアあるいは外来作業療法に参加
短期目標：1. 実習学生と会話できる　2. 自己評価の向上　3. 課題を達成できる
活　動：1. 本立て作り

Case ③ 50歳代，女性，統合失調症（入院症例）
状　態：意欲低下，無為・自閉，身辺の不潔
評価手段：情報収集，観察，面接，興味チェックリスト
長期目標：単身生活で，共同作業所への通所
短期目標：1. 時間通りの参加　2. 他の患者との会話　3. 肥満の防止
活　動：1. 散歩と軽運動　2. 室内ゲーム　3. レコード鑑賞

Case ④ 20歳代，女性，統合失調症（デイケア症例）
状　態：幻聴，対人不安，依存的
評価手段：情報収集，観察，面接，
長期目標：デイケアに安定して参加
短期目標：1. 一人で交通機関を利用できる　2. 社会常識を身につける　3. 体力をつける
活　動：1. 交通機関を利用した散歩　2. 社会常識についての話し合い　3. 散歩

Case ⑤ 40歳代，男性，統合失調症（デイケア症例）
状　態：幻聴，被害妄想，現実検討低下，就労希望が強い
評価手段：情報収集，観察，面接，
長期目標：現実の自己を客観視できる
短期目標：1. 作業能力（持続性，集中力）の向上　2. 集団の動きに沿った言動がとれる．3. 課題の完成度について現実的な評価ができる
活　動：1. 買物紙袋作り　2. 職場見学　3. 職場内試行

●文献
1) 山口芳文，編. 作業療法学　ゴールド・マスター・テキスト6　精神障害作業療法学. 東京：メジカルビュー社；2010.
2) 日本作業療法士協会. 作業療法白書2005－協会設立40周年記念誌. 2006.

〈山口芳文〉

第3章 作業治療学

B. 治療・援助構造

3 集団

精神科作業療法では，治療者の態度や作業活動の治療的影響に加え，集団を利用し治療効果をさらに高める治療構造を設定することが多い．そのためには，集団の形成方法，集団の治療効果，集団の扱い方，集団内での対象者の行動特徴を理解しておくことが重要である．

対象者をどの集団に所属させるかは，対象者の「全体像」と「短期目標」との関連から決定する．

A 治療的集団の形成の基本[1]

どのような対象者でその集団が構成されているかによって，その集団の特徴が規定されるが，ここでは集団を作るにあたっての基本的な事柄について示す．

1. 集団の大きさ

集団内のさまざまな動きを見落とさないで扱える対象者の人数は，治療者1人で5〜8名，治療者2人で15名が限度である，といわれている．ところが，精神科作業療法での診療報酬上の規定では，1人の作業療法士の扱える人数は25名と多いが，実際の臨床では，2名以上の作業療法士がその集団を担当しているのが現状であろう．また，作業活動内容によっても集団の大きさが変わってくる．

対象者の数が少なすぎる場合は，対象者間の相互作用（交流）が減り，逆に多すぎる場合は，問題の焦点化，深化，洞察が困難となる．

2. 対象者の参加

集団に参加する対象者には，集団の中にいられること，次いで，現実との接触がとれること，できれば，集団への所属（他者交流）を望むことが求められる．診断名にこだわらず，個々の対象者のもつ問題や目標によってある特定の集団に参加するように治療計画を設定する．

集団構成員が同質的な場合（性，年齢，疾患名，所属病棟，目標，などが類似している），その集団は同一化しやすく，まとまりやすい．しかし，相互交流が不活発になることがある．一方，異質的な集団では，まとまりにくく，混乱しやすいが，活発な交流がみられることがある．なお，集団の組み立てにあたっては，治療者自身が不安に耐えられるような無理のない集団構成になるよう配慮することが，集団に安定と継続を与えることとなる．

3. 場所

集団で作業活動を行う場所は，圧迫や拡散の少ない，適当な大きさの空間で，堅苦しい雰囲気が

ないことが望ましい．

　精神科作業療法が病棟から離れた場所で行われているか，病棟内で行われているかなど，その集団の実施場所によって，対象者や治療者に与える影響が違う．病棟から離れていれば，対象者は病棟生活という日常からの影響を排除しやすく，治療者も自分の場が確保されやすいため，安定した心理状態を保ちやすい．また，集団の場が組織や秩序に欠けていれば，対象者の分裂感，不統合，混乱を増やし，何の変化もない，堅苦しい場は，表現や相互関係の自由を束縛する．

B　集団利用による治療効果（ヤーロム）[2]

　集団で治療を行うことで得られる治療効果として，ヤーロムは以下の項目を列挙している．
　①良くなるという希望をもつこと，②普遍性（問題を分かち合うこと），③情報を得ること，④思いやり，⑤家族関係の修正再体験，⑥社会適応技術の学習，⑦行動を模倣すること，⑧対人関係の学習，⑨集団凝集性，⑩カタルシス，⑪実在的因子
　治療者はここに示された「集団を組むことで得られる治療効果」を意識しながら，集団を扱っていくことが重要である．

C　集団の扱い方〔集団過程を促進させる（相互関係指向型）治療者の役割〕

1）場面設定
　課題やテーマ，場面を設定しないで集団に任せることにより，自由に集団の方向を探り出し，さまざまな相互作用が働きやすくなる．集団力動も観察されやすい．一方，課題が明らかになっている集団の場合は，課題や目標が明確であることより，課題遂行やその達成に集団の動きが限定され，自由な相互作用が得られにくくなる．また，課題を与えることに慣れた，あるいは沈黙に耐えられない治療者は自由に任せた集団場面に戸惑ってしまう．

2）潜在力
　集団のもつ潜在力を信頼し，集団の動きを阻害しない．

3）対象者の心理的安全の確保
　多数から攻撃されている対象者に対し，スケープゴートとならないようにその考えを理解しともに歩もうとする．話題に加わらない対象者を無理に参加させず，居場所を確保しておく．

4）「今，ここで」（here and now）の重視
　対象者が場面に沿っていない発言をしても，その集団の中で話されている意味を汲み取り，治療者は，「今，ここで」なぜその対象者はその発言をしているのかを集団の動きとの関連から理解しようとする．「あの時，あそこで」の理解の仕方よりも「今，ここで」の方が，参加者にとっても共感しやすい．

5）治療者自身の自己表明
　時には，治療者自身の感じていることなどを集団内で表明することは，集団の動きを円滑にする．しかし，対象者が治療者の発言を重視し，自分の意思を停止させ，治療者に追従してしまうことがあるので注意が必要である．逆に，治療者が中立を守りすぎて沈黙しすぎると，隠れ身を着る存在となり，対象者との間に距離や違和感を生じさせてしまう．

6) 複数の治療者

複数の治療者で集団を運営することで，単一の治療者による一方的影響を避けられやすくなり，治療者間の意見や感情の違いを表明することで，集団に自由な雰囲気を与えられる．また，対象者個々への理解と受容，役割分担が可能となり，より多面的な状況観察ができる．集団の治療が終了後に事後検討がしやすい，などの利点がある．

しかし，治療者間に従属関係や対立感情が存在すると，集団に不自由な雰囲気を与えてしまい，自立していない治療者間では，相互依存や責任の不明確さ，混乱が生じることがある．

また，治療の場に複数の治療者が存在することによって，対象者は各々の治療者からの影響を受けて，その自我が複数の方向に引き裂かれてしまう恐れがあり，治療者の人数も患者の動きに影響を与える．

7) 集団運営における治療者の役割

集団での治療者の役割には，集団が壊れないようにする集団維持機能と集団に課せられた目標達成機能とがある．集団の目標を設定し，対象者間の相互作用の質の改善，集団凝集性を高める，などの役割である．

D 集団内での対象者の行動特徴[3]

松井は，集団内での統合失調症者の行動パターンとして，以下のような特徴をあげている．

①集団無視：集団に対して関心がなく，そのために集団内に形式的には所属できる．
②集団拒否：集団を意識するために入っていけない，あるいは集団から離れようとする．
③個人依存：依存対象と一緒なら集団に入れる．その対象が治療者である場合と，それ以外の個人である場合とがある．
④集団順応：集団に所属して，その集団の標準，価値，目標に受身的に従う．従えない場合には拒否型になることはあっても，積極的に集団に働きかけようとしない．
⑤集団支配：集団を個人的動機で支配しようとする．支配できない場合には葛藤を起こしたり，集団を拒否したりする．
⑥作業依存：集団の行う作業の種類によっては集団に所属できる．あるいは作業をする時だけ集団に所属できる．
⑦反　　発：集団メンバーに対して反発することが多く，集団の標準，価値，目標等に従うまいとする．しかし集団から離れようとはしない．
⑧集団適応：集団の標準，目標，価値に従おうとするが，個人の考えと異なる場合には，集団そのものに積極的に働きかけ，変えようとする．

●文献
1) 山口芳文, 鈴木久義, 奥原孝幸, 埜崎都代子. 精神科作業療法における治療構造. 作業療法. 2010; 29(3): 281-9.
2) 岩井　寛. 実地臨床に活かす精神療法. 東京: ライフ・サイエンス・センター; 1986.
3) 松井紀和. 精神科作業療法の手引き. 東京: 牧野出版; 1999.

〈山口芳文〉

第3章 作業治療学

B. 治療・援助構造

4 時間，頻度

　精神科作業療法を実施するには，対象者の「全体像」と「短期目標」から考えて，プログラムの実施時間や頻度を設定する．すなわち，週に何回（曜日）行うか，1回の時間帯（午前，午後，時間数）をどこに設定するか，どの位の期間（何週間，何カ月）実施するか，などを明らかにしていく．

A 「対象者の全体像」からの設定

　対象者が有している身体能力，対人関係能力，課題遂行能力などの利点と問題点からの観点をもとに，どの程度の時間や頻度が可能であるかを考えて設定する．

B 「対象者の治療目標」からの設定

　対象者に設定した短期目標を達成するために必要な時間，頻度を決定する．短期目標には，作業療法への導入を目指すもの，生活のリズム作り，精神療法的なもの，生活技能習得的なもの，対人関係訓練的なもの，就労訓練的なもの，など対象者によってさまざまなものがある．

C 「対象者への治療者の態度」からの設定

　対象者への治療者の態度そのものによっても，時間，頻度の設定は変わってくる．共感的な，中立的な，支持的な，指示的な，母性的な，父性的な，などさまざまな態度は，対象者に与える身体的，心理的影響が異なる．影響が強い場合は，対象者への負荷が大きくなることが考えられるため，時間や頻度の設定には考慮が必要である．
　また，治療者が対象者の治療に提供できる時間やエネルギーの量も時間，頻度を規定する．

D 「対象者が行う作業活動内容」からの設定

　対象者が行う作業活動内容により，時間，頻度の設定は変わってくる．短時間で終わるものや1回で完結するもの，逆に一定期間継続的に行うような作業活動，集中力や持続性が要求される程度など，作業活動の遂行時の身体的，精神的エネルギーの必要量やそれによる対象者の疲労なども時間，頻度の設定に影響する．

●文献
1) 山口芳文, 編. 作業療法学 ゴールド・マスター・テキスト6 精神障害作業療法学. 東京: メジカルビュー社; 2010.
2) 山口芳文, 鈴木久義, 奥原孝幸, 埜崎都代子. 精神科作業療法における治療構造. 作業療法. 2010; 29(3): 281-9.

〈山口芳文〉

第3章 作業治療学

B. 治療・援助構造

5 場所

　対象者の「全体像」と「短期目標」から精神科作業療法を実施する場所そのものが妥当なものであるかを吟味するためには，それぞれの場所のもつ治療的影響性を知っておくことが重要である．

A 精神科作業療法実施の場所

　精神科作業療法の実施が病棟から離れた場所で行われているか，病棟内で行われているかなど，その施設のどこに位置するかにより，対象者や治療者に与える影響が違う．病棟から離れていれば，病棟生活の日常からの影響を排除しやすく，病棟ではみられない対象者の行動が出現しやすくなり，また治療者も決まった自分の場が確保されやすいため，行動も安定したものになりやすい．新しい場所への抵抗がある対象者は，日常生活を送っている病棟の方が安全感を感じやすく，逆に，病棟を不自由な場所と感じ抑制的に行動している対象者には，病棟から離れた作業療法室の方が自由な思考や行動を出現しやすい．また，作業療法室は作業活動を行う設備や道具，材料等が揃っているため，退行促進的で欲求充足的な場（心理的な授乳）や課題志向性の強い社会適応訓練的な場，集団凝集性を促進する対人関係づくりの場など独自な治療空間を作りやすくなる．

B 場所という空間

　対象者が作業療法の場所の中で生き生きと機能できるようにその場を作ることが重要であるが，その場所の組織や秩序が欠けていれば，対象者の不統合，混乱が増し，逆に決まりきった，堅苦しい場所は，表現や相互関係が制限されやすい．しかし，統合失調症者では表現や相互関係を活発にする自由な空間に不安を感じることがあり，むしろ決まりきった場所で，皆が一緒に揃って同じ活動をする空間よりも，個人的な行動や発言ができる場所の提供が重要であることがある．

C 空間を構成するもの

　場所という空間を構成するものとして，人的なもの（他の対象者，治療者）と物的なもの（設備，備品，道具，材料，作品など）がある．人的なものでは，その空間にいる人数や相互関係の質，部屋への人の出入り，などがどのようなのか，物的なものでは，照明の明るさ，外部からの侵入的な物音，作業机や棚の配置，掲示物や飾り物や作品，などの状態がどのようになっているかによって，空間を構成するものが対象者に影響を与える．

●文献
1) 山口芳文, 編. 作業療法学 ゴールド・マスター・テキスト6 精神障害作業療法学. 東京: メジカルビュー社; 2010.
2) 山口芳文, 鈴木久義, 奥原孝幸, 埜崎都代子. 精神科作業療法における治療構造. 作業療法. 2010; 29(3): 281-9.

〈山口芳文〉

第 4 章

状態別および疾患別作業療法

第 4 章 状態別および疾患別作業療法

A. 状態別作業療法

不安，無為，自閉，退行，妄想，うつ，躁の理解と作業療法の概要[1,2]

　精神科作業療法に参加している対象者の行動や症状，状態像はさまざまであるが，それらに対する，行動上の特徴，作業活動の特徴，治療的態度について，その概略を示す．これらに対する基本的な理解は，疾患別作業療法への理解につながるものである．

A 不安の状態

1）行動の特徴と対象者のニード

　落ち着きがなく，緊張した表情．実行する前から失敗の予測．不安からの解放．他人を責めるよりも自分を責める．自信をもちたい気持ち．

4）作業活動の特徴

　決断力を特に必要とせず，個性や創造性を求めない．出来上がりが良く，失敗が少なく，失敗しても目立たないもの．枠にはまった繰り返しの多いものが望ましい．

3）治療的態度

　長所をみつけて評価する．支持的で受容的な対応．他の患者との比較や競争を避け，高い能力や技能を発揮することを期待しない．

B 無為，自閉の状態

1）行動の特徴と対象者のニード

　集団から孤立しており，言語表現が少ない．周囲に対する関心も少ない．作業活動への参加は，受身的あるいは拒否的．あるがままを受け入れてほしい．

2）作業活動の特徴

　所属感と安心感のある活動．自分のペースで行え，何もしないでその場にいることも可．短時間で達成できるものや対人交流の少ない，興味を示す作業活動．

3）治療的態度

　根気よく，1日に何度か関わり，十分時間をかけ，強要しないで，本人のペースに沿った対応を心がける．子ども扱いしない．場面を変えるなどの環境の刺激をする．

C 退行の状態

1）行動の特徴と対象者のニード

　全般的に興味関心が薄れる．幼児的，依存的，自己中心で，欲求充足の願望が強い．要求がましく，要求を引き延ばせないことがある．愛されたい．認めてほしい．

2）作業活動の特徴

短時間で仕上がり，巧緻性を必要としないもの．規則正しい日課や最低限の規律を守れるような作業活動．日常生活動作．適応力や耐久力を高める作業活動．

3）治療的態度

受容的に依存欲求を満たしつつも，自己中心的行動を控え，要求を引き延ばすなどの現実的行動ができるように指示的に対応する．子ども扱いせず，大人として接する．

D 妄想の状態

1）行動の特徴と対象者のニード

集団内でも孤立して妄想にひたる．現実の動きに無関心あるいは非現実的な話を長期間話す．自分の考えていることをわかってほしいという気持ちが強い．他人より何らかの点で優れていたい．

2）作業活動の特徴

現実的な作業活動を設定する．枠の明確な，工程のある，治療者が介入しやすい活動．作品など結果として残る作業活動を行い，完成時に治療者と作品について話し合いをする．集団内で他の患者からのフィードバックが得られやすい場面の利用．孤立させず，何らかの活動に参加する．

3）治療的態度

妄想内容そのものを頭から否定せず，対象者の「心的現実」には理解を示すが，「現実では考えられない」などと治療者自身が理解できないことを伝える．傾聴する態度は必要であるが，長時間にわたる妄想についての会話は，区切りを入れる．

E うつの状態

1）行動の特徴と対象者のニード

無力感や罪悪感を感じており，行動が抑制されている．自信をもちたい，所属感や他者に認められたい気持ちがある．内的には攻撃性が隠されていることがある．

2）作業活動の特徴

体力，気力の比較的いらない単純作業．抑圧した攻撃性を発散できる活動．短期間で完成できるもの．実力よりも上手にみえる作品．以前行えていた作業活動の導入は慎重に行う．

3）治療的態度

会話を最小限にし，ゆっくりと話す．依存心を満たしながら，表立たない支持をする．約束したことは必ず守る．患者のテンポに合わせる．攻撃的な発言がみられたら，禁止や抑制をせず，不安を高めない範囲でゆっくりと傾聴する．作品などの結果に対して，現実的な評価を与え，ほめすぎない．自殺に注意する．

F 躁の状態

1）行動の特徴と対象者のニード

気分が不安定で，内外の刺激に対して過度に反応する．多動，多弁になり一貫したことができない．社会的に逸脱した行為がみられる．自己中心で過大な自己評価．

2）作業活動の特徴

無目的，むだな動きを，徐々に1つの作業に集中させる．いつでも区切られる繰り返し，単純作業．作業の量・質ともに本人の状態を自覚させながら，安定した自信をもたせるもの．危険な道具や材料の使用に注意する．

3）治療的態度

患者の言動に反応し，批判的な態度を取らない．作業活動の課題の最低基準を設定する．一定時間席に座っていること．一方的に話すのではなく，相手の話しを聞くことができるように，また他の患者を言葉や行動で傷つけないように制限を加える．事実に基づいて評価し，ほめすぎない．うつ状態が背後にあるかを観察する．

●文献
1) 金子　翼，鈴木明子．作業療法各論．第2版．東京：医歯薬出版；2003.
2) 山口芳文，編．作業療法学　ゴールド・マスター・テキスト6　精神障害作業療法学．東京：メジカルビュー社；2010.

〈山口芳文〉

第4章 状態別および疾患別作業療法

B. 疾患別作業療法

1 統合失調症

　統合失調症 schizophrenia は精神科医療における基本的な疾患であり，作業療法場面で最も遭遇する疾患であると考えられる．この項では統合失調症全体の病理と成因に触れ，次いで，統合失調症における破瓜型，緊張型，妄想型の各病型について，1) 行動の特徴，2) 作業療法における治療構造，3) 作業療法実施上の禁忌・注意事項，という観点から記述する．

A 病理と成因

　現時点で統合失調症の原因は未だ判明していない．多くの要因が複雑に関係し合って発症する，単一の原因に帰するのは困難である，というのが学界の大勢を占める考え方である．また，単一の原因が判明しないことや症状が多彩であることなどから，疾患単位（単一疾患）としての統合失調症に疑問を呈する研究者・臨床家も多い．そのため，成因論については多方面からのアプローチがなされて現在に至っている．

1) 遺伝子研究

　現在までに，双生児研究が盛んに行われてきた．一卵性双生児の発症割合は約50％と二卵性双生児の発症割合よりも高いとする報告もあるが，一卵性双生児の遺伝子一致はほぼ100％であることを考慮すると，遺伝素因だけで説明するのはきわめて困難であるという見解が大きく支持されている．

2) 神経化学的研究

　抗精神病薬の作用機序や神経伝達物質であるドーパミン dopamine を増加させる作用をもつアンフェタミン amphetamine（覚醒剤の主要な成分）が統合失調症症状を悪化させるといった事実から，統合失調症では，①脳内ドーパミンの量的過剰，②ドーパミン受容体の感受性の異常な高まり，③ドーパミン受容体数の増加，等のいわゆるドーパミン仮説が1970年代に提唱され，多くの研究者・臨床家から支持されてきた．

　ところで，このドーパミン仮説では意欲の低下や感情の平板化といったいわゆる陰性症状の出現とその改善に関するメカニズムの説明が困難であることが後に指摘されるようになり，1980年代にグルタミン酸仮説が提唱されるようになった．

　当初，麻酔薬として開発されたフェンサイクリジン phencyclidine を使用すると統合失調症における陽性症状と陰性症状及び認知機能障害に似た症状が出現したが，このフェンサイクリジンにはグルタミン酸受容体を遮断する作用があることが判明したため，統合失調症の発症にグルタミン酸が関与している可能性が高いとする仮説が有力視されたわけである．ただ，グルタミン酸仮説に基づく薬剤の臨床効果は現時点では比較的に小さく，ドーパミン仮説と相補的に扱われている現状が

ある．

　さらに，セロトニンの関与も想定されている．ドーパミン遮断作用のみを有する抗精神病薬では陰性症状が改善されないが，ドーパミン遮断作用に加えてセロトニン遮断作用をもつ抗精神病薬〔セロトニン-ドーパミン拮抗薬 serotonin-dopamine antagonist（SDA）〕では陰性症状の改善効果がみられることから，セロトニンが陰性症状の発現に関与している可能性があると考えられている．

3）組織病理的研究及び脳画像解析研究

　脳の組織病理学的検索，そして近年ではポジトロン断層撮影 positron emission tomography（PET），単一光子放射断層撮影 single photon emission computed tomography（SPECT）といった方法を使用した脳画像解析研究も活発に行われているが，現在までに，側脳室と第三脳室の軽度拡大，前頭葉の萎縮と血流及び糖代謝の低下，海馬や扁桃核などの体積減少等の所見が報告されている．

4）精神生理学的研究

　脳波所見から，統合失調症患者は過覚醒 hyper-arousal の傾向にあるという報告がある．また，奥行き認知，注意機能等の認知機能に問題があるとする報告も多数存在する．

5）その他の研究

　その他にも，現在までにインフルエンザウイルスやレトロウイルスなどが関与するとするウイルス説，家族因説等が仮説として提示されている．

　このように成因論的には未だ決着がついていない状況であることや多要因が想定されているというところから，その発症モデルとしてズービン Zubin らが提唱したストレス脆弱性モデルが広く認識されている．このストレス脆弱性モデルとは，統合失調症者には生来の中枢神経機能における生物学的な脆弱性（弱さ，もろさ）があり，さらに生活上の心理社会的な諸要因と相互に作用し合うことによって発症に至るという考え方である．

B　分類

1．破瓜型

　破瓜型 hebephrenic type は解体型 disorganized type ともいわれる病型であり，統合失調症の中核的病型と考えている研究者・臨床家も多い．思春期ないし青年期に発症し，予後は一般にあまりよくないとされている．

a．行動の特徴

　行動の特徴としては，まとまらず，時として支離滅裂的・解体的な言動や行動，作為体験（させられ体験）等が起こる．また，被害的な内容の幻聴や妄想によって興奮状態や暴力行為等が引き起こされることもある．さらに，いわゆる陰性症状として記述されることが多い無為・自閉，感情の平板化等もよく観察される．

b. 作業療法における治療構造

1) 作業の利用

　作業の利用は，対象者に，現実との関わりをもたらすことができる．その際，作業に取り組むよう強要することは避けねばならない．対象者にとっては，他者から強要されることは他者からの侵入を意味し，自身の安全が脅かされていると感じる傾向が強いために，結果として被害的な内容の幻聴や妄想を強めることになりかねないからである．回復段階にも左右されるが，全般的に作業への取り組みについては，対象者本人の意志を尊重することが大事である．そして作業療法士は，対象者のその時々の状態像に応じて作業を選択・提案し，徐々に興味・関心の幅を拡げていけるように援助をするのがよいと考えられる．

　また，回復が進み，活動性が徐々に増してきた時点では，役割意識をもってもらえるような作業を取り入れることも大事である．その際には不安感が増大しやすいので作業療法士は支持的に関与すべきである．そうすることによって成功体験が重なっていくことになり，それらの成功体験が低い自己評価から脱却できるための手助けをすることになる．

　さらに活動性が増してくれば，集団的な作業を通じて，作業療法士以外の他者との良好な関係を作り，それを維持していくことが課題になる．作業療法士は，「すべての他者が自分を脅かすわけではない」という確信を対象者にもってもらえるような作業の提供や集団の運営を心がけるべきである．そして，集団の中で他者との協力や役割遂行，共感し合える関係といったものの大事さを対象者自身に感じてもらえることを目標としたい．

2) 治療的態度

　まず，対象者が一貫して安全であると感じられるような対応及び場面運営が求められる（安全保障感の重要性）．そのためには，強要や否定，抽象的で曖昧な言語指示等はできる限り避けること，物理的距離という観点からも急激な接近を避けて，つかず離れず，しかし見守れる距離を保持すること，受容的でかつ待ちの姿勢でいること等が大事である．

　これらは陰性症状が目立つような場合には特に重要な関わり方であり，作業療法士側からの働きかけや声かけは，その内容や仕方によっては，対象者に強い脅威となりうることを忘れてはならない．

　ただし，活動性が徐々に出てきたら，強要しない程度の助言や具体的援助はかえって必要になる場合も多い．対象者は現実と少しずつ関わり始めるので，困ることや悩むことが当然のように出現するからである．現実の場面では，困ったり悩んだりすることも普通のことであるという視点をもって，対象者と丁寧に関わるべきである．

3) 集団の利用

　最初は，並行集団 parallel group，つまり対象者と作業療法士以外の他者との対人交流は基本的に起こらない集団からの開始が安全である．並行集団は，一つの場所に人が集まってはいるものの，別々の作業を行っているというような集団を指す．この集団から開始することによって，常に自身の安全が脅かされていると感じている対象者があまり無理をせず作業に取り組む場面を作ることが可能になる．

　そして，対象者の状態像の改善とともに，短期的な課題遂行を目的とする集団，比較的長期的な課題遂行を目的とする集団というように性格を異にする集団への所属をすすめていくようにすると

よい．

4）物理的条件

まず，物理的な諸条件をできる限り一定に保つ努力が必要である．例えば，作業を行う場所や作業療法の頻度と時間，内容（特に導入初期），入室する構成員等がこの条件に当たる．変化しないということは対象者の安全を脅かさない上で重要な側面をもっていることを知るべきである．

状態像の改善の度合いによって，必要であれば，頻度や時間，内容や所属集団等を変更する．ただし，これらの変更も対象者への説明を丁寧に行い，納得してもらってからすすめるのが原則である．

C. 作業療法実施上の禁忌・注意事項

長時間同一の姿勢を取らせたり，空想を強化させたりする作業は症状の悪化につながりやすいとされている．前者の例としては刺繍や音楽鑑賞，後者の例としては枠組みが明確にない芸術的な活動などがあげられる．

しかし，一番注意せねばならないことは安全を脅かすような関わりと場面運営をできる限り避けるということである．これを最重要の注意事項として理解する必要がある．

2. 緊張型・妄想型

緊張型 catatonic type は急性発症のことが多く，精神運動性興奮，緊張病性昏迷，緊張病症候群等が中心的な症状となる．破瓜型同様，思春期から青年期に多く発症するが，予後は比較的よいとされている．なお，緊張型は近年発症例がきわめて減少している．

一方，妄想型 paranoid type は破瓜型や緊張型よりも発症年齢が遅いことが特徴で，20歳代後半から30歳代で発症することが多い．妄想や幻覚といった陽性症状が主体であり，陰性症状の出現は少ないとされている．緊張型同様，予後は比較的よいと考えられている．

a. 緊張型の行動の特徴

緊張型では，じっと動かないで同じ姿勢を保ち続ける（常同症），やたらと動き回ったり，歩き回ったり，手を振り回したりする（精神運動性興奮），あるいは奇妙な姿勢をとり続ける（カタレプシー）といった行動が特徴的とされている．

b. 妄想型の行動の特徴

妄想型では非常に顕著な妄想や幻聴が存在する．一方，意欲や感情等の問題はあまり目立たないことが多いために，主として妄想や幻聴に影響を受けた行動上の問題が出現しやすいといえる．具体的には，誇大的であったり傲慢であったりする言動や行動，嫉妬，被害的な内容の妄想や幻聴による自分や他者に対する攻撃的行動等がある．

c. 作業療法における治療構造

1）作業の利用
　作業では，以下に列挙するような条件を満たせるものから選択するのがよい（表29）．

表29	作業選択の際の条件

1. 刺激の調整が行える
2. 言語的コミュニケーションの要素があまりない
3. 単純な工程で構成されている
4. 巧緻性があまり要求されない
5. 一旦中断しても再開しやすい
6. 「閉じこもって」取り組める
7. 枠の設定を行える

2）治療的態度
　緊張型でも破瓜型同様，作業療法士は対象者を守る存在であり，決して安全を脅かさないのだというメッセージを言語的・非言語的に送ることが大事であるとされている．
　妄想型では妄想内容について対象者が話す場合には軽くあしらうようなことはせずに，よく傾聴するのがよい．妄想内容についても「そんなことはない」，「あり得ない」等の反応をしたり，その内容について対象者と議論をしたりすることは禁忌である．「あなたにはそのように思える・感じられるのですね」程度の反応がよいと思われる．また，対象者が自ら病的体験を語ろうとしない時に興味本位でその内容を聞き出すことは，医原性二次障害を引き起こす可能性が高く，絶対に行ってはならない．

3）集団の利用
　緊張型では，作業に閉じこもることを保障するのがよいとされているので，並行集団のように集団を形成しているものの，個々の集団構成員が別々の作業を行っているような場面の利用が望ましい．
　妄想型の場合，他者からの圧力は対象者のもつ妄想的自我防衛欲求を強めることにつながるので，集団運営には注意が必要である．

4）物理的条件
　騒音や他者の動きといった聴覚・視覚刺激が幻聴や妄想，あるいは精神運動性興奮を引き起こしたり，強めたりする可能性がある．したがって，作業を行う場所は騒々しかったり，過度に人の出入りがあったりするような設定は避けるべきである．

d. 作業療法実施上の禁忌・注意事項
　破瓜型同様，長時間同一の姿勢をとらせたり，空想を強化させたりする作業は症状，特に妄想を悪化させやすいので注意が必要である．

●文献
1) 渡辺雅幸. こころの病に効く薬―脳と心をつなぐメカニズム入門―. 東京: 星和書店; 2004.
2) 星野　弘. 分裂病を耕す. 東京: 星和書店; 1996.
3) 渡辺雅幸. 専門医がやさしく語るはじめての精神医学. 東京: 中山書店; 2007.
4) 山口芳文, 編. 作業療法学 ゴールド・マスター・テキスト6 精神障害作業療法学. 東京: メジカルビュー社; 2010.

〈鈴木久義〉

第4章 状態別および疾患別作業療法

B. 疾患別作業療法

1 統合失調症—成因論

　統合失調症の原因は長年にわたり不明であったが，最近の数多くの研究により徐々に解明されつつある．かつてフロム-ライヒマン Fromm-Reichmann F などの精神分析家によって唱えられた，統合失調症は親の誤った育てかたが原因であるなどの心因論は今日エビデンスがないとされており，現在，統合失調症は生物学的要因が大きく関与した脳の病気であると考えられている．長年，医学研究におけるエベレストに例えられ，難攻不落ともみえた統合失調症の病因も，ようやく足がかりが得られようとしている．

A 遺伝と環境

　今日，家系研究，双生児研究，養子研究から，統合失調症の病因に遺伝が関与していることは明白であるとされている．

　表30に統合失調症の発病危険率を示す．

表30 統合失調症の生涯危険率

一般集団	1%
患者の従兄弟	2%
患者の叔父/叔母	2%
患者の甥/姪	4%
患者の孫	5%
片親が患者の子ども	13%
患者の兄弟・姉妹	9%
患者の二卵性双生児の片方	17%
患者の両親	6%
患者の一卵性双生児の片方	48%
両親とも患者の子ども	46%

　表30のような家系研究から，統合失調症の発病危険率が一般人口の約1%であるのに対し，統合失調症患者の親族の発病危険率は確実に高まることが示されている．しかし，家族は遺伝的要素とともに，環境要因をも共有していることが多いので，家族内集積率の高さのみからは発病に遺伝が関与しているとの証拠にはならないとの反論がある．だが，一卵性双生児（遺伝子が100%同じ）における一致率が48%であり，二卵性双生児（通常の同胞と同程度の遺伝子を共有）の一致率は17%であることは，遺伝的要因の関与の大きさを示唆する．さらに養子研究がある．生後すぐに養子に出された人は，生みの家族（遺伝子を共有しているが，生後の環境要因を共有していな

い）と育ての家族（遺伝子を共有していないが，生後の環境要因を共有している）の2つの家族がある．生後すぐに養子に出されその後統合失調症を発症した人の育ての家族と生みの家族を調べると，生みの家族の方に育ての家族よりも明らかに統合失調症発症が多かったとの研究がある．これは統合失調症発症には遺伝的要因の関与が大きいことを明確に示した研究である．

しかし，双生児研究において，遺伝子が同一である一卵性双生児の一致率が48％にとどまっていることは，遺伝要因に加えて何らかの環境要因も発症に関与していることが示唆される．

近年，環境要因としては，胎生期の感染症（インフルエンザなど）罹患や出産時の産科的合併症など胎児や新生児に脳障害を引き起こす可能性が強い物理的要因が重要視されている．

ところで，統合失調症発症に遺伝要因が大きな役割を演じていることは確実であるが，これまでの研究では統合失調症の単一主要遺伝子はいまだに発見されていない．しかし，近年，統合失調症発病に関与している可能性のある複数の感受性遺伝子の報告が相次いでいる．これらには，DISC1, dysbindin, neuregulin1, COMT, G72 等がある．またこのような脆弱性遺伝子に関する報告に加えて，染色体の構造異常の結果，遺伝子が重複ないし欠失している割合が統合失調症で多いとの報告が最近なされている．

現在，統合失調症は，単独では効果の小さいきわめて多数の遺伝子の相加作用に環境要因などが複雑に絡み合って発症に至る「複雑遺伝疾患」であろうと考えられている．

B 脳病変と脳機能

長年にわたり統合失調症には脳病変がみいだせないとされてきたが，近年，MRI（磁気共鳴画像）等の画像診断法の進歩により，統合失調症脳にはアルツハイマー病ほどではないものの，微細な形態学的上のさまざまな異常所見が認められるとの報告が増えている．それらをまとめると，統合失調症では，前頭葉から側頭葉にかけて健常者よりも，わずかではあるが有意な脳容量の減少が存在するということで一致している．かくして現在では，統合失調症は脳の器質的病変を伴った病気であると認識されている．

さらに画像診断の進歩は上記のような形態の変化をみるだけでなく，PET（陽電子放出断層撮影），fMRI（機能的MRI），NIRS（近赤外線スペクトロスコピー）等の進歩により脳活動の機能状態（血流，ブドウ糖消費などのエネルギー代謝）を捉える研究もさかんになっている．

統合失調症では神経心理学的研究によって，注意障害，記憶障害，作業記憶（ワーキングメモリー）の障害，遂行機能の障害等が認められ，そのことが患者の社会生活機能の障害と関連していることが明らかとなってきた．作業記憶障害，遂行機能障害の背景には前頭葉機能障害が関与していると考えられる．統合失調症患者で前頭葉を働かせるようなテスト（遂行機能を調べる言語流暢性課題など）を行わせながら，PET, NIRS などで前頭葉機能を調べると健常者より低下しているとの所見が数多く報告されている．これまで統合失調症のような機能性精神障害では身体疾患のような客観的な指標が乏しかったが，NIRS などは統合失調症の診断に応用可能な客観的検査として大いに注目されている．

また統合失調症患者の剖検脳の病理学的研究において胎生初期から中期にかけての脳形成期にのみ生じる神経細胞の異常が認められることから，統合失調症では人生早期に中枢神経系の神経細胞による神経回路網の発達が障害されている可能性が高いとされる．このような脳の異常所見は発病

前の人生早期から存在するとの説が強く，これを神経発達障害説という．

前述した統合失調症発症と関与していると報告された遺伝子のいくつか（DISC1, dysbindin, neuregulin1 など）は神経発達段階での脳構造の形成に関わっているとされる．

C 神経化学

統合失調症の治療薬である抗精神病薬は共通して脳内神経伝達物質ドーパミン機能を抑制する作用を有している．さらに統合失調症陽性症状に類似の状態を引き起こす覚醒剤の作用機序がドーパミン神経伝達促進にあるとの所見がある．これらのことから，統合失調症の少なくとも陽性症状には脳内ドーパミン機能過剰が関与しているとのドーパミン説が以前から唱えられている．また米国で社会問題となった依存物質フェンサイクリジンはこれを乱用すると統合失調症の陽性症状のみならず陰性症状にも類似した状態を生じるとの事実があり，フェンサイクリジンは覚醒剤以上に統合失調症のよいモデルと考えられている．フェンサイクリジンは神経伝達物質グルタミン酸受容体遮断作用があり，このことから統合失調症では脳内グルタミン酸系機能が低下しているとのグルタミン酸仮説も有力である．

統合失調症発症と関与していると報告された遺伝子の中には，COMT のようにドーパミン代謝と関連する遺伝子，dysbindin, neuregulin1, G72 のようにグルタミン酸機能と関連する遺伝子がある．

まとめ

以上をまとめると，統合失調症は多くの遺伝子異常の積み重なりに，胎児期，周産期の物理的な脳損傷を引き起こす要因が加わって，神経細胞のネットワーク形成の異常を生じたことによって発症する脳の病気ということになる．脳部位としては特に前頭葉障害が明確であり，そのことが，患者の認知機能障害や社会機能障害を生じる背景となっている．生化学的病態としては脳内のドーパミン系とグルタミン酸系の神経伝達異常が想定される．

●文献
1) 上島国利，編．最新医学別冊　新しい診断と治療の ABC32 統合失調症．大阪：最新医学社；2005.
2) 坂口正道，他，編．精神医学の方位．東京：中山書店；2007.
3) 渡辺雅幸．こころの病に効く薬―脳と心をつなぐメカニズム入門．東京：星和書店；2004.
4) 渡辺雅幸．専門医がやさしく語るはじめての精神医学．東京：中山書店；2007.

〈渡辺雅幸〉

第4章 状態別および疾患別作業療法

B. 疾患別作業療法

1 統合失調症─陽性症状と陰性症状

　1980年に英国のクロウ（Crow T）が統合失調症の多彩な症状を陽性症状と陰性症状に分類した．それ以来，この分類は統合失調症の複雑な症状を理解しやすく，また統合失調症の病態とも関連性を有している可能性があることから，今日，幅広く受け入れられている．

　ところで，精神神経症状を陽性と陰性とに二分するとの考えは元来，神経学者のジャクソン（Jackson JH）に由来する．彼は神経系においては通常，高次機能が低次機能を抑制しつつ統合していると考えた．そして，脳（高次機能）が損傷されて高次脳機能障害の直接の現れである陰性症状を生じると，通常は高次機能によって抑制されている低次機能も解放され，それが過剰活動として出現する陽性症状が同時に生じると考えた．神経学的症状を例にとれば，錐体路（上位運動ニューロン）という高次脳機能が損傷されて生じる直接的症状は麻痺という陰性症状であり，それと同時に，通常，高次機能（上位運動ニューロン）によって抑制されている足クローヌスやバビンスキーなどの病的反射，あるいは深部腱反射亢進が陽性症状として出現するというのである．

　このような考えはブロイラー（Bleuler E）による統合失調症の症状分類に通じるものがある．ブロイラーは統合失調症の症状を二分し，連合弛緩，感情両価性，自閉，感情鈍麻を基本症状とし，幻覚，妄想などはそこから派生する副次症状とした．ブロイラーの基本症状はクロウの提唱した統合失調症の陰性症状に類似するものであり，また副次症状は陽性症状に相当している．

　統合失調症の陽性症状とは，簡単にいえば幻覚や妄想など健常者には存在しないが，統合失調症患者には出現する症状といった意味合いをもっている．これに対し，陰性症状は健常者なら通常，有している，生き生きとした感情の動きや，人生において努力しようとする意欲が統合失調症では失われているとの意味である．クロウは統合失調症を二分し，陽性症状の目立つタイプⅠと，陰性症状の目立つタイプⅡとに分けた．一般に陽性症状は統合失調症急性期に出現しやすく，抗精神病薬が有効であり，したがって予後も良好である．これに対し，陰性症状は統合失調症慢性期に目立つことが多く，薬物は有効ではなく，したがって予後も不良である．抗精神病薬の作用機序はドーパミン受容体遮断作用なので，陽性症状出現の背景には脳内ドーパミン機能亢進が想定される．他方，陰性症状の目立つ患者はCT所見で脳萎縮が目立ち，知的機能も低下傾向にあるところから，その病態には脳の器質的病変が想定されるとした．さらに，クロウはタイプⅠからタイプⅡへと移行することはあるが，その逆は起こりにくいとした．クロウの考えはタイプⅠとタイプⅡを独立した二元的なものと考えており，ジャクソンやブロイラーのように陽性症状と陰性症状とが一元的に相互に関連しあうとの考えとはやや異なっている．クロウの2大別を表31に示す．

表31 クロウの提唱した陽性症候群と陰性症候群

	タイプⅠ（陽性症候群）	タイプⅡ（陰性症候群）
特徴的症状	幻覚，妄想，滅裂思考	感情の平板化，会話の貧困，意欲欠如
出現しやすい時期	統合失調症急性期	統合失調症慢性期，欠陥状態
抗精神病薬への反応	良好	不良
予後	可逆的で良好	非可逆的？
知的機能障害	なし	時にあり
想定される病態	ドーパミン機能亢進	脳の神経細胞の減少と構造変化

　アンドリアセン（Andreasen NC）は統合失調症において，ブロイラーの基本症状を含む陰性症状が重要であると指摘し，客観的に陰性症状を評価するための陰性症状評価尺度（SANS: Scale for the Assessment of Negative Symptoms）を作成した．その評価内容はⅠ. 感情の平板化，感情鈍麻，Ⅱ. 思考の貧困，Ⅲ. 意欲・発動性の低下，Ⅳ. 快感の消失・非社交性，Ⅴ. 注意の障害の5つの領域であり，その5領域を30項目に分けて評価する．評価者は過去1カ月間の行動に関する情報や面接での陳述に基づき6段階で評価を行う．

　彼女はまた，陽性症状評価尺度（SAPS: Scale for the Assessment of Positive Symptoms）も開発している．これはⅠ. 幻覚，Ⅱ. 妄想，Ⅲ. 奇異な行動，Ⅳ. 陽性の思考形式障害，Ⅴ. 場にそぐわない感情，の5領域であり，全35項目を評価する．各項目の評点はやはり6段階である．

　さらに，統合失調症の症状全般についての評価尺度として，陽性・陰性症状評価尺度（PANSS: Positive and Negative Syndrome Scale）がある．これは陽性症状7項目，陰性症状7項目，総合精神病理16項目を評価する．評価者は過去1週間の状態を観察や面接から評価し，7段階で評価する．陽性症状の7項目は1. 妄想，2. 観念の統合障害，3. 幻覚による行動，4. 興奮，5. 誇大性，6. 猜疑心，7. 敵意である．陰性症状の7項目は1. 感情の平板化，2. 情緒的ひきこもり，3. 疎通性の障害，4. 受動性/意欲低下による社会的ひきこもり，5. 抽象的思考の困難，6. 会話の自発性と流暢さの欠如，7. 常同的思考である．

　近年，陽性症状の出現には脳内ドーパミン系（中脳-辺縁系）の機能過剰が関与しているが，陰性症状の出現にはむしろ，脳内ドーパミン系（中脳-皮質系）の機能低下が関与しているとの説が提唱されている．抗精神病薬は従来から使用されている定型抗精神病薬と，比較的最近使用されるようになった非定型抗精神病薬の2種類に大別される．定型抗精神病薬も非定型抗精神病薬もいずれもドーパミン受容体遮断作用を有しているので，中脳-辺縁ドーパミン系機能を抑制し，陽性症状改善効果を発揮している点は共通している．ところが定型抗精神病薬はドーパミン受容体遮断作用が強力すぎるので，中脳-皮質ドーパミン系機能を強く抑制しすぎ，その結果，副作用として陰性症状類似の薬剤惹起性欠陥症候群を引き起こすとされる．これに対し，非定型抗精神病薬は中脳-皮質ドーパミン系機能をむしろ促進する作用があるので，陰性症状をも改善する効果があるとする説がある．

陰性症状改善には，やはり，デイケア，SST（social skills training：生活技能訓練），心理教育などの心理社会的治療が重要である．特にSSTは陰性症状改善に有効であるとの報告が多い．

●文献
1) 岩田和彦, 加藤 敏. 陰性症状─概念と治療可能性. Schizophrenia Frontier. 2003; 4: 94-100.
2) Kay SR, Opler LA, Fiszbein A（山田 寛, 他, 訳）. 陽性・陰性症状評価尺度（PANSS）マニュアル. 東京: 星和書店; 1991.
3) 太田敏男. 精神科臨床評価─特定の精神障害に関連したもの，統合失調症 1) 陰性症状評価尺度（SANS）と陽性症状評価尺度（SAPS）. 臨床精神医学増刊. 2004; 190-5.
4) 渡辺雅幸. こころの病に効く薬─脳と心をつなぐメカニズム入門. 東京: 星和書店; 2004.

〈渡辺雅幸〉

第4章 状態別および疾患別作業療法

B. 疾患別作業療法

2 気分（感情）障害

　気分（感情）障害は，従来の分類では躁うつ病とよばれ，統合失調症と並んで内因性（機能性）精神障害の代表疾患である．感情・気分が高揚する躁状態と，反対に抑制されるうつ状態の2つの病相があり，躁とうつが交互に繰り返されるものを双極型，うつだけを繰り返すものを単極型という．統合失調症のように人格変化や欠陥状態におちいることはないので，多くは社会生活が可能であるが，ときに慢性化・遷延化することもあるといわれる．

A 病理と成因

発病年齢と頻度

　思春期以後，加齢とともに発症が増加するといわれる．中年期から初老期になって発症する人も多く，統合失調症に比べると発病年齢の幅が大きく，生涯にわたって発症の可能性がある疾患といえる．

　発症頻度は，双極型が1％，単極型が16％という報告があり，単極型，すなわちうつ病は誰でも罹患する可能性のある，きわめて多い病気であるといえる．

　2002（平成14）年度の厚生労働科学研究費による大規模疫学調査の結果によれば，ICD-10による，うつ病の12カ月有病率は2.2％，生涯有病率は6.5％と，これまでの生涯に約15人に一人が，過去12カ月間に約50人に1人がうつ病を経験していることになるという結果だった．また，うつ病は女性の発症が多く，男性の約2倍といわれている．

B 原因

　遺伝的素因と環境要因の複合といわれている．

　しかし，統合失調症と同様，原因遺伝子の発見はなされていない．脳内のセロトニンやノルアドレナリンといったモノアミン神経伝達物質の不足や異常，脳の微細な萎縮など諸説あるが，特定はできていない．

　病前の性格や，性格形成に関係する生育歴，家庭環境や社会的要因によるストレスなどの環境要因が誘因になることが多いと考えられている．

病前性格と誘因

　気分障害の性格的要因には，比較的はっきりとした傾向があるといわれている．

　双極型は，クレッチマーによれば循環気質とよばれる社交的・柔和・陽気・親切などの性格が多いという．

　単極型は，日本の下田光造（1914）が唱えた執着気質とドイツのテレンバッハ（Tellnbach H

1961）が提唱したメランコリー親和型性格があり，両者は類似している．

執着気質とは，仕事熱心，凝り性，徹底性，正直，几帳面，ものごとへのこだわり，強い正義感や責任感，完全主義などの性格をいう．メランコリー親和性性格とは，仕事と対人関係において秩序性を好み，変化をきらう傾向と，勤勉で責任感が強く几帳面，他者のためにつくす良心性と，他者に頼まれると断れないといった性格傾向をいう．

このような性格は人に信頼され，社会にとって有用な性格といえるが，反面，余裕や遊びがなく，自分なりの秩序が揺らぐと崩壊しやすいもろい性格であるといわれる．

気分障害は，これといった心理的誘因もなく発病することもあるといわれる．しかし，多くはこれら特徴的な性格傾向を背景に環境要因によるストレスによって誘引されることが多いようである．複雑な人間関係や過剰勤務による職場ストレス・肉親との死別や事業の失敗などの喪失体験・昇進や出産・転居などの生活の大きな変化なども影響する．対象者の治療には，これら個別の事情（環境要因）を視野に入れて検討していく必要がある．

ICD-10 による神経症性障害との鑑別に，この性格の違いが重要である．すなわち，うつ病の人は，本来は外交的で人に対して協調性があるが，神経症性障害の人はもともと内攻的で人に対する協調性がないという．

C 症状と行動の特徴

うつ病相と躁病相は対極的な症状をみせる．各々の症状と具体的な行動特徴をみていく．

1. うつ病相

抑うつ気分，悲哀感，絶望感が生ずるのを特徴とする．自責感が強まり，二次的に罪業妄想や貧困妄想を生じる．統合失調症のような被害妄想や関係妄想は生じない．他罰的ではなく，自罰的妄想が生じやすい状態ともいえる．また，自殺念慮も生じる．実際に自殺してしまう人も多く，深刻な問題となっている．

「皆さんに迷惑をかけてしまった．私は，ダメな人間だ」，「気がめいる．身も心も重苦しい」「生きている感じがしない」，「寂しい」，「死んで楽になりたい」といったような発言やメッセージがある．

精神運動制止という症状が生じ，思考制止，記憶力低下，などの思考障害と意欲・行動面の制止がみられる．これは，何事においても考えがうかばず，興味や関心も失せ，動作は緩慢で，おっくうといった様子である．今までできていた簡単なこと，たとえば主婦が食事の献立をたてるなどもできなくなり負担感が増す．口数もへり，話す速度も遅くなる．

身体面では，不眠・早朝覚醒などの睡眠障害，食欲や性欲の減退，日内変動などの症状が出現する．日内変動は，うつ状態が朝方はもっとも悪く，夕方によくなるという傾向をいう．食事も「食べ物がおいしくない．砂をかむようだ」などの発言がきかれる．

頭痛，めまい，耳鳴り，胸部圧迫感，呼吸困難，関節痛，しびれ感，冷感，排尿困難など，うつ病本来の症状が目立たず，身体の症状が前面にでる仮面うつ病という状態もある．軽症うつ病とほぼ同義とされるが，適切な診断と治療が遅れ，悪化し不幸な転帰も稀ではないので，注意を要する．

2. 躁病相

爽快気分，無遠慮，易怒的という症状を特徴とする．自我感情亢進，万能感も生じ，二次的に誇大妄想なども生じる．

実際，うきうきと明るく楽天的な様子が伺え，自己中心的で表面的な行動が増える．相手の意向は無視して訪問や欲求の依頼をして迷惑をかけたり，買い物などの浪費が激しくなったりする．他罰的で，ささいなことで怒り興奮してしまうので，対人交流でのトラブルも増す．「自分は，天才である．」などの誇大的な発言がふえ，できない約束を次々してしまうこともある．

観念奔逸，注意散漫，浅薄などの思考障害も出現し，行為心迫という活動性の亢進がみられる．すなわち，多弁で話の筋は脱線しやすくまとまりに欠けている．そして，いろいろな事柄に手出しや口出しをし，やりちらかして完結することはほとんどない．

身体面では，睡眠時間は短縮し，次第に疲労が蓄積していくが，自覚症状はない．疲れや眠さを感じることができず，倒れるまで，動きまわる．食欲や性欲の亢進もみられる．

D 医学的な治療の流れ：主治医の一般的な方針

医学的な治療方針の一般的な原則は，休養，薬物療法，電気けいれん療法，光線療法，精神療法（認知療法・作業療法など），環境調整，などである．

急性期には，重症度によって，入院か通院治療かが決められ，薬物療法・電気けいれん療法が主となる．個々の症例で異なるが，標準的には，急性期の治療は最低6～8週間を要する．家族への説明はもちろん，病名の告知も人によって異なるので，全体的な治療方針と経過について，主治医や関係者から十分に情報収集しておく必要がある．

薬物治療に並行して精神療法的アプローチの併用が重要である．笠原　嘉による「うつ病の小精神療法[1,2]」の指針を以下に示す．

1) 治療すべき病気であることを理解する．
2) 休息が必要である．
3) 治る病気であることを理解する．
4) 治療中に自殺などの自己破壊的な行為は行わない．
5) うつ病がよくなるまでは，人生に関係するような大きな決断をしない．
6) うつ病は，直線的によくなるわけでなく，よくなったり，悪くなったりしながら，回復していく病気であることを理解する．
7) 服薬の重要性と薬の副作用について理解する．

E 作業療法の治療目標

全体的な治療方針や経過をふまえたうえで，作業療法でも，概ね，以下の治療目標に向けて，種々の作業や集団を用いて関わっていく．

①特徴的な症状を抑制していく．
②心のゆとりを取り戻す．
③認識の歪みを修正し調整する．
④ストレス耐性や適応能力を向上させる．

⑤病気にならない生活の仕方を身に付けてもらう．

F 治療構造

1. うつ病の作業療法

a. 場面設定
- ありのままの自分を受け入れてくれる安らぎの場の提供に配慮する．
- 新規の環境刺激は最小限にして，状態に応じて段階づけていく．

　うつ病の固くゆがんだ心的機制を回復させるには，まず，その心の緊張や負担感を緩めなければならない．ゆったりと穏やかな気分がもて，安心してありのままの自分でいられるよう暖かい環境の提供に配慮することが必要である．

　それには，対象者の生活史や現病歴を可能な限り事前に情報収集しておく必要がある．対象者の緊張を高めるような言葉かけや物品，また新規の刺激をなるべく避けた場面の提供に配慮する．いつも同じ態度で同じ言葉かけの方がよい．

　特に，不用意な言葉かけや励ましは禁忌とされている．作業療法室の構造を上手に利用して，空間に配慮し，時間や対人交流を調整しながら，対象者にあった癒しの時間と空間を提供していく．

b. 回復段階に応じたかかわり

急性期前期：病棟内安静が優先される．

急性期後期：対象者のペースを尊重し，休養を保証する．安易な励ましや賞賛となる言動は慎む．自己決定は先送りさせ，失敗を回避できるよう配慮する．必要に応じ，明確な指示を出す．

回復期前期：活動性を段階付け，徐々に高めていく．実際の場面の中で，「今，ここで」の肯定的評価をしていく．休息，気分転換の方法を検討する．

回復期後期：執着心・こだわりなど，認知や対人関係のゆがみを修正していく．趣味・余暇活動の獲得も検討する．支援は徐々に軽減していく．

　うつ病の回復には，薬物治療に並行して，心理的負担を軽減して十分な休養を保証することがまず大切である．また，主治医や家族，その他関係者と情報交換を密にし，連携していくことも重用である．

　病気についての詳しい説明は主治医からされていると思われるが，どのように説明されたか，またそれを対象者が聞いてどのような反応があったかなど事前に主治医に聞いておく．うつ病は，明確な脳の病気であり，単なる怠け病，気持ちのもちようの問題ではないことを本人にも周囲の人にも理解してもらうことが大切である．作業療法の場面でも主治医の説明を受け，対象者が自らの病をどのように理解しているのか，その程度を把握しておくことは大切である．その上で，病気の回復のためにはあせらずゆっくり休養する必要性と意義を確認し，実際の場面でそれを保証していくことが第一歩となる．

　実際，急性期前半には，病棟での静養が主であり，作業療法への処方が出されるのは，ある程度の休養後（急性期後半）が多い．

　作業療法への第一歩は，本人の意向やペースを尊重しながら，場に慣れてもらうことである．ま

た，この時期に何か重要な決定をすることは避ける．「主治医の先生がおっしゃったように，今は，何も考えずにゆっくり静養することが大事です．それが，病気の回復につながります．何かを決めるのは，病気が治ってからのほうが後悔しないと思います．焦りや，無理は病気をかえって悪くするようですよ」などと必要に応じ，明確な指示を伝えよう．

総じて，うつ病者への安易な励ましは禁忌である．「元気を出して頑張って！」という言葉は，頑張れないダメな自分が思い出され，いっそう落ち込むことになる．「頑張って！」という言葉の回避だけでなく，「頑張らねばならない」と感じさせるような機会を回避するよう，周辺のやりとりや，会話の意味，言動には細心の注意を払わなければならない．不用意な発言や場面設定は禁物である．回復するにつれ，自殺の危険性が高くなるが，そうしたきっかけにもなりかねない．

恐怖のあまり，治療者が自閉的・自己防衛的になり，関わりを避けてしまうようではいけない．日ごろから，チームのフォローを受け，治療者としての自分自身の対人交流や行動特徴についてよく吟味しておくこと，対応に失敗したとしても対象者の傷つきや変化をみのがさないよう，一刻も早く事態の修正ができるよう体制を整えておけばよい．

対象者が徐々に場面に慣れ，何か活動に取り組むことができるようになったら，主治医の意見や病棟での状況を勘案しながら，回復期に入ったとみたててよいであろう．少しずつ，活動する機会を増やしていくことと，その折々の場面で，現実的・具体的な評価を伝えていくことが大切になる．たとえば，仕上げた作品について印象的な利点を伝えてみるなどである．「この作品は，あっという間に仕上げてしまいましたね．やさしい色合いでほのぼのとした味わいがありますね．~さんは，失敗したと思ってらっしゃるようですね」など肯定的で，対象者の内面にあまり深く踏み込まない言葉かけである．対象者が心を閉ざすことなく，主体的に気づきを促せるよう，その気づいていない部分に光をあて注意をうながし，ヒントを与えることである．

また，多くの対象者は，何か活動するとそのことにのめりこみ疲労を蓄積しやすい特徴がある．活動の途中で休憩をとり気分転換をはかることの意義を話し合い習慣づけていく．

対象者がさらに活動性を増し，ある程度の元気と自我の強さを回復してきたら，主治医の意見や病棟での状況また家族の印象などを勘案しながら，回復後期とみたててよい．認知療法・認知行動療法や対人関係療法といわれる，対象者の内面に少し踏み込んだ関わりを作業療法や個別面接の場面を通じて行ってみる．対象者が自分自身の性格や行動の特徴に気づき，苦手な生活場面への対処の方法を意識的に身につけることが目的である．「~さん，気分はいかがですか？　病気が大分，治りつつあるようですね．これからは，退院にむけて準備をしていきましょう．うつ病は，病気ですから，薬を飲むことが大切です．しかし，薬だけではなく，自分の考えや行動の特徴をよく知って，ストレスに対する対処法を身につけておくことも大切といわれています．いっしょにやっていきましょう」と宣言し，合意を得たうえで，折々の場面で「~さんは，また，失敗したと思ってらっしゃるようですね？　何事につけ，失敗した失敗したと思ってしまわれるのは，自分で自分をつらくしていませんか？」などという，一歩，踏み込んだ関わりをし，対象者の質的変化を支援していく．また，ライフスタイル全体を見直し，余暇の使い方や休息の仕方も検討しておく．同時に，病気の療養で増してしまった治療者への依存性を少しずつ減らして，自律性を回復してもらうことも視野にいれる．

c. 適した活動

失敗感がなく，未体験・非競争的で，工程が明確な活動．穏やかで安全な静的活動．

「好きな絵を自由に描いて」など内面と対峙せざるを得ないような自由度の高い活動は，負担が多くつらい活動となる．特に，最初は，未体験の構成的個別作業がよいといわれる．病前に体験のある作業をすることは，今のできない自分と対峙することになり，症状を助長する可能性がある．対象者にとって未体験で新鮮な興味がもて，説明書どおりに行えば誰でもできる失敗の目立たない作業が適している．また，試合形式の活動は，ダメな自分への回帰を助長する可能性がある．スポーツであれば，軽い体操や単純なパス練習など，活動の有効性を非競争的な範囲にとどめる工夫と配慮が大切である．

d. 自殺予防への配慮

うつ病は，自殺の発生率が高いことが深刻な問題であることは，先にも述べた．「死にたい」という言葉や変化（サイン）を見逃さないように細心の注意を払う必要がある．苦しくて死にたくなる気持ちを受容したうえで，これは病気の特徴でもあるので，とにかく治療に専念する必要性を強調する．

自殺を予防するには，主治医を中心に家族も含めたチームワークが大切である．一人では自殺のサインが何であるか判断しかねることも多い．チームで情報交換を密にし，アンテナをはることが重要である．自殺のサインを絶対に見逃さない．また，希死念慮を「秘密にしてほしい」と頼まれても一人で抱え込まない対処が必要である．

自殺発生率は急性期より，回復期に多いといわれている．対象者の活動性が高まっている時期なればこそ，行動範囲は広くなり監視下の外になりがちだ．微妙なサインを見失わず，自殺を防止するには，とりまく周辺の人々のチームワークが不可欠である．

また，窓の開き具合や柵の有無，自殺を誘引する物品の配置などに注意をはらい，対象者の物理的環境を危険性のないものに改善することも重要である．

2. 躁病の作業療法

a. 場面設定

・グループへの参加は，規範・ルールを明確に示し，行動の拡散を抑制していく．
・介入頻度や刺激を少なくし，落ち着ける環境の提供に努める．状態に応じて段階づける．

病気の特徴である過剰な爽快気分と行動の拡散を抑制するには，ルールや規範を明確にした場を提供することが大切である．一見，活動的にみえるが，本当は疲労困憊していて，高揚した神経は些細な刺激に過敏に反応し，傷つきやすい状態にある．時間やマナーなど参加のルール・規範だけを示し，他の介入や刺激は極力回避し，静かに落ち着きをとりもどしていける場の提供が求められる．

b. 回復段階に応じたかかわり

急性期前期：病棟生活が優先される．
急性期後期：社会的な規範，ルールを明確に示し，非難・注意は回避する．活動への参加は短時間

　　　　　　　頻回とする．
回復期前期：結果よりプロセスの努力を認めていく．
回復期後期：他者感情を共感・理解し，適切な対人関係を学習していく．役割の遂行をする．融通
　　　　　　性のないパターンや完全癖など認知・行動の修正もしていく．

　薬物治療によっても行動抑制が効かず，重症な躁病者は，入院治療が必要といわれている．まずは，病棟での投薬治療と安静が必要である．

　作業療法に参加する際には，最初に参加のルールを示し，説明する．紙に書いて作業療法室の壁にはっておくのもよいかもしれない．後は，対象者のペースを尊重して，短時間の参加や，落ちつきのない頻回な参加でも受容し，暖かく見守っていく必要がある．集団内で問題行動や逸脱行動があっても本人を直接的に批判しない．行動は症状の反映であり，心はもろく傷つきやすい状態である．その集団のルールを再確認することに留める．

　すこし，活動に集中できるようになる回復前期には，作品の仕上がりよりは作業療法への参加が安定し，静かに集中できるようになったそのプロセスを評価してあげよう．「〜さんは，最初は出たり入ったりして，落ち着けず，つらそうでしたが，このごろは随分集中して取り組めているようですね」といった具合である．

　うつ病と同様，回復後期には，退院や終了を意識して，認知療法・認知行動療法や対人関係療法をとりいれ，少し踏み込んだ関わりをしていく．

c．適切な活動

　短時間でできばえよく完成する，工程が単純明確で破壊的でない活動を提示する．徐々に共同作業へ移行していく．

　病気の症状を助長したり誘発したりしない特徴をもった活動の提供が求められる．刺激には弱い状態なので，やはり最初は個別でとりくめる配慮も必要である．

G　薬物治療

　躁とうつ，全く逆の気分に対応した薬物治療は，対象者の状況をしっかり見極めて使い分けていく必要がある．対象者の今の状況が薬の効果や副作用に影響されていないか注意して，主治医と連携をとっていくことが大切である．

1）うつ病

　イミプラミン・アミトリプチリンなどの三環系抗うつ薬や，副作用の少ない選択的セロトニン再取り込み阻害薬（SSRI），セロトニン・ノルアドレナリン再取り込み阻害薬（SNRI）が用いられている．投薬を受けて，薬の効果が発現するには10日〜2週間程度かかる．

2）躁病

　炭酸リチウム，カルバマゼピン，バルプロ酸ナトリウムなどの抗躁薬が用いられる．
　双極性躁うつ病は，病状に応じてうつ病薬も併用する必要があるという．

■症例
　　　30歳の男性，X．某企業に入社し8年目になる．まじめな勤務が評価され，4月から，新規事業

の係長になった．10月の事業実施に向け，忙殺される日々が続き，帰宅はいつも深夜に及んだ．妻は専業主婦だが，Xが家事や育児に無関心であることに不満をぶつけることがあった．その上，子どもが喘息をもっているため，時々，その介護で眠れないことが重なった．9月に入り，疲労感が増し，なかなか入眠できず，時々，市販の睡眠剤を使用するようになった．妻は，夫の食事の量がへり，疲れた様子に気づいていたが，ある朝，睡眠剤を多量に服薬し意識不明となっているところを発見した．救急車で，入院となった．

発見が早く，命は取り止めることができた．うつ病と診断され精神科病棟に移る．Xは，自殺未遂を否定し，疲れすぎて眠れず，つい沢山のんでしまったと弁明．仕事が忙しい中，部下に迷惑をかけるから，退院したいと訴えた．主治医は，うつ病は死にたくなる怖い病気である．眠れない，疲れがとれない，食欲がないという症状があり，苦しいはずだ．休養してしっかり治療すれば治る病だから今は何も考えず治療に専念するよう指示された．

妻をよんで，病気の説明と家族の理解と支援が重要であることを説明した．妻は，Xに不満をもっていたが，今回の事件で夫のつらい状況が理解でき，子どものこともあるが，義母に応援をたのみ，夫の回復のために協力する意向を示した．また，職場の了解も得られ，とりあえず，2カ月の病欠が認められた．

入院3週目から，作業療法が開始された．職場を想起しないように，パソコンなどの機器のないソファーのあるゆったりとした部屋で，初回の面接を行った．希死念慮の危険も考慮して，周辺の道具の数や配置も事前に点検した．

堅く不安そうな表情だった．主治医からいわれた説明を語ってもらい，病気の認識を確認した．その上で休養の必要性や作業療法での目的を再確認した．登山が趣味だったとのことだが，ブロック工作の家づくりセットを行うことになった．説明書を一緒に読み，工程を確認した．やり始めると黙々と進めていた．最初は，時間がくる前に自分から切り上げることが多かったが，何作か完成後は，しだいに作業スピードが上がり，1日で仕上げようとする傾向がみられるようになった．「Xさん，夢中になるとのめりこむタイプのようですね．もう，時間ですよ．適度に休むことも大切ですよ」と場面の中での印象を伝えていった．認知行動療法が並行して始められた．「何か課題が出されると完成するまでやめられなくなる性格です．完成しないと不安っていうか．仕事は次々課題がでてくるので，たまらなかったです．つらいのに，どうやって自分の状況を伝えて，休んだらよいかわからなかった」と自己を少し客観視できるようになった．係長としての復帰は無理なので，残業のない部署に配置換えをしてもらい，職場復帰を果たした．連休には，久々に家族とふるさとの山登りをしたと絵葉書が届いた．

●文献
1) 上島国利，監修．精神科臨床ニューアプローチ2 気分障害．東京：メジカルビュー社；2005.
2) 笠原 嘉．「うつ病臨床のエッセンス」笠原 嘉臨床論集．東京：みすず書房；2009.
3) 山根 寛．精神障害と作業療法．第2版．東京：三輪書店；2008.
4) 渡辺雅幸．はじめての精神医学．東京：中山書店；2007.

〈埜﨑都代子〉

第4章 状態別および疾患別作業療法

B. 疾患別作業療法

3 神経症性障害，ストレス関連障害および身体表現性障害

　これらの疾患は，いわゆる「神経症」といわれ，その一部は「ヒステリー」とよばれていたものである．これらの名称は，近年国際的な診断基準である ICD-10 や DSM-Ⅳ では用いられなくなっているが，臨床では現在でも用いられることがある．

　また，これらは，ICD-10 と DSM-Ⅳ では分類に違いがある．ICD-10 では不安が身体症状として出現するものを転換状態として解離状態に含めているが，DSM-Ⅳ では解離性障害は記憶や意識面の障害，転換性障害は随意運動や感覚機能の障害として別に分類している．表 32 に ICD-10（神経症性障害，ストレス関連障害および身体表現性障害）の分類，表 33 に DSM-Ⅳ（神経症に該当する主要なもの）の分類の主要なものを示す．

表 32 ICD-10（神経症性障害，ストレス関連障害および身体表現性障害）の分類

- 恐怖症性不安障害
  - 広場恐怖　パニック障害を伴うもの
  　　　　　　パニック障害を伴わないもの
  - 社会恐怖
  - 特定の恐怖症
- 他の不安障害
  - パニック障害
  - 全般性不安障害
  - 混合性不安抑うつ障害
- 強迫性障害（強迫神経症）
- 重度ストレス反応および適応障害
  - 急性ストレス反応
  - 外傷後ストレス反応
  - 適応障害
  - 離人・現実感喪失症候群
- 解離性（転換性）障害
  - 解離性健忘
  - 解離性遁走（フーグ）
  - 解離性混迷
  - トランスおよび憑衣障害
  - 解離性運動障害
  - 解離性けいれん
  - 他の解離性（転換性）障害
  - 多重人格障害
- 身体表現性障害
  - 身体化障害
  - 心気障害
- その他の神経性障害
  - 神経衰弱

表 33 DSM-Ⅳ（神経症に該当する主要なもの）の分類

- 不安障害
  - 広場恐怖を伴わないパニック障害
  - 広場恐怖を伴うパニック障害
  - パニック障害の既往のない広場恐怖
  - 社会恐怖（社会不安障害）
  - 強迫性障害
  - 外傷後ストレス障害
  - 急性ストレス障害
  - 全般性不安障害
- 身体表現性障害
  - 身体化障害
  - 転換性障害
  - 心理的要因と関連した疼痛性障害
  - 心気症
- 解離性障害
  - 解離性健忘
  - 解離性遁走
  - 解離性同一性障害（以前は多重人格障害）
  - 離人症性障害

これらの疾患の代表的な症状は，「**不安**」である．ここでいう不安は，対象のない恐れであり，対象のある不安は恐怖という．

われわれは周囲の環境からさまざまなストレスを感じて生活しているが，うまく対処したり，ある時には回避したりしながらバランスを取って生活している．そのバランスの均衡が壊れると不安を感じる．また，生活の中で内的な葛藤や欲求不満をもつことも多く，それが解決されない場合にも強い不安が生じることがある．これらの不安を感じた場合にこの領域の疾患に転じることがある．

これらは，強い不快な体験，親しい人との死別などの喪失，不幸などのライフイベントをきっかけとして発症することが多い．また，これらの不安は精神症状だけでなく，身体症状としても出現する．

本項では，これらの疾患を，①不安障害（ストレス関連障害を含む），②解離性障害（精神症状として出現するもの），③身体表現性障害（身体症状として出現するもの，転換性障害を含む）として，大きく3つに分けて述べていく．

A 不安障害

1. 全体像

不安障害とは，病的な不安を主症状とした疾病群であり，**パニック障害，社会恐怖，強迫性障害，外傷後ストレス障害**などのストレス関連障害などを含んでいる．

2. パニック障害

パニック障害は，特別な理由がない状況で生じる**パニック発作**が特徴である．パニック発作とは，動悸，息苦しさ，過呼吸，頻脈，死の恐怖感などがあり，これらが典型的である．通常数分から30分程度で消失するが，頻発してくるとまた発作が起こるのではないかという不安（予期不安）にかられることがある．予期不安が強くなると外出もできなくなり，生活に支障をきたすことになる．

不安への対応としては，そばに付き添って生命的危険がないことの保障をし，身体的処置の後，安全を確保して楽な姿勢をとり，安心感を伝えることが重要である．

3. 社会恐怖

社会恐怖は，特定の対象や状況に対して恐怖（不安）を感じる恐怖症性不安障害の分類に属し，社会，とくに対人的な場面において恐怖（不安）を感じる．対人関係で緊張が生じることで対人接触が苦痛になり，人前に出ることができず，人と交流することを回避するようになる．そのため対人恐怖とか社交不安といわれることがある．

また，以前にパニック発作を起こした場所を避け，回避するようになるのが広場恐怖である．単独での外出やバスや電車などの交通機関の利用が困難になる．

4. 強迫性障害

強迫性障害は，**強迫観念**と**強迫行為**によって特徴づけられる疾患である．強迫観念とは，不潔などの考えが繰り返し浮かんだり，施錠，火の始末など無意味で不合理だとわかっていてもその観念

を抑えられず不安になってしまうもので，強迫行為は，強迫観念に基づく行為で，駆り立てられるように繰り返し行われる．何度も手洗いをしたり，施錠や火のもとの確認を繰り返したりする行為である．

これらの強迫行為は，不安に対する対処行動として生じ，非現実的で不合理な行為であるとわかっていても繰り返される．

5. ストレス関連障害

この分類には，**急性ストレス障害**，**外傷後ストレス障害（PTSD）**，**適応障害**が含まれ，これらはいずれもストレスがなければ生じなかったと考えられるものである．

a. 外傷後ストレス障害 post-traumatic stress disorder（PTSD）

外傷後ストレス障害の特徴は，外傷体験，外傷の再体験，外界からの刺激に対する鈍麻した反応，不安焦燥，警戒心などの知覚過敏状態などである．

外傷体験とは，通常の範囲をはるかに超えた体験で，それは誰にでも重大な苦悩を引き起こすような体験で，自分や家族が死にそうになったり，洪水や地震，大きな事故や事件，戦争などの体験である．

外傷の再体験とは，外傷としての経験が苦痛を伴って思い出されたり（フラッシュバック），夢に出てきたりすることである．

治療は，抗不安薬などの服薬と，外傷体験の話を傾聴し共感することの心理的ケアが重要である．

b. 急性ストレス障害

極度のストレスにさらされた後，それが外傷体験となり，ストレス負荷後4週間以内の発症で，症状の継続期間が4週間以内のものを急性ストレス障害という．症状はPTSDと同様である．

PTSDへの移行を予防するために，できるだけ早く極度のストレス体験について話を聴き共感する心理的ケアが重要となる．

c. 適応障害

ストレスに対する脆弱性やストレスへの対処能力が低い素質をもった人は，軽度なストレス体験でも情緒的障害や社会的機能の障害を生じることがあり，これを適応障害という．

症状としては，心配，不安，抑うつ気分，対処能力の欠如感，行うべき日々の役割や日課の遂行が困難となる，などである．

ここで重要なことは，人は適応障害を経験すると，適応すべき能力を獲得していくものであるという人の学習と成長を信じて対応することである．

6. 不安障害，強迫性障害の作業療法

a. 作業療法評価

評価のポイントは，①症状レベル，②社会生活の障害，③対処方法，④環境との適応である．

①症状レベルでは，日時，場所，症状とその程度などを評価し，②社会生活の障害では，自宅や職場や対人場面でのストレッサーとストレスの程度，症状に振りされている程度，社会生活への支障の程度など，③対処方法では，現在の対処方法と他の対処方法を検討し，おかれている環境下での適応の程度とよりよい適応の評価を行う．

b．作業療法の目的，目標
1）不安障害に対して
　不安に対する対処行動の獲得が最大の目的であり，それに向けて安心，リラクセーション，不安や恐怖などの症状回避，遂行困難な日常生活行為の改善が目標となる．
2）強迫性障害に対して
　強迫行為が減少することと，日常生活がスムースに送れるようになることが目的で，それに向けて症状の軽減，日常生活行為が遅延することの改善が目標となる．

c．作業療法の実際
1）不安障害に対して
　手軽に取り組め，実用的で，助言しやすく，修正可能な作業を選択し，不安に支配されない健康的な時間を過ごす．また感情表出や自己表現の機会を作ることも重要である．作業活動例としては，革細工やコラージュ，軽いスポーツ，リラクセーション法の練習等である．

　また，広場恐怖等の恐怖症状やその回避行動には，恐怖場面や回避場面への耐性を強めたり，連想やイメージ，あるいは実際の場面を用い少しずつ暴露していくなどの認知行動療法の要素を取り入れるとよい．
2）強迫性障害に対して
　症状を考慮すると，強迫観念の起こりやすい活動（例えば，洗浄強迫の患者に汚れる作業）は避けたほうがよい．対象者によって強迫症状が異なるため，その評価も重要となる．

　工程がある程度決まっていて，何度も確認が必要な作業も強迫観念や強迫行為を誘発しやすい．散歩やお茶会などのルールの少ないもののほうがよい．

d．認知行動療法に関して
　不安や恐怖，強迫症状に対して，近年認知行動療法が有効な方法として実施さるようになってきた（認知行動療法の項参照）．作業療法でもそれらの理論や技法を参考に，症状の理解（評価）や作業療法プログラムに生かすことが可能である．

　①不安時でも何も起こらないことを繰り返し体験して自信をつける．
　②恐怖症状へは暴露法（エクスポージャー）を用いて，不安の小さい場面から徐々に大きな恐怖場面に直接対峙させ，徐々に恐怖感を少なくしていき，生活を広げていく．上手くいった体験をフィードバックすることも重要である．
　③強迫症状には，強迫行為は不安を回避したり，安心を得るために繰り返し行っているものであることを理解し，強迫行為を中止しても安心を得られるように関連付けたり，強迫観念が生じた際にリラクセーション法を用いて強迫観念を遠ざけて強迫行為の減少を図る．また強迫性障

害の人は，特有の思考パターンや考えの癖（自動思考）をもっている傾向があり，それは何事にも完全を求める完全主義や完璧主義のような特徴的な思考（認知）の偏りである．これはそれだけでは悪いことではないが，偏りが強すぎると日常生活に支障を及ぼすこともある．この認知に気づかせそれを修正する方法を認知再構成法という．

e. 作業療法での注意すべき対応

①距離は近すぎず遠すぎず：不安発作は患者のSOSと理解し，心身の安全と安心を心がける．
②症状にはスタッフ間で統一した対応を：病識や現実検討能力があり，無理やり制止するのではなく，状況を確認しながら見守る態度が必要．
③辛さを受け入れ支持的に：患者の不安や混乱させないため，不用意に精神内界に侵入することは避ける．

7. ストレス関連障害の作業療法

ストレス関連障害は，外傷体験やその大小に関係なくストレスの体験が原因であるため，デリケートで温かな対応が重要である．

a. 作業療法評価

・評価のポイント

症状の評価：フラッシュバック，外傷やストレス体験に関連したことからの回避，外界からの反応性の低下（反応鈍麻），ものごとへの興味や関心の低下，不安焦燥感や他者からの疎遠感等の心理状態，警戒心や驚愕的な反応などの知覚過敏状態，それらが及ぼす日常生活への影響など．

b. 作業療法の目的

心理臨床的には傾聴や共感など精神療法的な側面が必要だが，作業療法では体験を聴くというような直接的な働きかけではなく，絵画などの投影的な作業で穏やかに体験や精神内界を表現し，作業療法士がそれを受容していくことが大きな目的で，安心した穏やかな時間を過ごすことが重要である．

c. 作業療法の実際

作業活動や作業療法士自身が負担にならないような細やかな配慮と，穏やかな作業を媒介した受容的な作業療法士の態度が重要である．
作業的にも対人的にも刺激の少ない静かな環境の中で，絵画や手軽な創作的作業や散歩，お茶会などが安全である．

B 解離性障害（精神症状として出現するもの）

解離性障害の疾患分類に関しては，国際的な診断基準であるICD-10とDSM-Ⅳでは違いがあることは先に述べた通りである．繰り返すが，ここでは，①不安障害（ストレス関連障害を含む），

②解離性障害（精神症状として出現するもの），③身体表現性障害（転換性障害を含む身体症状として出現するもの）として便宜上分類している．

作業療法士国家試験問題では，『解離性（転換性）障害』として表現されていることがあるため注意を要する．

また，本疾患の特徴として，**疾病逃避**と**疾病利得**という心理機制が存在する．疾病逃避とは，病気になることで当面の困難から逃れることで，疾病利得とは，病気になることで依存対象から関心を得ることである．つまり，病気になることで目の前の困難事項から解放されるとともに，依存対象の人から心配してもらったり関心を引けるわけである．

1. 全体像

いわゆるヒステリーの症状のうち精神的な症状に該当するが，ヒステリーという言葉は最近では使用されなくなっている．

解離とは，通常は統合されている過去の記憶，同一性，意識，知覚などの機能が失われることを表わし，その症状を解離症状，解離状態という．生活上困難な事態に直面したときの夢であってほしい，別世界に行きたいと考えるような時に生じることが多い．つまり，解離が起こる原因は，疾病逃避と疾病利得の心理機制が働いた結果生じると考えられている．

以下に代表的な解離症状を記す．

1）解離性健忘

いわゆる記憶喪失である．外傷的な体験を追想できず，その程度も単純な物忘れでは説明できない．また氏名，住所，家族，全生涯等の記憶を喪失することもある．全生涯を忘れてしまうことを全生活史健忘という．

2）解離性遁走（フーグ）

予期せずどこかへ放浪し，そのエピソードを全く思い出せない．また放浪している際，別の人格が現われることもある．

3）解離性昏迷

突然自発的動きがなくなり，眠りこんだようになる．周囲の呼びかけにも一切応答しない．

4）解離性同一性障害

二重人格や多重人格の現われである．2つまたはそれ以上の独立した人格が，別の記憶，感情，行動様式をもって1人の人間に交代して出現し，その人の行動が繰り返し制御される．

5）離人症

自分が考えたり，感じたり，行動しているという実感がなくなり，さらにその状態に違和感や強い苦痛を感じる．

2. 解離性障害の作業療法

1）作業療法の目的，目標

作業活動を媒介することで不明点を自然に質問したり，適切な関わりをもつことができるなど，作業活動を通じた安心できる場の提供と作業療法士との関係性を作ることを最優先の目標とし，特徴的な心理機制である疾病逃避と疾病利得に配慮し，依存心や関心を引きたいという気持ちを適度

に満たすように対応する．

2）作業療法の実際

以下を満たす作業を選択するとよい．
①症状があっても遂行できる作業
②修正が可能な作業
③自然に質問をしたり，援助を求める必要のある作業
④対象者のペースで完成させることができる程度の難易度の作業

3）作業療法での注意すべき対応

①患者の訴えにはしっかり耳を傾ける．
②援助が必要な時に，適切に求めることができるように対応する．
③健忘症状の場合，作業活動をしながら記憶回復を待ち，健忘内容が外傷体験であることに配慮し再受傷しないように注意する．
④同一性障害では，交代人格を公平に扱う一貫した治療者の態度が重要で，心的外傷を安全に扱う配慮が必要である．

C 身体表現性障害（転換性障害を含む身体症状として出現するもの）

1．全体像

解離性障害でも述べたが，本項ではヒステリーが身体症状として出現した疾患を示し，分類としては，**身体表現性障害**，**転換性障害**が含まれる．

また，これらは解離性障害と同様に，疾病逃避，疾病利得の心理特性をもっていることを理解しておく必要がある．

以下に主要なものを記す．

a．身体表現性障害

多彩な身体症状を訴え，諸検査によっても異常はみつからない．しかし，安易に本症状だと考えるべきではない．

1）心気症

些細な不調を重大な疾患だと思い込んだり，病気ではないのに病気だと考えたりする状態で，医学的な検査で異常は見つからなくても繰り返し執拗に訴え続ける．

2）身体化障害

心気症が特定の重篤な身体的疾患に罹ってるのではないかと訴え続けるのに対し，身体化障害は症状の訴えに終始する．その訴えは，動悸，めまい，腹痛や吐き気，歩行困難，月経痛，健忘など多岐にわたるが，適切な身体疾患を特定することはできない．訴えは漠然としていることが多く，様子をみてよいといわれても受け入れることができない．そのために社会生活に支障をきたすほど影響することもある．

以前はヒステリーとかブリケ症候群とよばれていた．

b. 転換性障害

本疾患も多彩な身体症状があり，諸検査で異常がみつからない場合でも安易に本疾患であると考えない方がよい．

症状としては，けいれん発作（強直けいれん），運動障害（全身麻痺，失立失歩，失声など），知覚障害（喉もとへピンポン玉のようなものがこみ上げてくるヒステリー球，クラーブスといわれる爪を立てられるような頭痛），視力障害（ヒステリー盲といわれる視力消失や視野狭窄）などがある．

また，特徴として，それらの症状は周囲の人々の注目や同情を集めるように生じ，失神などの症状があっても外傷はなく，患者の生命に危険が及ぶような状況では生じない．

2. 身体表現性障害の作業療法

a. 作業療法評価

まずは，訴えにしっかりと耳を傾けて身体症状を把握し，その身体的対応を優先する．身体機能の向上や改善を目指すが，症状の原因などにはあまり触れないようにし，症状への意識を強めないようにする．

b. 作業療法の目的，目標

訴えに耳を傾け不安や苦痛を聴きとろうとする受容的，支持的態度が重要で，また心理的距離を保つことで過度な依存や退行を防止することも重要な目的である．作業的には自己愛を満たすことができ，自己表現できる機会を提供することが目的となる．

c. 作業療法の実際

歩行練習などの身体的訓練や対応を優先しながら，症状があっても遂行でき，自己愛を満たし健康的な自己表現が可能な創作的な作業活動がよい．また修正が可能で，対象者のペースで完成させることができる程度の難易度の作業を選択するとよい．

d. 作業療法での注意すべき対応

①親身に症状を聴き過ぎないなど，身体症状を意識させ過ぎないよう適度な心理的距離が必要．
②身体的症状の改善や創作的な活動を優先し，家族関係などの心理的葛藤に安易に触れないようにする．
③検査結果が異常ない場合でも，身体症状があるために単純に否定しないで，その苦痛を理解し一緒に協力していくことを伝える．
④身体症状と心理的葛藤の関連性を追求し過ぎず，時期を待つことも重要である．

●文献
1) 山口芳文，編．作業療法学　ゴールド・マスター・テキスト6　精神障害作業療法学．東京：メジカルビュー社；2010．

〈奥原孝幸〉

第 4 章　状態別および疾患別作業療法

B. 疾患別作業療法

4　認知症

A　定義と原因

　認知症[1]とは，脳の器質的な異常によって記憶や言語などの複数の認知機能が後天的に障害された状態であり，それが慢性に持続し，その結果，社会生活活動の水準の低下した状態をいう．

　原因[1,2]には，アルツハイマー病などの変性疾患，脳血管障害，等がある．その原因や変性を起こしている脳の部位からそれぞれ名称がついており，主に大脳後方領域（内側部を含む側頭葉から頭頂葉）に変性・萎縮が進行するアルツハイマー型認知症，前頭葉から側頭葉前部の変性・萎縮が目立つ前頭側頭型認知症，多発小梗塞型（基底核や白質に小梗塞）やビンスワンガー型（前頭葉深部白質や側脳室周囲にラクナ梗塞）が多い血管性認知症，レビー小体が中脳だけでなく大脳皮質にも認められ病態としてパーキンソン病に幻覚を伴う（アルツハイマー型に似た）認知症が併発しているレビー小体症，等がある．

B　症状と行動の特徴

1．脳の機能解剖

　認知症の対象者にリハビリテーションやケアを実施するためには，脳の機能解剖を知る必要がある（図25）．脳の機能解剖を理解することで，対象者の複雑な症状を正しく把握することができ，さらに残存機能を利用した介入方法の検討にもつながる．

　大脳皮質の働きは，後方の後頭葉・頭頂葉・側頭葉と前方の前頭葉で特徴が分かれる．後方の部位，特に第1次皮質領野は各感覚器から入力された刺激の到達点であり，その刺激は近くのそれぞれの連合野で情報として処理される．

　後頭葉および後頭連合野では，視覚からの刺激の処理を行い，さらに頭頂連合野へ移動した情報は空間の認知，側頭連合野へ移動した情報は形態の認知が行われている．

　頭頂葉および頭頂連合野では，上記の後頭連合野からの情報をもとに身体外空間（空間の認知）の処理が行われている．肢位・姿勢の認知，すなわち身体内空間の処理も行われており，それは体性感覚系・視覚系・前庭系からの情報をもとにしている．さらに，左側の頭頂連合野は意図的な行為の組み立て，右側の頭頂連合野は空間的な身体や客体の操作にも関与している．

　側頭葉および側頭連合野では，視覚系・聴覚系からの情報をもとにした言語の受容や漢字の読み，後頭連合野からの情報をもとにした形態の認知，特に左側の側頭連合野では物体や色彩を認知，右側の側頭連合野では相貌の認知を行っている．さらに，側頭葉の内側の海馬領域は記銘に深く関与している．

　一方の前方の前頭葉では，上記の後方連合野によって処理統合された情報をもとに，大脳辺縁系

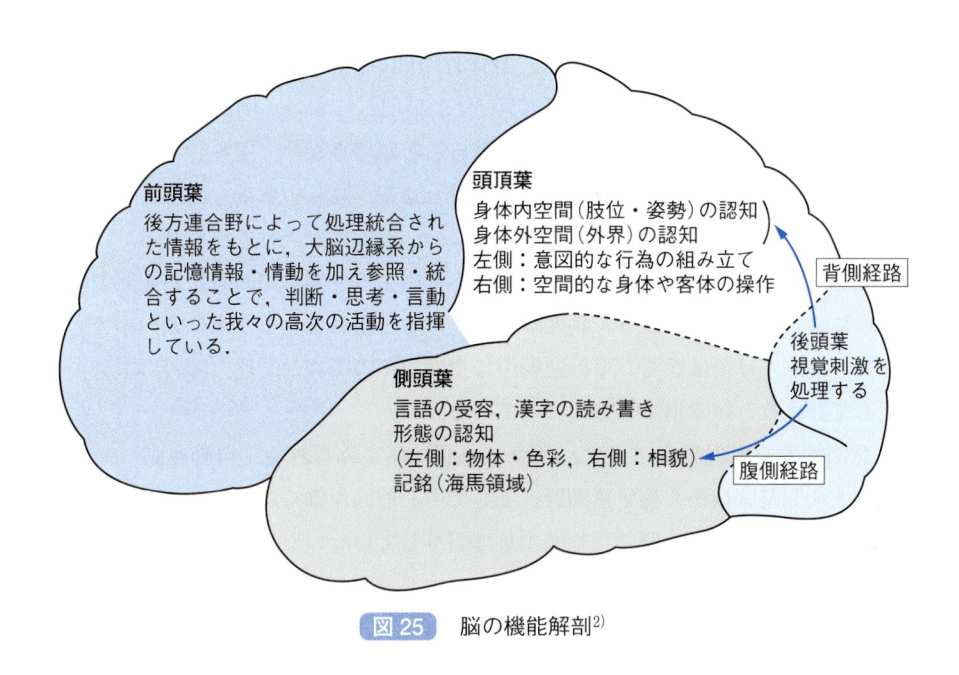

図25 脳の機能解剖[2]

前頭葉
後方連合野によって処理統合された情報をもとに，大脳辺縁系からの記憶情報・情動を加え参照・統合することで，判断・思考・言動といった我々の高次の活動を指揮している．

頭頂葉
身体内空間（肢位・姿勢）の認知
身体外空間（外界）の認知
左側：意図的な行為の組み立て
右側：空間的な身体や客体の操作

背側経路

後頭葉
視覚刺激を処理する

側頭葉
言語の受容，漢字の読み書き
形態の認知
（左側：物体・色彩，右側：相貌）
記銘（海馬領域）

腹側経路

からの記憶情報・情動を加え参照・統合することで，判断・思考・言動といった我々の高次の活動を指揮している．

2．アルツハイマー型認知症の特徴（表34）

アルツハイマー型認知症の代表的な症状は側頭葉の機能不全により起こる記銘力障害である．多くの場合，アルツハイマー病の初発症状として発見のきっかけとなる．

日常場面では，火をかけっぱなしにする，ものの場所がわからなくなる，同じ物を買ってしまう，同じ話を何度も聞く，トイレに行ったあと戻る場所がわからなくなる，移動中に行く先がわからなくなる，等の現象がみられる．さらに，記銘力障害によって不足した情報を補うためにコルサコフ症候群であるような作話（取り繕い反応）がみられることもある．作話がある場合には，対象者から口頭で情報を得ようとしても「困っていることはない」とか「そんなことはない，普通にやっている」などと答えるため，実際の状態や症状を把握することが困難である．

頭頂葉にまで病変が進むと，失行・失認や自動性と意図性の解離現象が出現する．

表34 認知症の特徴[2, 3]

	アルツハイマー型認知症	前頭側頭型認知症
主な変性部位	海馬を含む側頭葉，頭頂葉	前頭葉，側頭葉前方
主な初発症状	物忘れ	反社会的行動などの人格の変化
主な症状	記銘力障害，失行，定位障害，空間の処理が困難となる失認，自動性と意図性の乖離，うつ，物盗られ妄想	発動性の低下，被影響性の亢進，脱抑制（我が道を行く行動，反社会的行動），常同症状，失語症，意味記憶障害，うつ，多幸症

頭頂葉がダメージを受けている場合には，身体外空間(外界)と身体内空間(自己身体：肢位・姿勢)の操作が要求される場面で失行症状(定位障害)が出現しやすい．例えば，切符を買う時にお金をうまく入れることができない，椅子にうまく座ることができない，服を着ることができない，ネクタイを結ぶことができない，車の車庫入れが困難となる，運転中車線を間違える，等の現象がみられる．洗濯機やテレビなどの日常の道具が使えない，等の観念失行も出現する．

失認は徘徊を引き起こす．徘徊は頭頂葉の機能不全による空間認知の障害と記銘力障害（側頭葉の機能不全）により起こってしまう．病態が重症化すると慣れているはずの家の中でも迷ってしまうことがある．徘徊だけではなく，車の運転中に空間認知の障害と記銘力障害の影響から，高速道路等で逆走してしまうという出来事も起こっている．

自動性と意図性の乖離現象もアルツハイマー型認知症でみられる．自動運動（自然的な自発運動）は帯状回と大脳基底核から補足運動野，そして中心前回が働くことで行為が起こる．つまり，アルツハイマー病の病変である側頭葉や頭頂葉は関与していないため，自動運動に影響はでない．一方，意図的な運動は頭頂葉から運動前野，そして中心前回が働くことで行為が起こる．つまり，頭頂葉が機能しないことで意図的な運動が困難となってしまう．未経験の行為を新たに習得できない，自動運動中に指示を受けると動けなくなってしまう，等の現象がみられる．

精神症状にはうつ状態や妄想がある．うつ状態は，ぼんやりしている，無気力であるといった発動性の低下が特徴的である．妄想は物盗られ妄想が特徴的であり，これは記銘力障害の影響から財布をみつけることができず嫁が盗ったと短絡的に判断してしまうといった二次的な症状ともいえる．

3．前頭側頭型認知症（Pick 病など）の特徴（表 34）

前頭前野型認知症の症状の特徴を理解するためには，これらの症状を前頭葉そのものの機能不全によって出現する症状と，前頭葉が機能不全を起こすことで後方連合野や大脳基底核，辺縁系の活動が過剰に出現する症状とに区別して考えるとわかりやすくなる．

前者の代表的な症状は発動性の低下である．誰かが行動を促すための声をかけないと，延々同じ場所でじっとしていたり，用意された活動を際限なく繰り返していたりする．

後者の症状には，被影響性の亢進，脱抑制，常同症状，等がある．

被影響性の亢進は前頭葉から後方連合野への抑制が外れた状態と考えられる．視覚や聴覚，体性感覚などから入ってきた刺激に対し影響を受けやすい状態となっており，例えば，誰かが TV のチャンネルを変えると自分も変えてしまう，別の人への質問に返答する，目の前にある物を使ってしまう，持たされた物を使ってしまう，脇見運転をしてしまう，等といった現象が出現する．

脱抑制（我が道を行く行動，反社会的行動）は前頭葉から辺縁系への抑制が外れた状態と考えられる．欲求のままに行動を取ったり，感情の制御を失ったりしてしまう．例えば，人の食べ物や店頭の食べ物を食べてしまう，万引きをしてしまう，無銭飲食をしてしまう，勤務中により道をする，車の運転中に信号無視をしてしまう，車間距離を取らない，すぐに怒る，等といった現象が出現する．

常同症状は前頭葉から大脳基底核への抑制が外れた状態と考えられる．同じことを繰り返す症状である．例えば，必ず同じ場所にいる，同じ言葉を繰り返している，同じところを散歩している

（周回），同じ献立を繰り返す，等といった現象が出現する．

その他，失語症，意味記憶障害などの症状が出現することもある．精神症状には発動性低下に起因するうつ状態や表層的な多幸症，周囲への無関心などがある．

4．その他の認知症

その他の認知症として，血管性認知症，レビー小体症などがある．

血管性認知症はいわゆる「まだら症状」が特徴的である．脳の中の小梗塞により器質的な変化が起こることで，様々な症状を示す．脳の器質的な変化によって前頭葉の機能低下が2次的に生じることが多く，発動性の低下が症状の背景にあることが多い．

レビー小体症は病態としてはパーキンソン病に認知症が併発している状態である．黒質の変性が大脳皮質にも起きた結果であり，パーキンソン病による運動機能の低下に加えて認知機能の低下が認められ，その症状には日内変動が存在する．さらに，他の認知症と比べ，運動機能に問題があるため転倒しやすいという特徴もある．

C 治療目標

1．評価

認知症の評価はスタッフや家族，本人からの情報収集，日常場面や作業療法場面での観察，評価尺度を用いた検査から実施する．

評価では，対象者の残存能力と機能不全を起こしている能力を脳の機能解剖から理解することが重要である．さらに，現状の症状において日常生活・社会生活にどのような影響が起きているか，介護者や家族，他のスタッフがどのような問題行動に対し改善・適応を望んでいるか，等の認知症による行動面の問題点を把握することも重要である．

表35　簡便な評価尺度の1例

スクリーニング検査	改訂版長谷川式簡易知能評価スケール（HDS-R） Mini-Mental State Examination（MMSE） コース立方体組み合わせテスト レーブン色彩マトリックス検査
記憶	三宅式記銘力検査 レイの複雑図形検査 数字の順唱・逆唱
前頭葉機能	Trail Making Test（TMT） 言語流暢性課題（Word Fluency Test） Frontal Assessment Battery（FAB） Stroop Test 後出し負けじゃんけん かな拾いテスト
日常生活等の観察	Clinical Dementia Rating（CDR） N式老年者用精神状態尺度（NMスケール） 障害老人の日常生活自立度（寝たきり度）判定基準

作業療法士が簡便に使用できる評価尺度を表 35 に示した．評価尺度の使用は対象者への負担が大きいため，効果を示すため，研究でまとめるため，など必要最小限に留めた方がよい．

2. 治療目標

認知症の作業療法では，対象者や家族の生活の質の確保が治療目標のベースとなる．具体的には，生活環境の整備による ADL の改善，問題行動の減少と生活環境への適応，介護者や家族への指導，社会資源の利用，余暇活動の遂行による活動量の増加，等が目標となる．

D 治療構造

1. 治療的態度

認知症の作業療法では，脳の機能解剖をもとに残存能力を活用でき，かつ機能不全を起こしている能力を要求しないプログラムを設定する必要がある．つまり，できる限り失敗体験を排除，成功体験を積み重ねることが重要となる．これは，治療目標に到達する可能性が高くなるだけでなく，対象者の情緒を安定させ，日々の充実化を図ることにもつながる．成功体験を積むための治療的態度して，オペラント法やモデリング法，シェイピング法，チェイニング法などの行動変容手法[4,5]が有効な場合がある（表 36）．

オペラント法は，行動の発現頻度を変えるための技法であり，望ましい行動があった場合に正の強化子（報酬）を提示することで，その行動の発現頻度の増加を図る．望ましい行動が起きた場合には，頷く，声をかける，注目する，さりげなく褒める，など認めることや賞賛することが正の強化子となる．望ましくない行動に対し負の強化子（罰）を提示しその行動の減少を図る方法もあるが，認知症の対象者の場合には，注目しない，そっとしておく程度の負の強化子に留める方が望ましい．けっして，叱責するなど不快感を与える表出を行ってはならない．「何度言ったらわかるの！」，「どうしてできないの！」といった叱責は，対象者の情緒を不安定にさせる要因にもなり，また，叱責を受けること＝相手にしてもらえる，という本人にとっては正の強化子ともなる場合があり，必ずしも望ましくない行動の減少にはつながらない．

表 36　行動変容法の 1 例[4,5]

オペラント法	行動の発現頻度を変えるための技法 望ましい行動には正の強化子（報酬）を提示する
モデリング法	他者と同じ行動を取ってもらう手法 他者の行動を観察してもらい声かけ等で誘導する
シェイピング法	漸次的接近：獲得したい目標行動に近い行動が起こったときに賞賛などの正の強化を行い徐々に目標行動に近づける 分化強化：様々に起こる行動の中から獲得したい目標行動が起こったときだけ賞賛などの正の強化を行う
チェイニング法	獲得したい目標行動を工程で細分化を行う 順行チェイニング：はじめの工程から順に獲得していく 逆行チェイニング：最後の行程から順に獲得していく

モデリング法は，他者の行動を観察させることで同じ行動を取ってもらう手法である．例えば，活動に参加したがらない対象者に対し，視界の範囲内でその活動を別の人に実施し参加を促したり，セラピストが近くで促したい作業を行いながら「どうぞ」，「手伝っていただけませんか？」などと参加を促したり，声かけだけでは活動に参加しない対象者へ活用できる場合がある．

　シェイピング法には，獲得したい目標行動に近い行動が起こったときに賞賛などの正の強化を行い徐々に目標行動に近づける漸次的接近，様々に起こる行動の中から獲得したい目標行動が起こったときだけ賞賛などの正の強化を行う分化強化，等の手法がある．前者はADLの獲得・習慣化などに活用でき，後者は望ましい行動を増やしたい，または望ましくない行動を減らしたい場合に活用できる．例えば，前者では整容動作全般の自立を目指すときに，対象者にとって容易な手洗いなどのADLから獲得を目指し，徐々に顔洗い，ひげそり，入れ歯の管理，等に広げていく，後者では，攻撃的な発言が多い対象者に対しそれを減らしたいときに，攻撃的な発言には断って中断する，忙しいふりをして聞き流すなどの負の強化，適切な発言には必ず目を合わせる，声をかける，賞賛するなどの正の強化を行うことで，攻撃的な発言を減らしていく，等である．

　チェイニング法は，漸次的接近と同様にADLの獲得・習慣化などに活用できる手法である．獲得したい目標行動を工程で細分化を行い，はじめの工程から順に獲得していく順行チェイニングと，最後の行程から順に獲得していく逆行チェイニングがある．各工程を獲得するときには，介助・誘導・モデリング・声かけなどを段階的に組み合わせ，自発行動へつなげていく．例えば，前開き型上着の着動作を獲得したいときに，着動作の工程を，1）先に通す腕の袖口を見つける，2）袖を通す，3）上着を後ろに回す，4）反対側の腕を袖に通す，5）整える，6）ボタンをとめる，このように細分化を行い，1）から6）へ学習を進めるのが順行チェイニング，6）から1）の順序で学習を進めるのが逆行チェイニングである．通常は，順行チェイニングを行うが，難易度が高い工程が前半にある場合には逆行チェイニングの方が有効な場合がある．

　ここでは行動変容手法の一部を紹介した．行動変容法をリハビリテーションへ応用した取り組みの例は多く報告されているのでさらなる学習を推奨する．

2．活動の利用

　アルツハイマー型認知症では，エピソード記憶を要求するような課題（日付や曜日，最近の出来事を思い出させる，等）は避け，保たれていることが多い手続き記憶を活用するような活動が望ましい．活動中は，自動的な運動を行っているところに，他者が指示を加えたり誘導したりすると意図性が高まってしまい失敗につながってしまうので注意が必要である．初期から中等度であれば，前頭葉機能である遂行機能は比較的保たれているので，軽作業を提示することで能動的に取り組むことが可能である．ただし，折り紙のような空間操作を要する作業よりも，ぬり絵のような平面の作業の方が，取り組みが良い場合が多い（図26）．重度に進行すると平面の作業でも作業範囲が広いと取り組みが困難となる．その場合には，注意を向ける範囲を狭くするなどの設定することで，取り組みが促進する場合がある（図27）．

　前頭側頭型認知症では，保たれている記憶や視空間認知を利用した活動が望ましい．逆に込み入った判断を要求するような活動は望ましくない．前頭葉機能が低下することで起こる常同症状を利用した対応も良い結果を生むことがある．例えば，適切な望ましい行動を日課として繰り返す

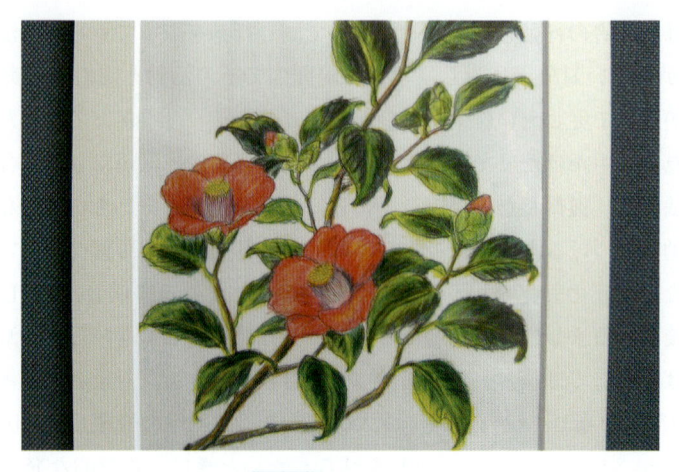

図26 作品例1
記銘力障害が顕著で認知症が中等度進行した対象者のぬり絵作品．もともと趣味で油絵などを描いていた経験を持つ．手本を見ながらコツコツと仕上げた．

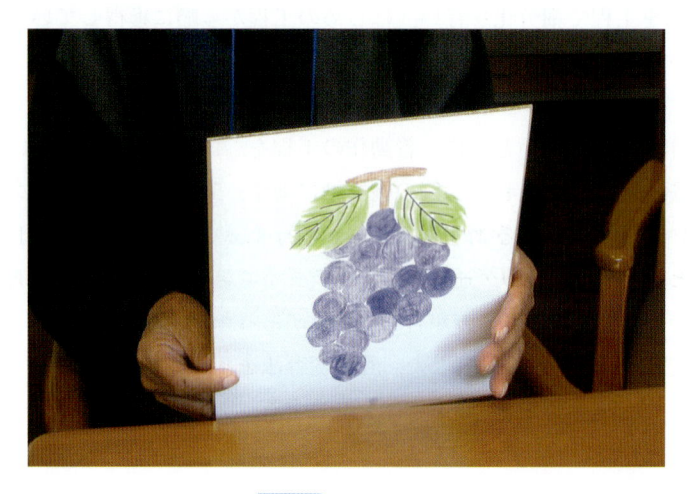

図27 作品例2
アルツハイマー病が重度に進行した対象者のぬり絵＋貼り絵による作品．A4サイズの平面ぬり絵は実施困難であった．この作品は，1) ブドウの粒は直径3cm大に切った紙を1枚渡す，2) 紫色の色鉛筆を渡し塗ってもらう，3) 葉っぱと枝も同様，4) 枚数がそろったら，セラピストの介助のもと，色紙に貼っていく，という方法で製作した．撮影するとき掲げるよう指示したが定位障害のためカメラの方に向けることはできなかった．

（常同化）ことで，活動の促進を図ることができる．環境への被影響性も活動の促進に活用することができる．後方連合野の活動は前頭葉と比べて良好であるので，視覚や聴覚に刺激を提示すると，簡単な声かけでその活動に取り組むことがある．例えば，通常の声かけではトイレや入浴，リハビリテーションを拒否する対象者に，他者のトイレ・入浴の出入りを見せておいてから手招きしてみる，目の前に計算問題と鉛筆をそっと置いてみる，など自発的な行動を促すような工夫を採る

ことで活動量を増やすことができる.

　血管性認知症は，いわゆる「まだら認知症」が特徴的である．リハビリテーションとしては，その個人の症状を的確に捉えたプログラムを勘案することが重要となる．また，廃用症候群の防止にも注意が必要である．血管性認知症の対象者は2次的に前頭葉の機能不全から発動性の低下を呈している場合が多い．施設や家庭の中では，発動性の低下から問題行動も出現しないため職員や家族からの関わりが減ってしまうことがある．関わりが減ることでますます活動量が減少してしまう可能性がある．これを防ぐには，施設の場合は対象者が興味を持つことを見つけ実施してもらう，家庭の場合はデイケアなどの社会資源を活用する，等の対策が有効である.

　レビー小体症は病態としてはパーキンソン病に認知症が併発している状態である．パーキンソン病と同様にWearing-off現象やOn-Off現象が認められ，運動機能だけではなく認知機能も日差，日内変動が激しい．On時の状態とOff時の状態を把握しておき，積極的な介入を行う場合はOn時に実施することが望ましく，介護レベルを設定する場合はOff時の状態に合わせることが望ましい．また，運動機能の低下も合併しているので，他の認知症と比べ転倒のリスクも高い．リハビリテーションを実施するときや環境設定を行うときには，このリスクへの対応を忘れてはならない.

3．集団の活用

　個人固有の問題に対しては個別作業療法の方が有効である．しかし，認知症の作業療法では，個別で実施するよりも集団で行った方が，取り組みがよい場合がある．集団作業療法を用いることで，モデリング法の効果として，参加を促しやすい，集中して取り組む時間が長くなる，等が期待できる．さらに，他者を意識するようになる，個別による1対1の緊張から解放されるので安心して取り組むことができる，集団ゲームを楽しむことができる，等といった利点や効果も期待できる.

　筆者ら[6]は認知症高齢者グループホームにおいて，対象者のレベルに応じた能動的な軽作業を用いた4カ月間の集団作業療法を実施し，前頭葉機能の改善が期待できる結果を得た．また，4カ月間，集団から離脱する対象者がほとんどなく，集団作業療法を確実に実施することができた（図28）.

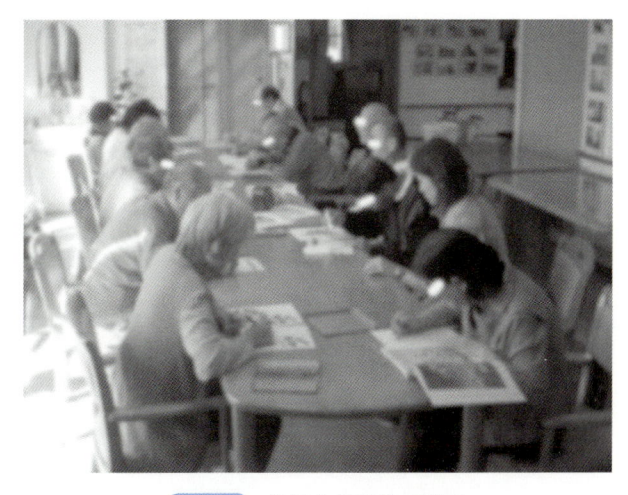

図28　集団作業療法の様子

●文献
1) 目黒謙一. ＜神経心理学コレクション＞痴呆の臨床. 東京: 医学書院; 2004.
2) 田邉敬貴. ＜神経心理学コレクション＞痴呆の症候学. 東京: 医学書院; 2000.
3) 池田　学. 認知症の疾患別治療とケア. 第39回日本作業療法士協会全国研修会抄録集. 2006. p.15-6.
4) 坂爪一幸. 認知症の認知リハビリテーション. MEDICAL REHABILITATION. 2005; 54: 85-95.
5) レイモンド・G・ミルテンバーガー, 著. （園山繁樹, 他, 訳）行動変容法入門. 大阪: 二瓶社; 2006. p.177-95.
6) 作田浩行, 増山英理子, 鈴木久義, 他, 軽度認知症者に対する能動的作業を含むプログラムパッケージの効果の検討. 第43回日本作業療法学会抄録集. 2009.

〈作田浩行〉

第4章 状態別および疾患別作業療法

B. 疾患別作業療法

5 てんかん

A 全体像

　てんかんは，何らかの原因で（明らかな原因なしに）大脳神経細胞の過剰な電気活動（放電）によって引き起こされる一過性あるいは反復性のてんかん発作を主症状とする病態をいう．

　発作の症状は，脳内での部位や広がりによって，意識障害，けいれん，自律神経症状などさまざまな状態像を示す．また，てんかんの症状には，知能障害，性格異常，精神病症状，人格障害など非発作性の症状もある．

　このため，てんかんとてんかん発作は区別されるべきだといわれている．てんかん発作はてんかんの症状のひとつであり，てんかんは慢性的に発作を繰り返す病態を意味しており，てんかんの症状は，発作だけでなく精神病症状や人格障害，知能障害などの持続的精神障害を含んでいる．つまり，**てんかんの症状は，てんかん発作とてんかんに伴う精神障害**に大別される．

　てんかんの原因から分類すると，原因不明の**特発性てんかん**と，脳血管障害や頭部外傷など器質性の原因が明らかな**症候性てんかん**に分類される．

　てんかん発作を誘発する要因として，精神的緊張，光刺激，睡眠不足，過呼吸などがあげられる．

B てんかん発作の分類

　てんかん発作の分類は，国際分類によって**局在性（部分性，焦点性ともいう）発作，全般性発作**，未分類の発作に大別される．また，意識障害の有無，発作の大小などで細かく分類されている．以下にその分類と簡単な説明を記す．

1. 部分発作（一側半球の病変部から始まる発作，焦点性）

a. 単純部分発作（意識障害は伴わない）

1) **運動発作（焦点運動発作，ジャクソン発作など）**
　半側の運動領野にてんかん原因があり，その反対側の上下肢に数秒の間代性てんかんが生じる．この運動発作が広がっていくものをジャクソン発作という．

2) **感覚発作（視覚・聴覚・臭覚・味覚・めまいなどの発作）**
　体性感覚症状や特殊感覚症状を伴う発作で，しびれ感や眼前が真っ赤になったり，不快な臭いがしたり，回転感が生じる．

3) **自律神経発作（自律神経症状を呈する発作）**
　悪心，嘔吐，腹痛，頻脈，頭痛，呼吸促拍など．

4）精神発作（幻覚・錯覚・既視体験・感情などの発作）
錯覚，幻覚，既視体験，不安感などで，ほとんどが追想可能である．

b．複雑部分発作（意識障害を伴う，精神運動発作）
側頭葉てんかんともいわれる単純部分発作（の後に，あるいは同時に）．
① 意識障害だけを伴うもの
② 意識障害と自動症を伴うもの

c．単純部分発作から全般発作に至るもの

2．全般発作（左右対称性の発作）
両側性大脳半球にてんかん原因があり発作は全身左右対称性にみられる．

1）欠伸発作（小発作）
会話が急に中断したり，持っているものを落としたりなどの動作の中断が起こる．2～3秒から10秒程度の意識障害を呈す．周囲の人が気づかないことが多く，患者は発作を覚えていない．

2）ミオクロニー発作
四肢や体幹に突然起こる筋肉のけいれんで，意識障害はない．

3）強直・間代発作（大発作）
全般発作で最も多い．全身の筋肉が突っ張る強直性けいれんが数秒～十数秒継続する．その後収縮と弛緩を繰り返す間代性けいれんが数秒続く．けいれん終了後意識障害をきたす．

4）間代発作
筋肉の収縮と弛緩を繰り返し，急速で反復的な関節の屈曲と伸展運動を生ずる発作．

5）強直発作
数秒間強直状態（四肢の急激な筋肉収縮によりこわばった状態に固定される）が起こる．

6）脱力発作
姿勢保持筋の緊張が発作的に弛緩し突然倒れたり崩れたりする．

3．未分類のてんかん発作（各種の発作が合併）

1）ウエスト症候群
乳幼児に発症し点頭てんかん（身体の広範囲に短時間の強直けいれんが起こり，頸部を前屈させる強直発作）とよばれる．

2）レンノックス・ガストー症候群
小児期に発症し種々の型の全般発作を呈する．

3）重積発作
発作が30分以上の長時間にわたり反復する．けいれん性の重積と非けいれん性のものに大別され，強直間代発作の重積は生命の危険が高いため，緊急性を要する．

C てんかんに伴う精神障害

1) 性格障害
てんかん性格とよばれ，粘着的，緩慢，迂遠性，爆発性などの性格傾向である．

2) 知能障害
器質的病因をもつてんかん患者では知能低下を生じることが多い．とくに乳幼児期に発症すると顕著に出現する．

3) 精神病症状
てんかん精神病とよばれる．

D 治療

抗てんかん薬による薬物療法が基本である．

E てんかんへの作業療法

1. 作業療法評価

1)「心身機能と身体構造」の評価内容
意識，知的機能（知能・健忘・思考），心理的機能（注意・衝動・情緒），言語機能，骨格系などを評価する．

2)「活動」の評価内容
コミュニケーション，行動，ADL，セルフケア，認知，作業遂行障害などを評価する．

3)「参加」の評価内容
自分を周囲に適応させる能力，移動，就労，役割，経済的自立などの障害を評価する．

4) その他の評価内容
運動機能，身体症状，意欲や作業習慣，理解や応用，作業能力とその実用性を総合的に評価する．

2. 作業療法の目的，目標

発作抑制の薬物療法と併用し，規則正しい日常生活リズムを作り，定期的な作業療法参加を目標とする．また基礎体力，生活関連技能，対人関係技能など社会生活に向けた目標設定が重要となる．

3. 作業療法の実際

評価結果から得られた情報をもとに，対象者に適用可能な創作的な作業活動を用いる．病院内の生活から地域での生活に目を向けていくことも重要である．

4. 作業療法での注意すべき対応

(1) 作業中に発作が起こったら
①発作の確認

②気道の確保とけがの確認
　　③危険回避
　　④医師報告
　　⑤経過の観察（作業療法中断は状況次第で）
(2) 転倒してもけがのないように，危険物を周囲には置かない作業環境とする．
(3) 強い光や刺激は発作の誘発因子のため，テレビゲームなど作業種目には細心の注意が必要であり，また責任ある役割付与や過労など過重なストレス負荷も要注意である．

●文献
1) 山口芳文, 編. 作業療法学　ゴールド・マスター・テキスト6　精神障害作業療法学. 東京: メジカルビュー社; 2010.

〈奥原孝幸〉

第4章 状態別および疾患別作業療法

B. 疾患別作業療法

6 境界性パーソナリティ障害

A 境界性パーソナリティ障害とは

境界例とは神経症と精神病との境界という意味で最初に使ったのは英国のリックマン Rickman で，1928年に神経症の仮面をかぶった精神病とし，borderline という言葉を用いたとされている．それ以前はクレペリン Kraepelin が異常性格すなわち反社会性のパーソナリティ障害の分類カテゴリーの創案をしたのに対して，シュナイダー Schneider は精神病質という分類で異常性格をグルーピングした．1967年には境界例の本質を人格障害に求めたカーンバーグ Kernberg の境界性人格構造 borderline personality organization（BPO）が提唱された．それまでは精神分裂病（統合失調症）に境界例の本質があると考えられていた時期もあったが BPO の概念により人格の病理が注目され，DSM-III の中では人格障害に分類されるようになった．

現在の DSM-IV-TR では10の種類に分類されている．その分類を表37に示す．

表37

タイプ	特徴	分類
A群	自閉的で妄想をもちやすく，奇妙で風変わりな対人関係が特徴	妄想性パーソナリティ障害
		分裂病質パーソナリティ障害
		分裂病型パーソナリティ障害
B群	感情的な混乱の激しいパーソナリティ障害，演劇的で情緒的で，移り気にみえることが特徴	反社会性パーソナリティ障害
		境界性パーソナリティ障害
		演技性パーソナリティ障害
		自己愛性パーソナリティ障害
C群	不安や恐怖感が非常に強いことが特徴	回避性パーソナリティ障害
		依存性パーソナリティ障害
		強迫性パーソナリティ障害

（文献1より一部抜粋）

その中で，境界性パーソナリティ障害の診断基準は，成人早期に始まり，対人関係，自己像，感情の領域で不安定および著しい衝動性が特徴で以下の表38の9項目の中で5つ以上に該当するものとなっている．

第4章 状態別および疾患別作業療法

表38

1) 現実に，または想像の中で見捨てられることを避けようとするなりふりかまわない努力
2) 理想化とこき下ろしとの両極端を揺れ動くことによって特徴づけられる，不安定で激しい対人関係様式
3) 同一性障害：著しい持続的な不安定な自己像または自己感
4) 自己を傷つける可能性のある衝動で少なくとも2つの領域にわたるもの
   (例：浪費，性的逸脱行為，物質乱用，無謀な運転，むちゃ食い)
5) 自殺の行動，そぶり，脅し，または自殺行為の繰り返し
6) 顕著な気分反応性による感情不安定性
7) 慢性的な空虚感
8) 不適切で激しい怒り，または怒りの制御の困難
9) 一過性のストレス関連性の妄想様観念または重篤な解離性症状

〔高橋三郎，他，訳．DSM-IV-TR 精神疾患の分類と診断手引き（新訂版）．東京：医学書院；2003 より〕

B 病理と成因

境界性パーソナリティ障害 borderline personality disorder（BPD）の研究は実にさまざまな説が唱えられている．1960～1970年代においてはカーンバーグは，環境などの要因とともに気質的な要因を重視し，生まれながらにもっている攻撃性や衝動性の強さがパーソナリティの障害に結びつきやすいとした．

環境要因に関する研究で，幼児の養育環境，母子関係に注目をしているマスターソンの仮説では，子どもが自立的な行動をとるとき（母親からの分離）は，母親は自分が拒否されたと思って冷淡に扱い，子どもが依存的でいれば愛情を注ぐ．このような育て方が子どもの自立を妨げ（分離-個体化の過程に支障をきたす）子どもが見捨てられることへの敏感さのもとを形成すると考えた．

メラニークラインは，母子分離の時期に「部分対象関係」から「全体対象関係」すなわち「悪い母親」，「良い母親」が一人の母親として受け止められるように移行が生じるのが正常な発達であり「対象恒常性」という発達課題がクリアーされていく．ところがBPDでは，「全体対象関係」の発達が不十分で容易に「部分対象関係」になりやすいという特徴を呈しているとしている．

最近の遺伝学的かつ神経学的研究では，BPDはこの病気には生物学的，遺伝的根拠があるのではないかという理論を立てている．遺伝的生物学的脆弱性が環境要因であるトラウマとあいまってBPDの対処メカニズムを生むという捉え方である．

脳の神経生理学的な側面からみると，神経伝達物質のセロトニンを介して働く機能が低下していることがわかってきた．セロトニン系の活動が低下することから衝動性やイライラ感，自殺の恐れが高まることも説明される．脳の解剖学的関係では大脳辺縁系の一部に焦点をあて，海馬と扁桃体領域での体積が有意に減少していることが示唆された研究がある．

C 症状と行動の特徴

1. 感情の不安定性

BPDはしばしば激しい感情をあらわにする．心の根底には「見捨てられるのではないか」という不安や恐怖があり，この部分が刺激されると，自分を見捨てようとしている相手に激しい攻撃，怒りをぶつけてしまう．

また，感情が安定しないことは確かな自分がないというよりどころのなさが影響している．これは，過去の体験から自分という人間はこういう人間だという確かなものが形成されてなく親から冷淡な扱いをされたり，一方で溺愛されたりという経験はその時に拒絶されていると感じているのにほめられてうれしいという感情が生じるなど，経験と感情がバラバラに存在している状態になってしまう．このような状態が蓄積されると自分の中によい自分と悪い自分が統一された状態で存在するのではなく，どちらかが強く反応すると片方は意識されなくなるという自分自身の同一性が分裂している状態にある．そして，確かな自分の不在は自分が何者かわからない不安や心がからっぽに感じられる空虚感を生じさせる．

2．対人関係の不安定性と対人操作

　確かな自分がないBPDは「見捨てられ不安」が根底にあり，相手への信頼関係を築く過程ですれ違いや意見の食い違い，口論になるとすぐに「見捨てられ不安」が表面化してしまう．

　自分のイメージが二分されていると同様に関わりあう相手にも二分した評価を下してしまう傾向がある．このことを「理想化」と「こき下ろし，脱価値化」という．理想化とは，自分に優しいと感じる人は「とてもいい人」，「頼れる人」と絶賛したりする．一方「こき下ろし，脱価値化」は，少しでも自分の意にそぐわない言動をする人に対しては「ひどい人」，「最低の人」と思ってしまいそっけない態度を取ったり徹底的に攻撃を加え怒りをぶつけたりしてしまう．これは相手に対して一貫した評価が保てないために起こる現象である．

　また，BPDは湧き起こる葛藤や衝動を自分では対処できないので，相手にその葛藤を押し付けたり，自分の思いが叶わない時は，激しく抗議し暴力的に振舞い周囲を従わせようとしたり，自傷行為，あるいは自殺をほのめかしたりして，周りの人を情緒的に支配し，自分の思惑通りにことが運ぶようにしてしまう．

3．衝動的でコントロールできない行動

　BPDにみられる自傷行為や自殺企図は大きく分けると2種類に分類される．死ぬ気はない自傷行為（非自殺性自傷行為）と死のうと思って行う自殺企図である．前者は意識的には自殺の意図はなかったとしても，心の混乱を避けるためにリストカットをしたり，致死量には至らない程度の過量服薬をしたりしてしまう．後者は死ぬことを意識して深くリストカットをしたり過量服薬をするといった行為である．BPDには非自殺性自傷行為は80％に出現すると多くの研究者が報告している．そのうち6〜10％が実際に死に至るという報告もあり「死ぬ気はない」と簡単に決めつけるのは危険である．

　自傷行為や自殺企図だけではなく，過食・嘔吐を繰り返す，薬物に依存する，奔放な恋愛，などがあげられる．これらの根底にはコントロール不能な心の動揺に苦しみ，不安や孤独感を和らげようとして自分の体を犠牲にすることで，何とか気持ちの安定を図ろうとする状態がある．

4．思考や認知の歪み

　ストレス関連性の関係妄想，被害妄想，幻聴体験を伴うことがある．この症状はしばしば一過性であるため，ストレスが緩和すると徐々に，あるいは短期間で消失する．周囲にいる人にとってみ

ると突然言動が変わり当惑することになる．ストレスは現在の困難な局面であったり，過去のトラウマの想起によるものの可能性もある．統合失調症の妄想型と BPD とは識別力のなさ，統合力のなさという認知の障害やコミュニケーション障害においては似ているが，BPD は他者を操作し巻き込みやすい．

D 各種治療内容

これまでの BPD の治療は過去の問題の清算が現在の問題解決につながるという精神分析の考えに基づく個人精神療法が中心であった．最近では，日本版の BPD 治療ガイドブックが出版され，それぞれの対象者に応じてさまざまな治療法を組み合わせていくことで回復に至ることが示されている．さまざまな治療とは，個人精神療法，薬物療法，入院治療，認知行動療法，デイケア，作業所の利用を含めた作業療法，家族支援，などである．

1. 個人精神療法

自己の内面を振り返り，自分の問題と向き合う覚悟がある場合には有効な治療法となる．ただし，主治医の経験と力量が問われるので専門的な治療ができる医療機関で実施するのが望ましい．

2. 薬物療法

症状がさまざまなように，使う薬も BPD 専用のものはない．症状に伴い抑うつ感が強いときには SSRI が使用されている．怒りや焦燥感を鎮めるには抗精神病薬が使われる．衝動性が強いときには気分の安定を図るために抗てんかん薬や抗不安薬がすすめられている．

3. 入院治療

入院治療が必要な状態は，自傷行為，衝動行為，過量服薬の繰り返し，自殺企図などの行動化がみられ，生命の危険性が高い時である．また，家族や周りの人が暴力や情緒の不安定さに振り回され疲労が大きい時，あるいは対象者本人が社会生活を送る上で過度のストレスがかかっていて状態が悪化しかけている時，などである．

入院治療では対象者および周囲の危機的な状態が治まることがとりあえずの治療の目標になるが，生活環境を変えることで生活の仕切りなおしができ，今まで生じていた問題と向き合う気持ちの準備を作っていけることが大きな意味での目標になる．

4. 弁証法的行動療法 dialectical behavior therapy（DBT）

DBT は自殺の危険度の高い思春期患者，特に BPD に特化して開発された広範囲にわたる認知行動療法である．

E 作業療法での治療

BPD に対する作業療法は，対象関係における発達的課題を経験する中で健康な自我の成長を促し，制御不能な感情や衝動的行為を作業療法の治療的枠組みを利用できるだけ適応的に発散させるというのが目的になる．

なお，1980年代から弁証法的行動療法 dialectical behavior therapy（DBT）に基づくアプローチが試みられており，過去の対象関係よりも現在の対人関係で起こっているさまざまな問題行動を対象者のソーシャルスキル能力の不足と捉え，トレーニングを徹底する技法の効果が証明されつつある．

作業療法に上記のDBTを取り入れる場合は，認知の歪みを修正し感情や行動の不安定さを調節するために技能を身につけていくことが目標になる．作業療法の場面でみられる特徴的な思考法の是正を行うために，フィードバックの機会を作り治療の枠組み内での修正をはかることが目的となろう．しかし，DBTをとりいれた作業療法として，定式化した方法論は確立されていないので今後の発展に期待したい．

F 作業療法での治療構造

不安定な気分と対人関係が特徴的に現れるので作業活動をしているときには約束，目的，方法などを決めたルールを了解しておいてもらうことが必要になる．時に衝動的な行動に走ってしまった場合には，あらかじめ作業療法を中断することや，行動制限をとらざるを得ないことも伝えておき限界設定を設けておくことが必要になる．これは対象者を守る意味でも重要なことである．一方的に治療を中断するだけではなく，なぜ限界を超えてしまったのかを話し合うことも時には必要である．

このような行動制限，行動の禁止という外面的な枠をつけるということから徐々に内面的な枠の成長につながっていくことを想定して治療上必要な取り決めをしていく．プログラム以外の時間外対応は極力しないことや，作品の材料など予算枠外での要求には対応できないことなどを伝え，対応の枠組みを明確に示すことである．

G 作業療法の治療過程

1. 治療開始の前に確認しておくこと

まずは，治療目標，治療内容，限界設定についての説明と合意を得る．治療に入るという対象者自身の覚悟が求められるとともに，治療者にも治療の見通しと援助していく覚悟が必要である．

2. 作業療法の導入

作業療法参加初期の対象者は，感情の不安定さや対人関係上の問題などさまざまな問題を抱え，不安と孤独，見捨てられ感と怒り，空虚な自分があるなど混乱している状態である．そこで，治療者は弱い自我を強化・援助するという初期の治療目的を共有し，明確な治療の枠組みを提供する．対象者は自分の感情の表現の仕方がわからず，行動化により不適応的に衝動を発散するが，作業活動という外的な枠組みにより衝動のコントロールができないという無力感を支え，また，作業活動に没頭する機会は無秩序な内面に対して秩序を与えるきっかけづくりを提供することになる．

3. 作業療法の展開

行動化や約束違反は徐々に減り，自己否定的な考え方から自己肯定感が芽生え，いろいろな作業活動の体験を通して健康的な自己の形成が促進されてくる．また，治療者に対して善と悪，信頼と

不信などの極端な分裂が目立つ初期に比べると，治療者を一人の統合された人として捉えようとする新たな見方が少しずつ芽生えてくる．

　作業療法では，安定した対人関係の獲得，行動化や退行に変わって適応的な言語化を促すなどの治療目標を設定する．治療者に対して拒絶的になったり拒否的になったりすることが出現するが，作業活動を通した治療構造の枠は徐々に対象者の現実検討を促し，自分の体を使って行う感覚を取り戻していく．作業活動には身体運動を取り入れたものを利用し衝動発散を促す機会（衝動の適応的発散）を作る必要がある．また，作業活動がもつ対人的な距離感が見捨てられ感を感じないでいられる適切な関係性を維持することに役立つ．

　作業療法では言語的に不適応な問題をとり上げなくても作業活動を通して対象者がその問題を現実的に乗り越えることができるかを試す機会を提供し，探索行動を起こしやすい環境を設定しておくことも重要になる．例えば，対象者がイライラした感情を自ら発散しやすいような体を動かしやすい環境や，集中できなくなったとき気分転換になる雑誌やゲームなどを部屋の片隅に置いておき，探索しながら作業療法の枠内で適応していられたという自己統制感や「今の自分でも大丈夫だ」というストレス耐性を養うことにつなげる．

　このような守られた環境で対象者の依存欲求が衝動行為や自己破壊的な行動ではなく適応的に充足されていくことで健康的な自我の発達に向けての探索行動が芽を出し始める．対象者からやってみたいことが告げられたり，過去の自分を清算するような発言がきかれたりして現実の課題に向き合う準備ができてくる．

4．作業療法の終結に向けて

　対象者は，不安定な言動が治まり，他者と一緒にいられる自信をつかみ，一方，一人でいられる能力も育ってくる．

　作業療法の目的は，対象恒常性の発達と有能感を通して行動を統制できたという感覚を獲得することにある．また，ものごとのとらえ方や考え方をいかに適応的に修正し安定した感情を保てるようになるかが治療の最終目標となる．治療の中断も当然ありうることで，治療関係が保てないなど治療者が引き受けきれない事態になることも想定されるため，チームで取り組むことがとても重要になる．

　入院治療から外来治療に移り，院内の作業療法からデイケアや作業所に移行していく場合もある．作品づくりが自信につながり，作業療法で経験した安心感のある対人関係が感情のコントロールの契機となる場合もある．

　治療終結に当たっては，作業療法での参加と関わりがよい経験として自己有能感に結び付いたことを伝えるとよい．作成した作品を大事にもち帰ることをすすめ，外来になってもいつでも立ち寄れることを伝える．

H　対人関係上の留意点

　不適切な行動への対処としての留意点をあげる．

1）スタッフへの対応

　よいスタッフと悪いスタッフとの認識をもちやすく自分に味方してくれるスタッフに「あなたな

らわかってくれるはず」と取り込むような言動がみられることがある．スタッフが連携してあらかじめどんなことが起こりやすいのか，どう接していけばいいのか，どのような感情を抱きやすいのかなどを打ち合わせておく必要がある．

2）約束事や規則を守れない

ルールが守れず繰り返し同じ行動がみられるときは，あらかじめ治療上の限界を伝え，時間，場所，作業療法室でできること，他者の迷惑になること，発散的な活動の限界，怒りなど激しい感情を感じて我慢できないときなど，治療者の援助の限界を示す．それでも守れないときは，作業療法を中断することもありうることを伝える．

3）時間外の対応

現実可能な範囲で要請に応じることが必要な場合もあるが，治療の枠組みを越えた曖昧な状況下では対象者，あるいは治療者自身も曖昧な時間設定になりやすい．対象者の転移性の行動化と治療者自身の逆転移による「抱え込み」，「巻き込まれ」について検討し，時間外の対応を取り扱うべきである．

4）行動化が作業療法場面でみられる

どこまで1人の治療者が対象者の内面的な葛藤に関わるのかのチームとしての対処方法を明らかにしておく．その上でなぜ行動化に移ったのかをじっくりと話し合うタイミングを作ることが必要である．行動化を起こした直後の対応は，必ず行動化したことを取り上げ大変な問題であることを毅然とした態度で伝えることが基本である．対象者は大騒ぎになることで辛い気持ちが一時的に吹き飛ぶことを期待している場合もある．

I 作業活動選択時の留意点

1）対象者の希望する作業活動を優先できるような配慮

治療過程でみられる探索行動や試行錯誤を促しやすいように作業環境を設定しておく．自分で作業活動を決定したという感覚をもってもらうことが必要である．

2）否定的な思考パターンを是正する取り組み

作業活動遂行時に否定的な思考パターンが観察される場合があるので，作業工程がわかりやすく，取り組む目的を明確にしておく．否定的な思考パターンについて言語化できそうな場合は，作業活動を通してその思考を修正する

3）作業活動の提供

回復段階にもよるが対象者は混乱しているか，あるいは自我の発達が脆弱なため感情の言語化が困難な場合がある．作業活動は，粗大運動的なものから，工程が明確なもの，手順が理解しやすいものを用意しておく．

●文献
1) 小林夏子, 編. 標準作業療法学 専門分野：精神機能作業療法学. 東京：医学書院；2008.
2) 小林正義, 冨岡詔子. 境界性人格障害. 作業療法学全書 第5巻 作業治療学2 精神障害. 第2版. 東京：協同医書出版社；1999.
3) 牛島定信. 境界パーソナリティ障害＜日本版治療ガイドライン＞. 東京：金剛出版；2008.
4) 牛島定信. 境界性パーソナリティ障害のことがよくわかる本. 東京：講談社；2008.

5) 平井孝男. 境界例の治療ポイント. 大阪: 創元社; 2002.
6) クライスマン JJ, ストラウス H, 著. 吉永陽子, 監訳. BPD を生きる七つの物語. 東京: 星和書店; 2007.
7) ミラー AL, レイサス JH, リネハン MM 著. 高橋祥友, 訳. 弁証療法的行動療法. 東京: 金剛出版; 2008.
8) 山根 寛. 境界例に対する作業療法の原則. OT ジャーナル. 1998; 32(6): 585-8.
9) 小林正義. 境界人格障害の作業療法. OT ジャーナル. 1994; 28: 205-8.
10) 橋本元秀. 境界型人格障害の概念と治療戦略. OT ジャーナル. 1998; 32(6): 580-4.
11) 小林正義. 設定された環境において作業をすること―境界例の作業療法過程でみられた移行対象をめぐって―. 作業療法. 1995; 14(4): 345-53.

〈河野達哉〉

第4章 状態別および疾患別作業療法

B. 疾患別作業療法

7 アルコール依存症と薬物依存症

A 精神作用物質使用による精神および行動の障害

　ICD-10 では,「ある物質あるいはある種の物質使用が, その人にとって以前にはより大きな価値をもっていた他の行動より, はるかに優先するようになる一群の生理的, 行動的, 認知的現象」となっている.

　その中心的な特徴は, 精神作用物質（医学的処方の有無に関係なく）やアルコールやタバコ, 薬物を使用したいという欲望であり, その欲求は抵抗できないほどの強いものである. また一定期間中止した後再度使用すると, この欲求の再出現が非依存者より早く再出現する.

　DSM-IV では, 薬物依存は「薬物関連障害」となっており, 薬物がアルコールであれば「アルコール関連障害」となっている.

　一方, これらはいわゆる依存症であり, アルコールは薬物とは別にアルコール依存症とよばれ, その他の薬物を総称して薬物依存症とよんでいる. 薬物もアルコールも初回使用年齢は10歳代後半が多く, 発症年齢は, 薬物依存症が10〜20歳代, アルコール依存症は40〜50歳代が多い. これらのことから薬物は短期間に依存が成立し, アルコールは長期間にわたり, 時間をかけて徐々に依存が成立するといえる.

　また, 依存性薬物は体質変化を生じさせ, 一度身体依存が形成されると, その修正は一生不可能である. そのため断酒したり断薬するしかなく, その欲望との戦いなのである.

B 精神作用物質

　精神作用物質とは, アルコール, アヘン類, 大麻類, 鎮静剤あるいは睡眠剤, コカイン, カフェインを含む他の精神刺激剤, 幻覚剤, タバコ, 揮発性溶剤, 多剤の使用などであり, 非合法的なものだけでなく, 身近なものや手に入れやすいものも多く含まれている.

C 薬物（アルコールを含む）依存の3要素

1）精神依存
　不快を避けたり, 快楽を求めるために薬物の使用を求める精神的衝動.

2）身体依存
　薬物の使用をやめたとき身体的障害が起こることで, この身体症状を禁断症状, あるいは離脱症状という.

3）耐性
　多くの依存性薬物は連続使用することで, その薬物の効果は減少してくる. 以前と同じ効果を得

るために使用量を増やしていかねばならない状態をいう．

D 依存性薬物の分類

表39　依存性薬物の分類（身体依存，精神依存，耐性との関係）

物質名	身体依存	精神依存	耐性
モルヒネ，ヘロイン	かなり強い	かなり強い	かなり強い
アルコール，抗不安薬，睡眠剤，鎮痛剤	強い	強い	強い
大麻	ない	強い	ない
コカイン	ない	かなり強い	ない
ヒロポン（覚醒剤）	ない	かなり強い	ある
LSD（幻覚剤）	ない	ある	ある
シンナー（有機溶剤）	ない	ある	ない

＊ない＜ある＜強い＜かなり強い

E 依存の種類

①物質嗜癖：上記の薬物への依存
②過程嗜癖：買い物依存，ギャンブル依存，セックス依存，仕事依存，摂食障害等
③関係嗜癖：恋愛嗜癖，共依存等

F 精神作用物質による障害の種類

1）乱用

繰り返しの使用により社会生活に支障が生じ，身体的にも影響が出る．対人関係上の問題が発生する．

2）依存

耐性が生じ，離脱状態（長期間の大量摂取後摂取を中止すると物質特有の症状が出現し，再摂取により消失する）が出現する．手に入れるためには仕事等を犠牲にするようになり，身体的症状も出現する．

3）後遺障害（いわゆる中毒）

フラッシュバック，人格変化，感情障害，認知症症状などが出現する．

G アルコール依存症

1. アルコール依存症とは

アルコールは，薬物と違い合法物質であり，手に入れて飲酒することは誰にでも簡単に可能である．飲んだ時の解放感や気持ちよさをもたらす「酔い」の経験が精神依存を生じやすくしている．快楽を求めたり不快なことから逃避するためにこの酔いを求め，連続的に飲酒するのが**精神依存**であり，この連続飲酒を中止した時に現れる**離脱症状**の苦痛を和らげるために再飲酒し，飲酒のコントロールができなくなった状態を**身体依存**という．

これらは勤務先や家庭内などで繰り返し問題を生じさせ，やがて孤立化していき，人生を大きく変えるほどの事態を引き起こすことになるのである．

このため，アルコール依存症は，飲んだ時が問題なのではなく，飲んでいない素面の時に飲まずにいられなくなることが最大の問題である．飲酒のコントロールができなくなり，それが精神や身体，周囲の人間関係に大きな影響をもたらし，最終的には死に至る可能性のある深刻な病気である．

2. アルコール依存症の全体像

a. アルコール依存症の飲酒経過

アルコールを飲む人が全員アルコール依存症になるわけではないが，その予備軍は非常に多く，誰でもその危険をはらんでいる．飲酒し始めてから，徐々に徐々にこころやからだがむしばまれていく．

10歳代後半から機会的な飲酒を始める．習慣的な飲酒が始まるのは社会に出てからがほとんどである．最初は，胃，十二指腸，肝臓などの身体的な障害が生じ，徐々に抑うつ感，うつ状態，口論，喧嘩，ブラックアウトなどの問題が起こってくる．その後も飲み続けると40歳代あたりから飲酒のコントロールができなくなり，これまで以上に飲酒の問題が多くなってくる．

職場では，仕事の能率低下，遅刻，欠勤の増加，責任や役割を遂行できなくなり，家庭では，家事や育児ができなくなり，口論が増え約束も守れなくなる．警察沙汰を起こしたり借金や喧嘩も増えたりする．

こうなると周囲との人間関係が激しく悪化し，孤立せざるを得なくなってしまう．このころには臓器障害も顕著となり，イライラ，手指のふるえ，発汗，不眠，幻覚などの離脱症状が出現する．昼夜逆転など日常の生活リズムも崩れ，解雇や離婚など家庭は崩壊し人生すら危うくなる．

b. アルコール依存症の離脱症状とは

離脱症状は，アルコール依存症の問題の一つである．身体的にも精神的にも以下のように発症する．

①情緒の障害：いらいら，神経過敏，焦燥感など
②振戦せん妄：幻視，幻聴，睡眠障害，興奮など
③妄想：被害妄想，嫉妬妄想，追跡妄想など
④自律神経症状：発汗，手指のふるえ，嘔吐感，動悸，頻脈，不眠など
⑤けいれん発作：アルコール性けいれん
⑥身体機能障害：肝機能障害，胃潰瘍，栄養障害，糖尿病，末梢神経炎，高血圧症など

c. アルコール依存症特有の防衛機制

否認は，アルコール依存症特有の防衛機制である．飲酒して顔が赤くても飲んでいることを認めなかったり，少しだけだといい張ったり，アルコールの問題を認めなかったり，問題を軽くみた発言をすることが多い．この否認が病気と向き合うことへの大きな問題となる．

また，つっぱり，割り切り，がんばり，ほれ込みなど特有の防衛機制もあり，周囲の者は巻き込まれやすいため，巻き込まれないように適切な対人距離をとることが重要である．

d. 共依存

飲酒行動を家族という視点からみると，本人の問題ばかりでなく，配偶者が飲ませるという家族

関係がみえてくることも多い．家族のとる飲ませない対応が，結果として飲み続ける原因になっていることがある．この関係を**共依存**という．

e. 女性のアルコール依存症

女性のアルコール依存症者には，男性と異なるキッチンドリンカーなど女性特有の飲酒の背景があることを理解することも重要である．家族関係，社会の目，体調，生き方など女性特有の飲酒背景があり，キッチンドリンカーは城である台所で誰も知らず進行していくのである．

3. アルコール依存症の治療

多くのアルコール依存症専門病院は，アルコール・リハビリテーション・プログラム（ARP）などの期間を定めた治療プログラムを実施している．

初期治療では，身体的治療（胃や十二指腸，肝臓などの内科的な機能障害の治療），離脱症状の管理と治療，基礎体力や生活リズムなどの自律性の回復が優先され，徐々にアルコール依存症治療への動機づけがなされていく．

初期治療後，ARPの治療プログラムに入る．ARPは主に集団活動として行われ，そこでは身体的治療を継続しながら基礎体力や生活体力の向上，アルコール依存症の正しい知識の学習や断酒教育などの心理教育，内省や内観，仲間づくり，抗酒剤の服用，自助グループ（AAや断酒会など）への参加体験などの具体的な行動，退院後の生活設計などが行われる．

a. アルコール依存症者の自助グループ

1) **AA**

Alcoholic Anonymous（アルコホリック・アノニマス）という匿名で参加できる禁酒のための会である．アメリカで誕生したアルコール依存症者の自助グループで，断酒を目指す人であれば誰でも参加できる．アルコール依存症からの回復者がリーダーで，12ステップの言葉を用いたミーティング形式の例会である．他に家族向けのグループ（配偶者：アラノン，子ども：アラーテンなど）もある．

2) **断酒会**

日本版のAAともいえるが，断酒会では家族も一緒に例会に参加することがすすめられている．また匿名の参加ではない．

4. アルコール依存症の作業療法

アルコール依存症の治療は，作業療法だけで完結することはなく，むしろアルコール・リハビリテーション・プログラムなどの包括的プログラムの一部を医療チームのメンバーとして担当すると考えたほうがよい．ここではその治療の流れとその流れに沿った作業療法について述べる．

1) **作業療法評価**

離脱後の初期は，身体面，体力評価や日常生活能力，作業能力等を評価し，徐々に対人関係，家族や周辺環境，退院に向けた自信などを評価していく．

2) **作業療法目標**

離脱後の初期は，体力や生活リズムの改善を目標とし，徐々に内省や治療への動機づけ，仲間作

り，退院後の生活設計などを目標とする．

3）作業療法プログラム

導入時には体力向上を目指した身体的運動，創作的作業を中心に行い，徐々に対人交流を増やし，心理教育的な関わりにつなげていく．

表40　実施時期に沿った作業療法プログラムの内容

導入期	展開期	終了期
・身体運動：運動強度や対人接触など徐々に up 　例：散歩，軽スポーツ，体力測定など． ・課題作業：作業強度や対人接触など徐々に up 　例：革細工，木工，陶芸，絵画，園芸など	・導入期の身体運動や課題作業の継続：集団活動を用いた仲間作り，コミュニケーション能力・体力 up ・心理教育：疾病教育，断酒教育，ミーティング	・退院に向けた生活設計 ・自助グループへの参加 ・家族など環境調整

4）退院後の生活

入院するほどのアルコール依存症者は，そのほとんどが体質変化を生じており，一度形成された身体依存を修正することは不可能である．そのため生活を再建するには，断酒を継続するしかない．

退院後，地域社会で暮らすためには断酒した生活を送るしかなく，一人の力での断酒生活は困難なため，通院，抗酒剤の服用，デイケア通所，AAや断酒会などの自助グループへ継続して参加するなど，飲まない環境を自分から作ることで社会生活を継続していくしかない．しかし，再飲酒を繰り返すケースが多いのが現状であり，飲まない生活を続けることは難しいといわざるをえない．

最後に再度述べるが，アルコール依存症は飲んだ時の問題ではなく，「素面の時に飲まずにいられない」素面の病気である．

5）アルコール依存症の回復

アルコール依存症からの回復は，飲まない日の積み重ねであり，そこには長い年月がある．その期間を1人で断酒することはまず困難である．AAなどの自助グループで過ごすことが大きな断酒生活の支えとなる．治療関係者や自助グループメンバーとの人間関係が生まれ，その関係性の深まりは断酒の継続にとても大切なものである．途中再飲酒をしながらもメンバーとの人間関係の中で，地域生活が再建され，アルコール依存症から回復していく．

H　薬物依存症

基本的には，アルコール依存症と同様であるが，特徴的には，早期に依存形成が成立するということと，その物質が違法薬物の場合が多く，治療者に構えが生じることである．これらに注意しながら，薬物を断った社会生活を送るためのさまざまな社会的支援が必要である．薬物依存症も社会復帰が困難で，繰り返すケースが多いのが現状である．

●文献
1) 山口芳文, 編. 作業療法学　ゴールド・マスター・テキスト6　精神障害作業療法学. 東京: メジカルビュー社; 2010.

〈奥原孝幸〉

第4章 症状別および疾患別作業療法

B. 疾患別作業療法

8 症状性を含む器質性精神障害

A 病因と成因

　器質性精神障害は脳の損傷，障害により可逆性・非可逆性に生じる精神障害をいう．世界保健機関によるICD-10[1]の分類では症状性を含む器質性精神障害として，認知症（アルツハイマー病・血管性認知症），その他の疾患の認知症〔ピック病・クロイツフェルド・ヤコブ病・ハンチントン病・パーキンソン病・ヒト免疫不全ウイルス（HIV）等〕，器質性健忘症候群，せん妄，脳の損傷および機能不全ならびに身体疾患によるその他の精神障害〔器質性幻覚症・器質性緊張病性障害・器質性妄想性（統合失調症様）障害・器質性気分（感情）障害・器質性不安障害・器質性解離性障

表41　器質性精神障害の病因

変性疾患	アルツハイマー病，認知症，脳血管性認知症，ピック病，ハンチントン病，クロイツフェルド・ヤコブ病，正常圧水頭症，多発性硬化症，パーキンソン病，シルダー病，ウィルソン病，進行性核上麻痺，進行性多発性白質脳症，進行性ミオクロニーてんかん
占拠性病変	脳腫瘍，硬膜下血腫，脳膿瘍
外傷	頭部外傷
感染症	脳炎，髄膜炎，梅毒，麻疹，猩紅熱，レンサ球菌感染症，敗血症，肺炎，インフルエンザ，腸チフス，発疹チフス，マラリア，リウマチ性舞踏病
血管性	脳血栓・塞栓症，一過性脳虚血発作，くも膜下出血，高血圧性脳症，SLE，脳血管障害，多発性小梗塞
てんかん性	精神運動発作，小発作，発作後もうろう状態
代謝性	尿毒症，肝障害，電解質異常，高炭酸ガス血症，アルカローシス，アシドーシス，ポルフィリン症，悪性腫瘍の遠隔効果
内分泌性	甲状腺機能亢進，粘液水腫，アジソン病，下垂体機能低下症，副甲状腺機能亢進および低下，糖尿病性亜昏睡，低血糖
中毒性	アルコール（ウェルニッケ脳症，振戦，せん妄）コルサコフ精神病，慢性バルビツール酸中毒，マンガン中毒，二硫化炭素中毒 薬剤（バルビツール酸，その他の鎮痛剤，サルチル酸，カンナビス，LSD，アンフェタミン，抗パーキンソン薬，スコポラミン，三環系抗うつ薬，MAOI，その他）
酸素欠乏症	気管支肺炎，うっ血性心不全，不整脈，無症候性心筋梗塞，出血，一酸化炭素中毒，麻酔後，貧血，うっ血性心不全，慢性肺疾患
ビタミン欠乏症	サイアミン欠乏，ニコチン酸欠乏，B_{12}・葉酸欠乏

（文献4より一部改変）

害・器質性情緒不安定性（無力性）障害・軽症認知障害等〕，脳の疾患・損傷および機能不全による人格および行動の障害（器質性人格障害・脳炎後症候群・脳震盪後症候群）等をあげている．

　アメリカ精神医学会の精神障害の分類（DSM-IV-TR[2]）では，器質性精神障害という用語は用いられてはいないものの，それに相当するものとして，せん妄・認知症・健忘症障害・一般身体疾患による精神疾患（緊張病性障害・人格障害・気分障害・不安障害・妄想を伴う精神病障害・幻覚を伴う精神病障害・特定不能の精神疾患）などがあげられている[3]．

　こうした脳の器質的障害の後に生じた精神症状は可逆的な急性期の症状と不可逆的な慢性期の症状とに分けられる．それらの病因は表41に示す．

B　症状と行動の特徴

1. 急性期

　頭部外傷，代謝障害，循環障害，毒物の作用などさまざまな原因によって引き起こされた脳の病理的な経過の結果，急性に発現する．その原因となる疾患が治療できれば，多くの場合可逆的である[4]．

1）意識障害[5]

　意識障害は単純な意識障害と複雑な意識障害に分けられる．意識には明るさ（清明度）と広がり（意識野），内容（質）の3つの標識がある．単純な意識障害は「意識混濁」と呼び，清明度の障害であり，Glasgow Coma Scale（GCS）[6]やJapan Coma Scale（JCS）[6]（表42, 43）などの評価スケールが一般的に使用されている．複雑な意識障害は，「意識狭窄」といった意識野の狭くなった状態と，「意識変容」といった軽度の意識障害のうえに幻覚，錯覚，不安，興奮などの質的変化が加わった状態に分けられる．意識狭窄にはもうろう状態が，意識変容にはせん妄，アメンチア，夢幻様状態などが含まれる．

2）せん妄

　幻覚，錯覚などの妄覚や，見当識障害，注意力，思考力の減退，日内リズムの変化，行動の混乱などが特徴的である[3]．典型的な臨床像としては，睡眠覚醒リズムの障害がみられ，日中傾眠的であり，夜間に不穏となる．また，幻視を訴えたり今まで保たれていた食事を摂らなくなったりする．症状の時間的変動が激しく，幻覚・妄想は浮動性で内容，程度とも大きく移り変わり，医療スタッフの指導に対する理解力も時間により変化する[7]．

2. 慢性期

　急性期には意識障害の症状を呈し，その後慢性期には非可逆的な精神症状として感情障害，認知症，意欲・行動障害，人格障害などが現れることがある．

1）感情障害

　脳血管障害，パーキンソン病，アルツハイマー病では認知障害とともにうつがみられることが多い[3]．意欲低下が目立ち，憂うつな気分も伴うが深刻みに欠ける．思考はまとまりなく，記憶障害も目立つ[7]．

　また脳血管障害後に感情失禁，易怒性が生じることがある．感情失禁は病気や家族の話題，いた

表42 Glasgow Coma Scale による意識障害の分類

観察項目	反応	スコア
開眼（E） （eye opening）	自発的に開眼する	E4
	呼びかけにより開眼する	3
	痛み刺激により開眼する	2
	全く開眼しない	1
言葉による最良の応答（V） （best verbal response）	見当識あり	V5
	錯乱状態	4
	不適切な言葉	3
	理解できない言葉	2
	反応なし	1
運動による最良の応答（M） （best motor response）	命令に従う	M6
	痛み刺激部位に手足をもってくる	5
	屈曲逃避	4
	異常屈曲	3
	四肢伸展	2
	反応なし	1

（文献6より一部改変）

表43 Japan Coma Scale による意識障害の分類

I．刺激しないでも覚醒している状態（1桁）	
だいたい意識清明だが，いまひとつはっきりしない	1またはI-1
時・人・場所がわからない（見当識障害あり）	2またはI-2
自分の名前・生年月日がいえない	3またはI-3
II．刺激すると覚醒する状態―刺激をやめると眠り込む（2桁）	
普通の呼びかけで容易に開眼する 　合目的な運動（例えば右手を握る，離す）ができ，言葉もでるが間違いが多い	10またはII-1
大きな声または体をゆさぶることにより開眼する 　簡単な命令に応じる（例えば離握手）	20またはII-2
痛み刺激を加えつつ呼びかけを繰り返すとかろうじて開眼する	30またはIII-3
III．刺激を加えても覚醒しない（3桁）	
痛み刺激に対し，払いのけるような動作をする	100またはIII-1
痛み刺激で少し手足を動かしたり，顔をしかめる	200またはIII-2
痛み刺激に全く反応しない	300またはIII-3

（文献6より一部改変）

わりの言葉など些細な感情刺激が誘因となって泣いたりする．易怒性は家族や医師，看護師，理学・作業療法士など患者と関わり合いが深い者に対しても，わけもなく些細なことで怒りだしたりする．

2）認知症

認知症は器質性の症状であり，脳や身体の病気を原因として持続的に知的な働きが低下し，それが社会的・日常的な生活を行う上で障害となるものである．記憶，見当識，思考・判断力，言語，遂行機能・注意などに障害が出現する．

3）意欲・行動障害，人格障害

脳器質性障害では，発動性の低下，興味の低下，情動の鈍麻などがあげられる．行動の変化として，前頭葉損傷などでは計画的な行動の障害，衝動性の亢進，刺激に対する易反応性，行動の抑制障害などの変化が生じる．前頭側頭葉型認知症では，感情鈍麻，モリア（軽躁・多幸状態），焦燥・興奮，衝動的な暴力行為や窃盗などの反社会的行動などがみられる．人格変化は，主に持続的な行動と意欲の変化によるが，認知障害を伴っていることが多い[3]．

C 治療目標

急性期では，まずは原因疾患の治療（外科的・内科的治療，薬物療法）を実施する．そして対象者の全身状態が安定していれば早期より離床を実施し，睡眠覚醒リズムを整え，日内リズムの正常化を図る．また，外部からのさまざまな刺激を利用して覚醒状態の維持を図る．

慢性期では，認知・高次脳機能の維持・改善，計画的・主体的な行動の増加，衝動の抑制，反社会的な行動の減少，などがあげられる．

D 治療構造

1．急性期での作業療法アプローチ

1）早期発見

せん妄における治療で大切なことはせん妄の初期徴候をいかに早期に見出し，重度なせん妄状態に至る前に沈静化できるかであるとされている[8]．せん妄の早期発見のポイントを表44に示す．早期に発見し，適切に対応していくことが必要である．また，せん妄は器質性疾患のみならず，薬剤により引き起こされることもあるため（表45），対象者がどのような薬剤治療を受けているかの情報収集も必要である．

2）刺激入力，調整

器質性疾患の治療の進行とともに，全身状態のチェックを行いながらベッドからの離床を開始する．さらに，覚醒を促すために声かけ，ラジオなどの音刺激，身体の揺さぶり等を随時行っていく．また，拘縮予防とともに感覚刺激へのフィードバックとしての関節可動域訓練や心肺機能維持を兼ねての座位時間の延長を図る．なるべくベッド上にいる時間の短縮化を行い，日内リズムを正常化させていく．さらに，よりダイナミックな刺激入力として起立台での立位保持や移乗動作などを行っていく．集団を利用して，ゲームなどで交流をもたせることもよい刺激となる．

また睡眠覚醒リズムは強い光刺激によりリセットすることが可能である．そのため起床時間を正しく維持し，朝日を浴びるように努める．また，夜にスムーズに就寝できるよう寝室の温度は適温

表44 最軽度の意識混濁を把握するためのポイント（文献8より）

神経学的に特別な異常は示さず，精神機能に注目することによってしか把握できない．
1. 一見正常に見え，見当識や1日の出来事などにも大体は正解するが，その人本来の活発さに欠け，一日をぼんやりと送り行動や表情に生彩がない．
2. 注意の面（最軽度の意識障害の兆候として最も重要）
    1) 長い思考の際に緻密さにかけ，まとまりが悪い．
    2) 些細な単語のいい間違い，語性錯語（字性錯語は少ない）が多い．
       聞き間違いや読み違い，度忘れ，置き忘れなど
    3) 暗算課題の障害：連続の引き算などの課題で，1の位に保続がみられたり10の位の桁の繰り下がりを間違ったりする．
3. 感情，意欲の面
    1) 軽く躁的：多弁で，はしゃいだり，お節介．またはのんきで多幸的．
    2) 緘黙状態：憂うつそうで沈んでみたり，不機嫌で押し黙ったりする．
    3) 無欲状：ぼんやりしていて自発性がなく，周囲に無関心．刺激を与えなければなにもしないでずっとそのままの状態．
4. 記憶の面
    1) 多少とも残る記憶欠損
    2) しかし後知恵では臨床的に役に立たない．
    3) 最も大切なのは，その場での精緻な観察．
5. 意識混濁のレベルは時々刻々と動揺し，変転する．
   治療可能性は常にある．

表45 せん妄を引き起こしうる治療薬（文献8より）

・中枢神経作用薬 　抗うつ薬（三環系抗うつ薬など） 　鎮静・睡眠薬（ベンゾジアゼピン系など） 　リチウム 　抗けいれん薬 　抗パーキソン薬　など ・鎮痛剤 　麻薬性鎮痛薬 　非ステロイド性鎮痛薬	・抗ヒスタミン薬 ・消化器系薬 　鎮痙薬 　H_2ブロッカー ・鎮吐薬 ・抗生物質 ・心血管系薬・抗不整脈薬・降圧薬 ・その他 　ステロイド，抗がん剤，抗結核薬　など

に保つ．せん妄における幻視は，部屋が暗いと出現しやすくなるので，部屋の明るさにも配慮する．

2. 慢性期での作業療法アプローチ

慢性期では，その症状が日常生活にどのような影響を与えているかを具体的に本人・家族・関係しているスタッフより情報収集を行い，また同時に作業療法場面での行動を観察していく．得られた情報をもとに適宜検査を用いて評価を行い（表46），出現している症状へ関与する障害を明らかにしていく．

表46　器質性精神障害の評価法

評価内容	評価方法
うつ状態	SDS 自己評価式抑うつ性尺度，ハミルトンうつ病評価尺度，など
記憶障害	三宅式記銘力検査，ベントン視覚記銘力検査，リバーミード行動記憶検査，日本版ウエクスラー記憶検査法（WMS-R），Rey(-Osterrieth) 複雑図形検査，など
注意障害	Trail Making Test（TMT），paced auditory serial addition test（PASAT），Auditory Motor Method，抹消課題，数唱課題，標準注意検査（CAT），など
見当識障害	Mini-Mental State Examination (MMSE)，長谷川式簡易知能評価スケール (HDS-R)
遂行機能障害	Wisconsin Card Sorting Test（WCST），Stroop 課題，流暢性テスト，ハノイの塔課題，日本版 BADS 遂行機能障害症候群の行動評価，ギャンブル課題，など
行動障害	日常行動の観察・面接，脳外傷者の認知-行動障害尺度（TBI-31）

1）感情障害に対して

うつ状態の対象者に対しては，むやみに「頑張れ」と励ますと，できないということが強調されてしまい対象者を追い込んでしまうことがある．対象者の身体機能の低下に対して受容的に受け止めていく態度が必要である．また，リハビリテーションで行う治療が「できない」ことを本人に直面させてしまい，かえって辛くなるような場合は訓練の難易度を低くし，受動的に行えるメニューに変更していくことも必要である．

2）記憶障害に対して

代償手段の活用として，目に付く場所に日課を掲示する，アラーム付きの電子手帳の利用，メモの活用などの外的補助具を利用する．それらの補助具を利用するにあたり，まずはその存在自体を記憶するために，一定の手順で毎日繰り返し実行していくことが必要である．補助具自体の操作もなるべく簡単なものの方が身につきやすい．

3）注意障害

注意障害に対しては，注意機能の持続性・選択性・転導性・容量を網羅した段階的な課題 attention process training（APT）を用いて治療を行う．また，さまざまなタイプのテレビゲームを利用することにより，注意機能への賦活に役立てることが可能である．

注意障害が存在すると疲れやすく，集中が続かないことがあるので適宜休憩をとることを指導する．また，生活環境においては，刺激が多く雑然とした状態であると注意が逸れやすくなるため，静かで整理整頓された生活環境を整える．

4）見当識障害

見当識障害に対しては，日課としてその日の日付の確認を行う，新聞などに目を通すなどの生活環境の調整があげられる．また，日付・季節・居場所などの現実の情報を与えて見当識を高める現実見当識訓練 reality orientation（RO）などがある．その方法としては 24 時間 RO と教室 RO があり，24 時間 RO では，さまざまな時間や場所でそのつど日時や場所・スタッフの氏名などの情報を繰り返し教示していく．教室 RO では，定まった時刻と場所において集団を構成し見当識に関する情報を繰り返し学習していく．

5）行動障害

　意欲・行動面の障害に対しては，1対1で対象者の興味・関心を聞きだし，実際に一緒にその活動を行う．また，音楽療法において足踏みや手拍子といったリズム活動を用いることで，自発的な参加が促される．

　行動障害として感情のコントロールが利かず，易怒的・衝動的になった場合は，話題を変える，スタッフが関わりを一時中断する（タイムアウト法），一時的に別室に移し落ち着いたら元の場所に戻す（状況的タイムアウト）などの方法が有効な場合がある．タイムアウトの際，対象者に行動の理由を問いただしたり，なだめたりはせずにスタッフは無言のまま関わりを中止したり，別室へ移動させたりする．対象者の行動が落ち着いたら，それまで起こったことには触れずに元の状態に戻す．問題行動が起きる度にそれを繰り返していく．また，欲求や行動を抑制し，望ましい行動を強化するための方法として，トークンエコノミー法がある．これは代用貨幣を報酬にする方法であり，望ましい行動が出現した際にトークンが与えられる．このトークンを集めることにより，対象者にとって好ましい事や物（外出やお菓子など）と変換できることが予め約束されている．逆に問題行動が出現した場合には，このトークンが没収される．

　実際の日常生活や職場において，一連の活動を有効かつ計画的に行おうとした際に行動が起こせないといった遂行機能障害が生じている場合には，その障害の存在について本人に自覚をもたせることが必要である．また，家族や周囲の関係者にも障害についての理解を促す教育を行う．対象者が実際に行動を起こす時には，その状況を的確に理解できているかを毎回確認する．そして，その行動を達成するために必要な手順をいくつかの段階に分け，その各段階を1つずつチェックしながら行動していくという方法を指導する．また，実際の活動において頻繁に起こしやすい行動の誤りを事前にチェックし，それらの問題解決の方法や手順をあらかじめマニュアル化し，問題に遭遇したときにはそのマニュアルに従って行動するように指導する．

　前頭側頭型認知症における反社会的行動に対しての対処としては，外出などではいつも同じコースであったりするので，近所の住民に理解を求めるなどが必要である．

●文献

1) 融　道男, 中根允文, 小見山実, 監訳. ICD-10 精神および行動の障害―臨床記述と診断ガイドライン. 東京：医学書院；1997.
2) 高橋三郎, 大野　裕, 染矢俊幸, 訳. DSM-IV-TR 精神疾患の分類と診断の手引. 東京：医学書院；2003.
3) 三好功峰. 老年期の精神障害における器質性要因について. 老年精神医学雑誌. 2007; 18: 25-9.
4) 斎藤正彦, 松下正明. 脳器質性精神疾患の基礎と臨床. OTジャーナル. 1992; 22: 572-8.
5) 寺本恵波, 宮岡　等. 精神疾患と意識障害. 臨床と研究. 2005; 82: 1799-802.
6) 田崎義昭, 斎藤佳雄, 著. 坂井文彦, 改訂. ベッドサイドの神経の診かた. 改訂16版. 東京：南山堂；2007.
7) 小畑信彦. 器質性精神障害への対応. 総合リハビリテーション. 2000; 28: 1021-6.
8) 矢向　仁, 武田雅俊. 高齢者のせん妄・意識障害. 臨床精神医学. 2008; 37: 581-7.

〈増山英理子〉

第4章 症状別および疾患別作業療法

B. 疾患別作業療法

9 摂食障害

極端に食事がとれず，病的にやせたり，逆に食欲がおさえられず，苦しいほど食べ，吐くという食行動の異常を摂食障害という．二次的に内分泌障害や内科的疾患を併発し，5〜20％は死に至るといわれ深刻である．思春期の女性に多い．

神経性無食欲症（Anorexia Nervosa：拒食）と神経性大食症（Bulimia Nervosa：過食）という2つの病態が代表的である．病理や病因はほとんど同じと考えられていて，人によっては，拒食と過食両方の病態を行ったりきたりと移行することもある．

A 病理と成因

生物学的要因　：遺伝的体質
社会文化的要因：食生活の豊かさ，やせていることを美徳とする社会的風潮など
心理的な要因　：母子関係の葛藤，成熟拒否，完全主義，否定的な自己イメージ，疾病利得など

食生活が貧困な開発途上国では発生率は少ない．日本では，高度経済成長時代に突入した1960年代以降，増加してきた．女性の高学歴化や社会進出が盛んとなり，それに応じて，肥満を拒否しスリムであることに価値をおく風潮が強まり，ダイエットが常時，話題になるようになった．

「食べる」，「食べない」というテーマは，乳幼児期の母子関係の中心的葛藤を構成している．子どもが食べないのをどうしたらよいか，ということは子育ての大きな悩みの一つとなる．子どもにとって，「食べない」ことは反抗であり，自己主張であったりする．

また，第二次性徴期にあたる思春期に多発するため，大人の心身に変化することが受容できず，成長を促す象徴である「食物」が無意識にとれなくなるという成熟拒否のみかたもある．「人からどうみられるかが著しく気になる」極端な自尊心が原因ともいわれる．社会の風潮に価値を重ね，強迫的に完全であろうとする心理状態である．

また，自分が嫌い，ダメ，頑張れないという否定的な自己イメージが根底にあり，「せめて痩せた体型でないと取り得がない」という思いに支配されている．誰にでもできそうで，できない課題がダイエットであり，ダイエットに挑戦して成功することで自己価値を直接的に確かめようとする．「自分よりも太った人をみると，勝ったとか，あの人はダメな人だと見下すことができる」，「反対に自分よりもやせている人をみると，負けたと思い落ち込んでしまう」という発言に代表されるように「人から見下されるのか，見下すのか」，「勝つか負けるか」の単純な選択しかない，未熟な自我の状態でもあるといわれる．

さらに，「やせていることで，弱い人間だとみてほしい」，「心配してほしい」という疾病利得や依存性もある．

B 症状と行動の特徴

1. 神経性無食欲症（Anorexia Nervosa：拒食）

診断基準ともなる症状は，以下のようである．
・正常体重の85％以下が持続するような体重減少である．
・低栄養状態で生命維持に危険であるにもかかわらず，そのことを認識できない．
・逆に肥満に対して強い恐怖感を感じている．
・無月経が連続している．

ダイエットなどをきっかけに，「食べたくない．食べなくても平気」の状態が習慣化してしまう．身体イメージのゆがみがあるので，病気であることが認識できず，「大人のように太っているのは醜く恥ずかしいことだ」と強く思い込んでいる．

無月経をはじめ，内分泌障害と身体合併症が出現する．起立性低血圧，腹部膨満，便秘，胃穿孔，大脳皮質萎縮，皮膚乾燥，頭髪減少．その他，多数出現する．

低栄養で全身状態が重篤な場合は，経静脈的高カロリー輸液を行う．

それまで手のかからない子どもだったのに，急に反抗期が訪れたように反抗的になったり，依存的になったりと両価的態度で，家族や周辺を振り回すようになる．骨が浮き上がるほどにやせているのに，危機が認識できず，非常に活動的であったりもする．盗み食いや万引きなどの問題行動がある場合もある．

2. 神経性大食症（Bulimia Nervosa：過食）

診断基準ともなる症状は以下のようである．
・過食，むちゃ食いを発作的に繰り返す．
・体重増加を防ぐ不適切な代償行為を繰り返す．
・むちゃ食い・不適切な代償行為が週2回，3カ月以上，続いている．
・体型や体重に必要以上の関心をもっている．
・神経性無食欲症の期間中だけでなく，症状が出現している．

むちゃ食いの判断は，
①食事以外の時間帯にも食べている．
②通常よりも明らかに多い食事量を食べている．
③食べることを自分でコントロールできないと感じている．などである．

不適切な代償行為としては，
①自己誘発性嘔吐（のどの奥を自分で刺激して食べたものを吐く）
②下剤・利尿剤・浣腸・その他の薬剤を誤用し，意図的に食べた物を体外に排出しようとする．
③絶食や過剰な運動を取り入れ，急激にダイエットしようとする．などがある．

塩分や水分の過剰摂取によるむくみ，自己嘔吐により逆流した胃酸で歯のエナメル質が溶け虫歯になる，指に「吐きだこ」ができるなどの所見がみられる場合もある．

表面的には，「拒食」の対極にあるように見えるが，体重・食べ物・体型に過度にとらわれてい

る点では共通している．自らに厳しい体重制限をし，やせている場合が多い．
　リストカットなどの自傷行為，性的逸脱行動，自殺企図，過剰服薬，暴力行為などの問題行動やパーソナリティ障害を合併することも多い．

C　治療目標

①病的にゆがんだ自己意識を修正する．
②行動の心理的な意味を明らかにしていく．
③問題行動を軽減し，自ら適正な習慣を身につける．
④自我の成長を促す．
⑤生命の危機への対処と回避をする．

D　治療構造

　本人に病識がないので，治療関係，信頼関係づくりが大変難しい．しかし，これが，大前提である．その上で，精神療法，行動療法，認知行動療法，薬物療法，家族療法などが併用される．
　作業療法でも，作業活動の投影的機能を用いて，言語的・非言語的に精神療法を行うことができる．作業活動や作品の完成を通じて，適応行動や自己愛充足の機会，症状の安定と健康な機能の強化に働きかけることもできる．他の治療関係者と情報交換を密に連携していくことが求められる．

1．かかわり方，対応の仕方

・自尊心が高く，傷つきやすい心理状態を考慮し，共感的・受容的な態度で接する．
・問題行動を取り上げるのではなく，その行動にこめられた心理状態を取り上げていく．
・健康な行動が見られたときは，「すごいね！」とその場ですぐに肯定的評価を伝える．
・時間・場所・ルールなど限界設定を明確に，あいまいな約束や態度をしない．

　幼少期，母親や自分にとって重要な人物との関係において，「愛されるには条件がいる」，「ありのままの自分では価値がない」という思い込みをつくってしまっている場合が多い．適切に誉められた経験が乏しい対象者には，現実場面で健康的な行動がみられたときに，その場で誉められる体験は，治療的で効果的である．また，このような対象者は，治療者の顔色をみて，気に入られそうな発言をし，本心を伝えようとしない．「人に気に入られようとする必要はないのです．それよりも恐れないで自分を出してみましょう」という保証をすることが治療的であり，大切である．

2．回復段階に応じた作業療法

1）早期

　受容的・共感的態度で，楽しく何かに集中できる時間を提供し，継続した参加ができるよう配慮する．関係づくりが重要で難しい．入院であれば，半強制的構造をもつが，外来では，最初の1～2回の参加で来なくなることも多い．作業療法の目的や意味，参加の仕方のルールを明確に示すことと，関連職種の協力を得てチームで行動をうながしていくことが大切である．
　初期には，作業選択も一人ではできない場合が多い．まず，簡単に仕上がる構成的な作業を提示し，負担感なく楽しめることを実感してもらう．葛藤を生じやすい，「食べ物」に関連した作業種

目も最初は控えておくほうが無難である．

　まるで関心がないといった反応から，理想化・甘え・反抗・わがままなどの両価的な言動や態度がでてくる場合もある．見捨てられ不安や心理的防衛機制がはたらいていると考えられる．ささいなことで，思いがけない言動が出現し，負担感や困惑を感じると思うが，振り回されることなく，対象者の健康な部分を評価し，受容的で中立的な一貫した態度をとっていく必要がある．

2）回復期

　作業療法を受けいれ，継続的な参加ができ，自分の興味や要求を自己表現ができるようになってきたら，個別の対応から徐々に集団の場も併用する．他者がいても，何かに集中し，安心して楽しめる体験が重要である．また，集団に所属し，日課をもつことによって，衝動性をコントロールし，他者との交流を通じて，認識のゆがみを自己修正していけるとよい．

　受容的な態度を保ちつつ，折々の場面で，患者の自我や自己像の混乱について描きだし，伝えていくという若干距離を置いた対応を取り入れていく．また，患者の取り組みやすい投影的な作業を通じて，内面の葛藤の整理や解放をし，精神内界の統合を促せるとよい．

　自らの状況を客観化し，認知していけるよう徐々に促していくと同時に，医師・病棟・家族等と連携をはかり，食事摂取や体重増加に応じた目標の達成に協力していく．

3．適切な活動

1）投影的な活動，退行を促せる活動

　フィンガーペインティング，コラージュ，箱庭，陶芸など．「やってみてどうでしたか？　この作品に題名をつけるとしたら何？」など，投影された内界レベルを少しずつ整理できるよう，意図的な介入が大切である．作りっぱなしでは，かえって，患者の混乱を助長することになりかねない．

2）構成的な活動

　治療関係づくりの初期には無難な活動である．セット工作などで，心理的負担感が少なく楽しめることを主眼とする．

4．問題行動への対処

　傷つきやすさは衝動的に自傷他害や自殺・窃盗・性的逸脱その他の問題行動につながる場合がある．鋭利な刃物や紐，シンナーなどの有機溶剤・薬物など，危険を誘発しやすい物品・環境に対しては十分な管理と改善が必要である．

　急速な現実直視や自己分析，また回復段階が進み現実検討が可能になると自殺の衝動が高まる．関係者のチームワークを密にし，さりげなく死角をつくらないことと，危険なサインを見失わないようにすることが大切である．

5．身体管理

　低体重・低栄養による身体合併症に対する治療は，生命的危機の回避のため，何より優先される．通常，入院となり，身体状況が回復するまで，精神療法などは行わない．経口摂取困難な状況で栄養を補うために，経静脈的高カロリー輸液がよく行われる．

6. 家族療法

　個人カウンセリングでもよいが，できれば摂食障害だけの集団カウンセリングがよい．母親への支援は特に重要である．よく話題となる問題点として，以下の3つがある．

①食習慣：冷蔵庫を一晩で空にしてしまう．食べ散らかし，片づけない．家族全員の食事メニューを対象者が決め，脂肪分のあるものを食べさせない．

②家族関係：対象者が父への拒否感が強く，食事を別にし，顔を合わせない．妹にライバル心をいだき，どちらがかわいいか毎日詰問する．夫と別れて住むよう強制される．

③金銭：過食費用が膨大．山のように買い込むことを強要する．親の財布からお金を抜き取る．

　対処法としては，①，③については，理不尽な要求を受け入れず，首尾一貫した対応をすること，②については，夫との夫婦システムを強化し優先する態度の表明をする．これにより，母と対象者との境界をつくり，現象が自己の問題であることの直面化を促す，などが有効といわれる．

●文献
1) 上島国利, 監修. 精神科臨床ニューアプローチ2　気分障害. 東京: メジカルビュー社; 2005.
2) 山根　寛. 精神障害と作業療法. 第2版. 東京: 三輪書店; 2008.
3) 渡辺雅幸. はじめての精神医学. 東京: 中山書店; 2007.

〈埜﨑都代子〉

第4章 状態別および疾患別作業療法

B. 疾患別作業療法

10 知的障害

A 病因と成因

1999年に「精神薄弱」から「知的障害」という表現に変更された．知的障害とは，「知的機能および適応行動の双方の明らかな制約によって特徴づけられる能力障害である．この障害は18歳までに生じる（アメリカ精神遅滞学会，以下AAMR）」[1]，「知的機能の障害が発達期（おおむね18歳まで）に現れ，日常生活に支障が生じているため何らかの特別の援助を必要とする状態にあるものを指す（2005厚生労働省）」[2]とされる．

知的障害の病因や成因はさまざまであり，その分類のされ方についても同様である．一般的な成因の分類をいくつか示す．

1. 内因性と外因性[3]

内因性は遺伝子などになんらかの異常がみられるもの（病的遺伝子，染色体異常，多因子遺伝など）であり，外因性は胎児期，周産期，出生後の障害であることをいう．

2. 先天性と後天性[3]

先天性は出生期以前の遺伝子の異常であり，フェニルケトン尿症などの先天性代謝異常や脆弱X症候群，ダウン症などの染色体異常や妊娠中毒症など胎児期の感染症によるものが含まれる．後天性は出生時または出生後早期に中枢神経系に神経細胞の器質的障害や機能的障害を受けていることをいい，脳炎や髄膜炎の後遺症，頭部外傷などによるものが含まれる．

3. 生理型と病理型[3]

生理型は特別な原因がなく知的な遅れをもっている場合，つまり現在の医学水準では病理的なメカニズムが明らかではなく，知的機能の不全という状態のみがみられるものをいう．病理型は脳になんらかの病理学的基盤をもち，その基盤に障害が生じたものを指し，一定の遺伝性疾患と外因性を含めたものをいう．

また，乳幼児期の養育環境の貧困（育児放棄や環境剥奪など）を上記とは別に社会環境的要因として分類することがある．

B 症状と行動の特徴

広汎性発達障害の発達の特徴とは異なり，知的障害では発達が遅れながらもほぼ正常発達の順序に沿って発達していく．障害が重度であればそのぶんゆっくりとしたペースでの発達となり，到達

水準も低いとされている．

　身体機能としては，筋緊張の低下や関節の固定性の低下，扁平足などがみられることがある．抗重力運動や姿勢の獲得に遅れを伴う傾向にある．また，運動機能が良好にみえても，バランス機能や上肢の協調運動および巧緻性に問題があることが多い．

　感覚・言語・精神・認知機能としては，特定のものに対して感覚過敏になるなど，刺激に対する反応に偏りがみられる場合がある．学習の過程で必要な手がかりをみいだすのに，特定の刺激にのみ注意集中をする選択的注意の機能が重要な役割といわれているが，知的障害では，この注意の範囲の狭さと注意集中や持続の困難さが指摘されている．つまり，注意散漫で関係のない多くの刺激にひきつけられてしまう，または特定の刺激のみしか興味の対象とならないという傾向がある．そのほか，衝動性や興奮性，多動性や固執性などもみられることがある．乳幼児期から学童期には言語理解や表出に遅れを示したり，発音が不明瞭であったり，抽象的な概念の理解や推測および操作などにも困難をきたしたりすることが多い．activity of daily living（ADL）においても，身体機能や認知機能などの遅れが影響して動作の獲得に遅れが生じる傾向がある．

　知的障害を知能指数 intelligence quotient（IQ）で分類することがある．IQとは，精神年齢と暦年齢を比較して子どもの知能の高低や遅速を示す尺度で，精神年齢を暦年齢で除して算出されるのが一般的であり，同年齢の子どもたちの中での相対的な位置を表現しようとするものである．しかし，AAMRでは，IQによって知的障害児を分類して理解することを廃止し支援の程度による分類を採用している．具体的には一時的支援，限定的支援，長期的支援，全面的支援の4段階に分けている[3]．これはIQの数値と社会生活能力や適応能力が必ずしも比例しないためである．合併症の有無によっても知的障害児が呈する症状や特徴は大きく異なるだけでなく，子どもの体調や集中力，検査者の技術や解釈および検査の種類によってもIQは変動するため，IQの数値に関わらず支援も多様となるのである．このことを十分ふまえたうえで，知的障害児の理解を助けるためにIQによる分類とその特徴の例を示す．なお，以下の分類は医学的診断的な要素が強いために，同義ではあるがここでは「精神遅滞」と表記する．

1) **軽度精神遅滞（IQ 50～70）**[4,5]

　分析や統合能力などの抽象的な思考の発達は困難だが，日常会話，書字，簡単な計算は可能である．生活に困らない程度の金銭や時刻の概念があり，日常生活もおおむね自立する．青年期には手作業のような比較的単純な仕事であれば就労も可能である．到達精神年齢は12歳未満．3歳未満の時点での早期発見は困難である．

2) **中等度精神遅滞（IQ 35～50）**[4,5]

　会話や思考能力は軽度精神遅滞よりも低いものの，意志の伝達ができ人付き合いも可能なことが多い．日常生活の多くの部分で支援が必要となり完全な自立は困難だが，支援によっては基本的日常生活動作の獲得が可能となる．青年期には指示を受けながらの単純作業であれば仕事ができることもある．到達精神年齢は9歳未満．

3) **重度精神遅滞（IQ 20～35）**[4,5]

　言葉や会話の理解は難しく，常時介助が必要である．支援によっては基本的日常生活動作の一部の獲得が可能となることがある．青年期には，グループホームなどに適応することも多い．到達精神年齢は6歳未満．

4）最重度精神遅滞（IQ 20 未満）[4, 5]

医療的ケアが常時必要になることが多い．日常生活動作にもほぼ介助が必要である．到達精神年齢は 3 歳未満．

C 治療目標

　知的障害にはさまざまな特徴があり個人差も激しい．その時々のライフステージに応じた援助が重要である．多面的に評価をし，本来の能力を最大限に発揮できるような目標設定をする．環境設定や社会資源の利用を含めて検討することが大切である．

　具体例としては，乳児期には全般的な発達の促通のほかに，生活リズムの獲得や母子関係の円滑化などがあげられる．幼児期にはコミュニケーションや ADL の獲得を，学童期には instrumental activity of daily living（IADL）や集団への適応を，青年期には職業スキルを代表とする社会的技能の獲得や生活の質の向上などが目標を立てる上でのポイントとなる．

D 援助，治療内容

1）乳児期

　感覚や運動発達に問題がある場合は，姿勢や運動の発達を促進する活動を早期から取り入れる．

　適切に作業療法を行うために，母親をはじめとする家族への援助が重要となる．発達初期の大切な過程である母子関係の確立がスムーズにいかない場合もあるため，家族との関係をとり，療育についての疑問や不安を傾聴し積極的に対応するよう心がける．

　睡眠や食事および排泄など，基本的な生活リズムの確立に向けても家族と連携をとり指導を行う．

2）幼児期

　乳児期同様，感覚や運動能力に問題がある場合は援助をする．具体的な活動や動作につながるように，日常生活や遊びの場面を想定した活動場面を設定し，最大限に能力を発揮できるように工夫するとよい．また，コミュニケーション機能の確立の第一歩として，集団での活動の場を提供することも重要である．

3）学童期

　生活の場が，家庭から学校へと拡大する．よって，他の児と場を共有し，協同して活動を行えるように心がけることが重要である．具体的で達成感が得られるような活動がよい．集団内での不適応な行動があれば修正するように関わりコミュニケーション能力の向上を援助する．注意を喚起させ学習につなげるためには，学習に必要な手がかりを強調することがポイントであり，コミュニケーションボードや絵カードを利用して，知的障害児にわかりやすいような形で情報や指示を提供することが大切である．ほかに，教材の目立ちやすさを高める，複数の刺激を比較して選択行動をさせるなどの手段がある．また，日常生活のみならず，IADL などの関連した動作場面においても，能力が発揮できる部分は援助をしていく．

　子どもの行動範囲の拡大に伴って外部とのトラブル等がないか，引き続き家族の話を傾聴する．

4）青年期

　学校生活から社会生活と，より応用的な環境へと移行する．自立した生活や，社会参加に向けて

の援助のためのより具体的で段階的な場の設定や治療的な態度が必要となる．

　自己管理をはじめ，職業的な技能や余暇活動における技能の獲得のほかに，責任や規則を守ることの大切さを学ぶ機会を提供する．地域と連携し，対象者の生活の質の向上につなげていくことが重要である．

●文献
1) 米国精神遅滞協会, 編. 栗田　広, 渡辺勧持, 訳. 知的障害：定義, 分類および支援体系. 第10版. 東京：日本知的障害者福祉連盟；2004（Mental retardation: definition, classification, and systems of supports. Washington DC: American Association on Mental Retardation; 2002の訳）.
2) 厚生労働省社会援護局障害保健福祉部. 平成17年度知的障害児（者）基礎調査結果の概要. 2005.
3) 岡田喜篤. 知的障害. In：江草安彦, 監修. 重症心身障害療育マニュアル. 第2版. 東京：医歯薬出版；2005. p.52-6.
4) 梅谷忠勇, 生川義雄, 堅田明義. 処理機能の障害. 特別支援児の心理学. 第1版. 京都：北大路書房；2006. p.48-60.
5) 篠川裕子. 知的発達障害. In：福田恵美子, 編. 発達過程作業療法学. 第1版. 東京：医学書院；2006. p.180-97.
6) 福永雄二, 島田博祐. 知的障害-障害児者の教育と生涯発達支援. 第1版. 東京：北樹出版；2007. p.84-8.
7) 藤崎真知代, 本郷一夫, 金田利子, 他. 現場での支援の理論的基礎. 育児保育現場での発達とその支援. 第3版. 京都：ミネルヴァ書房；2004. p.28-45.
8) 福山英明, 野中　猛, 中村俊彦, 他. 特集知的障害の作業療法. 作業療法ジャーナル. 2009; 43: 415-51.

〈大澤　彩〉

第4章 状態別および疾患別作業療法

B. 疾患別作業療法

11 広汎性発達障害

A 病因と成因

広汎性発達障害の特徴として，1）社会的相互反応における質的な障害，2）意志伝達の質的な障害，3）反復的で常同的な行動・興味の3つがある．自閉性障害，アスペルガー障害，特定不能の発達障害，小児期崩壊性障害，レット障害が広汎性発達障害に分類される（DSM-IV）[1]．上記の3つの症状がそろっているものを自閉性障害といい，そのなかで特に知能検査結果が精神遅滞領域にないもの，つまりIQが70以上のものを高機能自閉症とよぶことがある．また，著しい言語発達の遅れがないかもしくは目立たず，知的能力が高いものをアスペルガー障害という．

1960年代までは，自閉性障害の原因は親子関係の樹立の失敗であるという説があったが，現在ではなんらかの器質的な脳機能不全に起因すると考えられている．母親の周産期の問題という説や遺伝要因説などがあるものの，はっきりとした原因は不明である．

B 症状と行動の特徴

1. 発達の遅れのかたち[2]

知的障害においては正常発達の順序に沿ってゆっくりとしたペースで発達する．それに対して，自閉性障害の場合は発達課題が達成される順序がばらばらである．やさしい課題だからといって遂行が可能なのではなく，段階的には難易度が高い課題ができるにもかかわらず，簡単な課題ができないなど，発達の仕方自体が障害されている．そのため，自閉性障害の発達の遅れは「質の障害」，「歪み」などと表現される．

2. 障害の三つ組

「かかわりの障害」，「コミュニケーションの障害」，「こだわりの障害」というローナ ウイング Lorna Wing[3]が示した「障害の三つ組」が，自閉性障害に共通する特徴的な行動パターンの理解に役に立つ．

1）かかわりの障害

特定の人以外との対人関係を避ける，自発性に乏しい，または自分の興味のあることについては人を選ばずに質問してまわるなどの行動がみられる．自分の世界にいて周囲を気にしないマイペースな傾向があり，自分の好きなアニメや架空の友達との対話的な交流に没頭することで，他人からは独語などの奇妙な行動をする印象をもたれることもある．

2）コミュニケーションの障害

視線が合わない，喃語の欠如，始語の遅れ，発語はあっても質や量が乏しいなどの症状がみられ

る．また，話しかけられた言葉をそのまま繰り返したり，テレビキャスターが発した言葉を繰り返したりする反響言語（エコラリア）や代名詞の反転があり，意味のある会話になりにくい傾向がある．表情や声の変化に乏しく，身振りをつけて表現することができないなど非言語的な部分においてもコミュニケーションに困難さがある．融通がきかず，ごっこ遊びのように物や人を何かにみたてるなど変化に富んだ遊び方ができず，常に同じパターンで遊びがちである．このことは後に述べる3）のこだわりの障害とも関係が深い．そのほか，冷蔵庫のジュースが飲みたい場合に，言葉で「ジュースを飲みたいからちょうだい」と伝えずに，母親の手をクレーンのごとく操作してジュースを取らせるなど他人の手を自分の要求を満たすための道具のように扱うクレーン現象などがみられる．

3）こだわりの障害

おもちゃや周囲にあるものをひたすら一列に並べたり積み上げたり，限定されたものへの興味だけに異常に熱中したり，特定の動作や儀式的習慣的な行動にこだわって繰り返したりする．また，手指をひらひらと動かしたり，意味のないような動きを反復したりする行動もみられる．興味の範囲が狭く，物事を総合的に捉えるのが苦手であり，細部に偏ったこだわりにより大局的判断を苦手とする．

4）その他の特徴

障害の三つ組には記載されていないが，特定の刺激に対して非常に敏感もしくは鈍感であることが多い．たとえば触覚過敏であれば，服や靴下を身に着けていられずすぐに脱いでしまい，聴覚過敏であれば電話が鳴ると耳をふさぐなどの行動がみられる．また，協調運動や物や人の動きを予測判断する必要のある運動などが苦手など，運動面にも不器用さがみられる．

3. 青年期以降にみられる特徴

特に能力の高い高機能自閉症やアスペルガー障害の子どもたちのなかには，比較的早期に診断を受けてもおおむね普通に学齢期を過ごすことができるものもいる．また，なかなか診断には至らずに青年期になってから問題に気がつき援助を必要とするものもいる．

青年期以降の社会生活において彼らにみられる症状や特徴のひとつとして，友人を作れない，作れたとしてもその関係を長続きさせることが難しい傾向がある．他人に受け入れられるための対応やものの考え方をすることが困難で，一般常識や社会相互的ルールが欠如しているようにみえることがある．友達づきあいのなかでの助け合いなどの概念を理解しにくく，むしろ不適切な要求をつきつけるような行動にでてしまうことがある．

就職においては，人とのコミュニケーションが重要視される類の職種では継続が困難であり，見通しが立てられず融通が利かないために臨機応変な対応が求められるような仕事内容であると，適応しにくい場合がある．また，与えられたルールを厳守して，完璧に職務をこなそうと努力をする勤勉さや真面目さが生産性の低さにつながり，職場に受け入れられないなどの問題がある．

C 治療目標

広汎性発達障害の特徴や症状はさまざまであるが，運動感覚面の問題と，かかわりやコミュニケーションおよびこだわりの問題が基盤にあり，これがADLや社会生活に支障をきたすことは共

通している.

　ライフステージに応じた援助が重要であるのはもちろんのこと，潜在能力を引き出し，より適切な行動を伸ばしたり不適切な行動を代償したりすることも視野に入れ目標設定をする．作業療法場面で目標を立てて実施していることが，実際の生活場面につながっているのかどうかを注意深く検討することが重要である．

D 援助，治療内容

1．乳児期

　全般的な発達の促通のほかに，運動面と感覚異常の問題へのアプローチをする．運動面では，姿勢コントロールの促進や前庭刺激の入力に対する不安感の軽減などをはかる．感覚過敏である場合は，軽く触れるのではなくしっかりと圧をかけて介助をすることや，脱感作的な方法のほかに触れるもの，および身に着けるものの素材や触り方を検討するとよい．逆に感覚鈍麻の傾向がある場合は，気がつくことができる刺激量や刺激の質を理解して支援につなげるようにする．

　家族は広汎性発達障害についての特徴や理論的なことなどの一般的な知識は得ることができても，実際にどのように接すればよいのか悩んでしまうことが多い．家庭での行動をよく聴取して，問題となりうる部分とその対処方法について具体的な助言をするとよい．そのほか患者の会や家族会を紹介するなど，家族の心理面のサポートも重要である．

2．幼児期

　幼稚園や保育園という集団生活が始まる時期である．作業療法場面でも実際の生活場面でも，協調性や対人関係を要する集団に無理に対面させるのではなく，はじめはほかの子どもたちとの場の共有を試すなどの工夫をする．活動もより単純で受身的なものにするなど，許容できるものから徐々に範囲を広げていくとよい．ひとり遊びとなりがちであるが，まずは枠があり一定の反応しか示さない道具やおもちゃなどで遊ぶことができるように支援する．うまくできれば，次に新しい遊びに挑戦するといったように段階づけて，後に必要となる人とのコミュニケーション能力がつながるように工夫していく．

　運動面では粗大運動から巧緻性を要する運動まで，その不器用さの原因はひとつではなくさまざまある．ある動作や活動が苦手だからその練習をするということではなく，原因がどこにあるのかを探りそれに応じた支援をする．

3．学童期

　生活の中心が学校となり，活動範囲が地域へと拡大される．日々の生活は組織的に組み立て，予測可能で目に見えるかたちで提示するとよい．教科学習の遅れなどがある場合，学校の教員とも密に連携をとって学習を妨げている要因を明らかにすることで援助につながりやすい．不適切な行動への対応は家庭と医療と教育で一貫性を持たせるようにする．

　また，ほかの子どもたちと自分を比較して自信を喪失しやすい時期でもある．自己評価を引き上げるためには，得意とする活動への参加を促してできていることについてプラスのフィードバックをするとよい．成人になったときに生活に役立つスキルが身につくように計画を立てながら援助を

する.

4. 青年期

　学童期までと同じように，日々の生活を組織的に組み立て，予測可能で目にみえるかたちで提示するとよい．

　特にある程度高い能力をもつ広汎性発達障害の成人は，自立した生活への願望ももち始める頃である．早期診断や適切な指導を受けることができ，最低限の規則を守ることを習得して，進学や就労などへつながる例もある．しかし，反復的で柔軟性に乏しいなどの障害特有の理由から成功へと結びつかない場合も多い．一般雇用が困難であればなんらかの保護的雇用を検討するとよい．物理的環境にも配慮があり時間割が構造化されていて，適切な援助や監督が受けられるような仕事が望ましい．また，社会性訓練として適切な行動をリハーサルしたり不適切な行動について示したりすることで，集団への参加の手がかりになる．

　本人の最大限の能力を発揮できるような生活を継続するために，社会資源サービスなどの情報提供をし，地域社会での生活につなげていくことが大切である．

● 文献
1) (The American Psychiatric Association) 高橋三郎, 大野　裕, 他, 訳. DSM-IV-TR 精神疾患の分類と診断の手引. 第 4 版新訂版. 東京: 医学書院; 2003.
2) 横山浩之. 軽度発達障害の概要―こどもをどう育むか. 軽度発達障害の臨床. 東京: 診断と治療社; 2006. p.17-25, 154-76.
3) Lorna Wing (久保紘章, 佐々木正美, 他, 訳). 自閉症スペクトル. 東京: 東京書籍; 2003. p.122-37.
4) 梅谷忠勇, 生川義雄, 堅田明義. 自閉性障害―特別支援児の心理学. 京都: 北大路書房; 2006. p.61-9.
5) 加藤寿宏, 小松則登. 軽度発達障害. In: 福田恵美子, 編. 発達過程作業療法学. 東京: 医学書院; 2006. p.210-43.
6) 石原詩子, 第十麻紀, 八杉基史, 他. 特集広汎性発達障害の作業療法実践. 作業療法ジャーナル. 2009; 43: 109-57.
7) 宮尾益知, 森　優子, 笠原麻里, 他. ADHD・LD・高機能 PDD のみかたと対応. 東京: 医学書院; 2007.

〈大澤　彩〉

第 4 章 状態別および疾患別作業療法

B. 疾患別作業療法

12 注意欠陥多動障害，学習障害

A 注意欠陥多動障害

1. 病因と成因

Attention-Deficit/Hyperactivity Disorder（注意欠陥多動障害，以下 ADHD）とは「年齢あるいは発達に不釣り合いな注意力，および/又は衝動性，多動性を特徴とする行動の障害で，社会的な活動や学業の機能に支障をきたすものである．また，7 歳以前に現れ，その状態が継続し，中枢神経系に何らかの要因による機能不全があると推定される（文部科学省 2003）」[1]と定義される．ADHD はその主症状によって「不注意優勢型」と「多動性衝動性優勢型」と「混合型」に分類される．

原因として特定の遺伝子の関与などが注目され，その他，低体重出生や妊娠中の喫煙およびアルコール，3 歳までの鉛摂取などがいわれているが明らかではない[2]．

2. 症状と行動の特徴

1）注意欠陥の特徴

興味がないものに注意を向けることができず，学業や仕事やその他の活動において不注意な過ちを起こす．活動に注意を持続することが難しく，外からの刺激によって容易に注意がそれてしまうなど，高次脳機能障害の注意障害と似たような症状を示す．また，課題や活動を順序だてて実施することが困難で，学業や宿題といったような精神的努力の持続を嫌がる．学校や職場での義務的活動をやり遂げることができないなどの症状がみられる．その他，話しかけられても聞いていないようにみえたり，課題や活動に必要なものをしばしばなくしたり毎日の活動を忘れたりする．しかし，逆に興味のあるものには過度の集中力をみせることもある．

2）多動性衝動性の特徴

ひとことでいえば「落ち着きがない症状」である．手足をそわそわと動かしたり，椅子に座っていてももじもじしたりする．座っていることを要求される状況で席を立ったり，不適切な状況で走り回ったりする．また，じっとしていられず，静かに遊ぶことや余暇活動につくことが困難で，会話やゲームに干渉するなど他人を妨害し邪魔をするような行動がみられる．多動性と衝動性は行動だけではなく会話にも影響し，質問が終わる前に出し抜けに答えてしまったり，しゃべりすぎたりする．

3）青年期以降の特徴[2]

目にみえる多動の症状はおさまることが多い．しかし，貧乏ゆすりや早口の絶え間ないおしゃべり，そわそわして落ち着かないという自覚症状として多動の特徴が現れる．忘れっぽさ，整然とや

り遂げることの困難さ，集中困難，時間管理能力のなさなどにより学業や仕事および人間関係において支障をきたす．また，あえて危険な活動をする，交通違反や衝動買い，急に怒りを爆発させるなどの衝動性が認められる．その他の特徴の例として，計画や準備が困難，ミスが多い，ストレスに弱い，退屈に耐えられない，対人関係に一喜一憂しやすいなどがある．

3. 治療目標

ADHDの不注意や多動の症状と関係の深い運動や感覚面の問題に留意し，治療目標を立てる．また，成人期にいかに社会適応ができるかを見据えて目標設定をする．

4. 援助，治療内容

1）乳幼児期～学童期

覚醒度が低く，刺激を求めるために多動になる，または感覚が過敏で多動になる，視覚や聴覚刺激に対する注意の転導性が亢進することで多動になるなど，多動の原因はさまざまである．よって，多動になっている原因を探ることが大切である．感覚鈍麻が原因の場合は，求めている刺激量を活動の中で提供し満たすとよい．感覚過敏の場合には脱感作的な方法や入力刺激の調整などを実施する．運動面においても同様で不器用さの原因はひとつではなくさまざまであるため，原因がどこにあるのかを探りそれに応じた支援をする．

遊びの妨害やその衝動性から周囲とのコミュニケーションに問題をきたす場合には，保育士や教員などその場で支援をしている専門職と連携をとり，仲間はずれになるなどの悪循環をきたす前に援助をする．

2）青年期以降

自分の問題について向き合い，強みと弱点を知る，やるべきことや大事なことを一覧にする，生活や仕事をする環境の調整をするなどの工夫をすることによって，能力を生かして社会生活を送れるように支援をする．

例えば，注意を向けるべきことと無関係なものに気をとられてしまうため，気が散りやすい環境下ではやるべきことが全うできないことがある．また，マニュアルや与えられた指示に従うことが難しいということがある．その場合，選択する職業は集中する環境を整えられ，自分のペースで行えるようなものであるほうが実力を発揮しやすい．

B　学習障害

1. 病因と成因

学習障害 learning disorder（LD）とは「基本的には全般的な知的発達に遅れはないが，聞く，話す，読む，書く，計算する又は推論する能力のうち特定のものの習得と使用に著しい困難を示す様々な状態を指すものである．その原因として，中枢神経系に何らかの機能障害があると推定されるが，視覚障害，聴覚障害，知的障害，情緒障害などの障害や，環境的な要因が直接の原因となるものではない（文部科学省 1999）」[3)]とされる．

原因としては，脳の機能障害などの説があるものの明らかにはなっていない．

2. 症状と行動の特徴

　日常生活には問題がなく物事の理解自体はできており，全般的な知的発達に問題があるわけではないが，文字の読み書きがスムーズでなかったり計算ができなかったりと，教科学習において遅れをとる傾向がある．そのため，就学後に気がつくという例も多い．分類については医学的な分類や教育学的な分類などがあり，臨床像と必ずしも一致しないが，大きく言語性 LD と非言語性 LD とに分類して理解することがある．全ての教科に遅れがみられるわけではなく，言語性の知的能力と動作性の知的能力にアンバランスや乖離が目立つことが多いためである．また，特に読み障害のことを読字障害（dyslexia）とよぶことがある．

　LD・ADHD 周辺児の心因性の問題についての研究結果によれば，幼児期では保育園や幼稚園における対人関係の問題がおよそ 50％に，児童期では 70％に，青年期では対人関係をはじめ登校拒否や無気力およびうつ状態がそれぞれ 60％に認められている[2]．状況判断や社会性の弱さも認めることがある．しかし，広汎性発達障害や ADHD などと比較すると学習面以外の症状がわかりにくい傾向がある．

　また，運動も苦手なことが多く，手指巧緻性においても問題がみられることがある．

3. 治療目標

　学習面はもちろんのこと，それ以外の部分での問題にも注目したうえで，できる限りの社会参加や生活の質の向上を図れるように目標設定をすることが大切である．

4. 援助，治療内容

　学童期は学業の遅れによって自信を喪失し，青年期以降は真面目に仕事をしているつもりだがうまくいかずに「できない人間なのだ」と精神的に追い詰められ苦悩する傾向がある．家族や学校の教員などの周囲とも連携をとり何が得意で何が苦手かを明らかにし，対象者の学び方の特徴を捉え，苦手な部分を得意な能力を使って補うように支援するとよい．知的能力と情報処理の過程において，経継処理と同時処理とに分けてその支援につなげる考え方がある[4]．経継処理とは情報を連続的に処理し，順を追って丁寧に判断しひとつひとつに必要な行動を選ぶ力であり，同時処理とは情報を統合し，すばやく状況判断をして行動に移す力をいう．対象者の情報処理の仕方が経継処理優位の場合には順序性を重視し段階的に情報を与えるように，同時処理優位の場合には関係性を重視し全体的な概念を示すようにするなど，関係者が指導方略の工夫をすることで，よりよい援助につながる可能性がある．

　LD の学習面の問題は学校や仕事の場で明らかになることが多く，また注目されやすい．しかし前述のとおり，対人関係や運動面にも問題が及んでいる場合があることを理解し，その傾向を早期に発見して援助する必要がある．学習面への個別対応にとどまらず，時には集団を利用しコミュニケーションや社会性の向上につなげることも重要である．

●文献

1) 文部科学省. 平成15年今後の特別支援教育の在り方について. 2003.
2) 宮尾益知, 笠原麻里, 五十嵐一枝, 他. ADHD・LD・高機能PDDのみかたと対応. 東京: 医学書院; 2007. p.55-66, 97-116, 149-56.
3) 文部科学省. 学習障害及びこれに類似する学習上の困難を有する児童生徒の指導方法に関する調査研究協力者会議最終報告. 1999.
4) 前川久男. 認知処理過程と言語的知識および教科学習の関連について-K-ABCの認知処理尺度と習得度尺度の関連の発達的変化から. 筑波大学心身障害学系心身障害学研究. 2001; 25: 67-76.
5) 横山浩之: 軽度発達障害の概要―こどもをどう育むか. 軽度発達障害の臨床. 東京: 診断と治療社; 2006. p.29-50.
6) サダースDB, カンデルJ.（田中康雄, 監修, 海輪由香子, 訳）: おとなのADHD. 東京: ヴォイス; 2001.

〈大澤　彩〉

第5章

地域作業療法学

第5章 地域作業療法学

A. 地域生活支援

1 ケアマネジメント

A　ケアマネジメントとは

　ケアマネジメントとは,「障害者や高齢者が,地域生活を送るにあたり,生活全般にわたるニーズと,生活に必要な福祉サービスや社会資源を結びつけ,一元的に調整する機能であり,システムである」といえる.利用者やその家族が望む地域生活の実現に向けて,ケアをマネジメントすることが目的である.そのためケアマネジメント自体が制度ではなく,各種制度の中で活用される機能やシステムなのである.

　わが国では,2000（平成12）年実施の介護保険でケアマネジメントがはじめて導入され,また2005（平成17）年実施の障害者自立支援法でも制度化されている.介護保険では,ケアマネジメントする支援者をケアマネジャーとして資格制度化しているが,障害者自立支援法では,ケアマネジャーに関しては特に定めていない.それぞれの制度内容に関しては,各法律を参照してほしい.

B　ケアマネジメントの必要性

　サービスの主体が,入院中心主義から地域・在宅支援へと移行したことと,地域に存在するサービス内容や提供機関の機能が多様化・分散化したことから,利用者の不便さやサービス提供の効率の悪さから必要性が高まったものである.また,精神障害領域では,地域で提供されるサービスの少なさからサービスを作りだす意味も含んでいた.

　また,単に地域生活の維持や継続だけでなく,社会参加や就労をも視野に入れた,いかにより豊かな地域生活を送れるかに視点が置かれている.

　介護保険や障害者自立支援法では,提供されるサービス体系が定められ,サービスを受けるためのシステムや流れが決められている.また,ケアマネジメントはこれらのフォーマルな公的制度だけでなく,地域のインフォーマルな社会資源を組み合わせて利用する際にも用いられるべきである.

　ケアマネジメントの必要性をまとめると以下の6点になる.
　　①地域生活の重要性
　　②主体性の尊重
　　③複数のニーズと問題点への対応
　　④社会資源の調整
　　⑤利用者と社会資源を結びつける
　　⑥サービスの均一化と底上げ

C ケアマネジメントの原則

①本人のニーズが中心であること
②個別処遇であること
③他職種チームでの処遇であること
④人権擁護の視点

D ケアマネジメントの過程

1．ケアマネジメントの導入

市役所などの相談窓口に相談があり，介護保険や障害者自立支援法を利用する場合，その申請をした際に導入される．ケマネジメントは各種制度の中でシステムとして活かされている．

2．ケアアセスメントの実施

まず利用者のニーズの把握が最優先される．利用者の望むサービス，現在の生活で困っていること，必要なサービスの評価を実施する．各種ケアアセスメント表を利用することもある．

介護保険や障害者自立支援法では訪問調査員によって訪問調査が実施され，コンピューターにて一次評価が実施されたあと，主治医の意見書もあわせた専門的な二次評価を各審査会が実施している．

3．ケアプランの作成

ケアアセスメントの結果に基づき，活用するサービスの内容や組み合わせを計画する．その際ケア会議を開催しケアサービスを検討していく．ケア計画の作成にあたっては，利用者が参画し共同して作成することが重要である．

介護保険ではケアマネジャーがケアプランを作成しているが，障害者自立支援法では行政の担当者が利用者と相談して作成している．

4．ケアプランの実施とモニタリング

サービス提供機関（事業所）を選択，調整し，実施を依頼する．利用者本人がサービス提供機関と契約を結ぶことが重要である．利用者自身の参加と意思決定が尊重される．利用者とサービス提供者を結びつける作業のためリンケージと呼ばれる．また開始後は，サービスの提供が適切に実施されているかモニタリングすることも重要である．

5．再評価

サービス提供の評価や利用者の満足などを評価する．また，介護保険や障害者自立支援法ではサービス提供期間が決められ，継続するには再申請を続ける必要があり，そこで再度ケアアセスメントが実施されることになっている．

E ケアマネジャーの機能

　ケアマネジャーは，ケアマネジメントの全過程を通じて利用者に対する支援を進める上で中心的で重要な役割を担っており，必要な社会資源やサービスを調整し，選択し活用する技術が求められる．

〈奥原孝幸〉

第5章 地域作業療法学

A. 地域生活支援

2 訪問看護

　訪問看護とは，訪問看護ステーションから，病気や障害をもった人が，住み慣れた地域や家庭で，その人らしい療養生活が送れるように，看護師等が生活の場へ訪問し，看護ケアを提供し，自立への援助を促し，療養生活を支援するサービスである．

　訪問看護制度は，1960年代に一部の病院による訪問看護活動として開始され，1986（昭和61）年に精神科の訪問看護が診療報酬の対象となった．1992年には，老人訪問看護ステーションの設置が始まり，1994年には，訪問看護ステーションにおいて医療保険の訪問看護が開始された．2000年，介護保険制度が創設され訪問介護費が介護保険の対象となった．

　このように，訪問看護は医療保険・介護保険のどちらかでサービスを受けることができるが，利用を希望する場合は，いずれもかかりつけ医の指示書が必要となる．また，訪問看護は医療機関で実施するものと医療機関とは独立した訪問看護ステーションが実施するものがある．

　訪問看護の従事者としては，看護師，準看護師，保健師，助産師，理学療法士，作業療法士，言語聴覚士がいる．

　訪問看護の一般的なサービスは，以下のようである．

①療養上のお世話：身体の清拭，洗髪，入浴介助，食事や排泄などの介助・指導
②病状の観察：病気や障害の状態，血圧，体温・脈拍などのチェック
③医師の指示による医療処置
④医療機器の管理：在宅酸素，人工呼吸器などの管理
⑤ターミナルケア
⑥床ずれ予防・処置
⑦在宅リハビリテーション：拘縮予防・機能回復訓練・嚥下機能訓練等
⑧認知症ケア
⑨家族指導：介護方法の指導・相談
⑩介護予防：低栄養や運動機能低下を防ぐアドバイス

以上に加え，精神科訪問看護に特徴的なサービスとして，以下のものがあげられる．

①日常生活の維持—生活技能の獲得・拡大：食生活・活動・整容・安全確保等のモニタリングおよび技能の維持向上のためのケア
②対人関係の維持・構築：コミュニケーション能力の維持向上の援助，他者との関係性への援助
③家族関係の調整：家族に対する援助，家族との関係性に関する援助
④精神症状の悪化や増悪を防ぐ：症状のモニタリング，症状安定・改善のためのケア，服薬継続のための関わり

⑤身体症状の発症や進行を防ぐ：身体症状のモニタリング，生活習慣に関する助言・指導，自己管理能力を高める援助

⑥ケアの連携：施設内外の関連職種との連携・ネットワーキング

⑦社会資源の活用：社会資源に関する情報提供，利用のための援助

⑧対象者のエンパワーメント：自己効力感を高める，コントロール感をたかめる，肯定的フィードバック

訪問看護の導入によって，入院日数が従前の1/5から1/2以下と大幅な減少をもたらすことが報告[1]されている．また，デイケア，グループホーム，地域活動支援センター等の社会資源の利用率が1.7倍と増加し，医療費も従前の3/5に縮小することが報告[1]されている．

このように，精神科訪問看護の果たす役割は，精神障害者の病状の安定をはかり，地域・在宅生活を維持していくうえに，多大な貢献を果たしている．

一方，精神科訪問看護の実施状況においては，まだ不十分な部分や，改善点も含んでいる．すなわち，精神障害者の訪問看護を実施する訪問看護ステーションの割合は，2008年度47.7%[1]と全体の半数以下である．医療機関の訪問看護より，近距離にあって訪問回数も医療機関の倍の回数が可能な訪問看護ステーションの存在は重要であるが，すべてのステーションが精神障害者への対応を実施しているわけではない．暴力・暴言・セクハラ等から職員の安全を確保するため，また病状が重篤・不安定で多くのケアを必要とするなどから複数のスタッフの訪問が必要な場合があるが，マンパワーが不足して対応できない．また，精神科訪問看護の経験があるスタッフがいないこと，主治医との連携がうまくできないこと，病状悪化時の受け入れ先が確保できないこと，などの原因もあげられている．

今後は，こうした問題点を改善し，いっそう効果的な体制を強化していく必要がある．

作業療法士もスタッフの一員として，実際の生活の場の中で，地域生活を支える適切な実践と専門性を示していくことが望まれる．

●文献
1) 第15回　今後の精神保健医療福祉のあり方等に関する検討会：資料2．訪問看護について．2009年4月．
2) 瀬戸屋希，萱間真美，宮本有紀，他．精神科訪問看護で提供されるケア内容．精神科訪問看護師へのインタビュー調査から．日本看護科学会誌．2008; 28(1): 41-51.
3) 社団法人　全国訪問看護事業協会．訪問看護とは？ http://www.zenhokan.or.jp/nursing/index.html

〈埜﨑登代子〉

第5章 地域作業療法学

A. 地域生活支援

3 包括型地域生活支援プログラム（ACT）

重症の精神障害が主たる原因で，何度も入退院を繰り返したり，長期入院を余儀なくされたりしている人々に対して，従来，病院外の生活が継続できるような工夫や取り組みが行われてきた．特に，実際の生活の場に専門職チームが出向き，その生活を直接支援する訪問支援（アウトリーチサービス outreach service）の有効性が国内外で注目を集めている．

本稿では，その中心と考えられる包括型地域生活支援プログラム assertive community treatment（ACT）について概観する．

A 包括型地域生活支援プログラムの特徴

包括型地域生活支援プログラムには従来の取り組みと異なる特徴がある．これらの特徴を理解することでこのプログラムの意義も理解できることになる．

まず，その対象が，それまでは地域での自立生活が困難であると判断されてきた重症の精神障害者であることである．第2に，さまざまな職種から構成される専門家チームがサービスを直接利用者に提供することである．第3に，そのサービスは施設内で行われるのではなくて，利用者の自宅や職場等を積極的に訪問しながら，実際の生活の場で提供されることがあげられる．第4に，サービスの利用に期限は原則的に存在しない．第5に，24時間，365日体制で支援を行うことである．

また，これらの特徴を支えるために，負担を増加させないためにスタッフ数対利用者数を一定の割合に保つことや，特定の利用者に関する情報が特定のスタッフのみが把握しているということがないように，スタッフ全員が利用者全員のケアに関する情報を共有すること，利用者が必要なサービスはチームが直接提供することでサービスの提供漏れをなくす，といった工夫がなされる．

B 包括型地域生活支援プログラムが生まれる背景と重要な概念

重症の精神障害者は，いくら治療や支援を行っても，結局，地域社会での自立した生活は困難であるとする治療的悲観主義は，医療従事者の観念としてある程度共有されていたということは，「回転ドア現象」，「治療抵抗性」といった用語にも表現されていると考えられる．

しかし，包括型地域生活支援プログラムの提唱者の1人であるスタイン Stein LI は問題の詳細な検討から以下の点を指摘した．
1) 患者が一旦退院すると多様なサービスを集中して受ける機会が激減する．
2) 外来での診療に関する基準やルールが一定でない．
3) 多くのサービスは患者個人のニーズと合致せず，提供時間も決まっている．

4）あるサービスが有用ではない場合に別のサービスの提供責任を誰も負っていない．
5）入院中に提供される各種プログラムは患者の地域生活の維持につながっていない．

こうして，スタインらは重症の精神障害者に対するサービスが地域精神保健サービスの中核であるとして，1972年にそのシステムの構築に着手した．そして，システム構築の背景にある重要な概念は以下の通りであった．

1）ストレス-脆弱性モデル

ズービン Zubin J らによる統合失調症の発症モデルとして有名なこのモデルの説明するところは，生物学的に規定される患者個人の脆弱性（一種のもろさ）に何らかのストレス要因が影響することで精神医学的な諸症状が出現する可能性が高まるというものであるが，包括型地域生活支援プログラムでは，この仮説に基づいて種々の支援を行っていくことになる．

2）リカバリー概念

リカバリー recovery とは単に疾患や障害の治癒・回復を意味するわけではなく，疾患や障害を抱えながらも日々の生活への希望や自尊心をもち，他者の支援を受けながらも可能な限り自立した生活を送るということを意味している．したがって，包括型地域生活支援プログラムの最終目標は患者のリカバリー過程全体を支援することだといってよい．

3）多職種チームから超職種チームへ

従来の多職種チーム multi-disciplinary team では，各職種の専門性が過度に強調された結果，それぞれの職種の果たす機能が固定化するという問題点があった．いわば，「自分ののすべき職務はここまで」とお互いに線引きする傾向のことである．そこで包括型地域生活支援プログラムでは，法的に許された範囲内で職種を超えて利用者の支援を行う超職種チーム trans-disciplinary team が志向されている．図25に多職種チームと超職種チームの違いを示す．多職種チームのキーワードが「連携」であるとすれば，超職種チームのそれは「相互乗り入れ」ということになるだろう．

また，各職種は専門家 specialist であること以上に「メンタルヘルスワーカー＝ generalist」であることが期待されており，多くの場合，チームリーダーは看護師やソーシャルワーカーといった精神科医以外の職種で構成される．

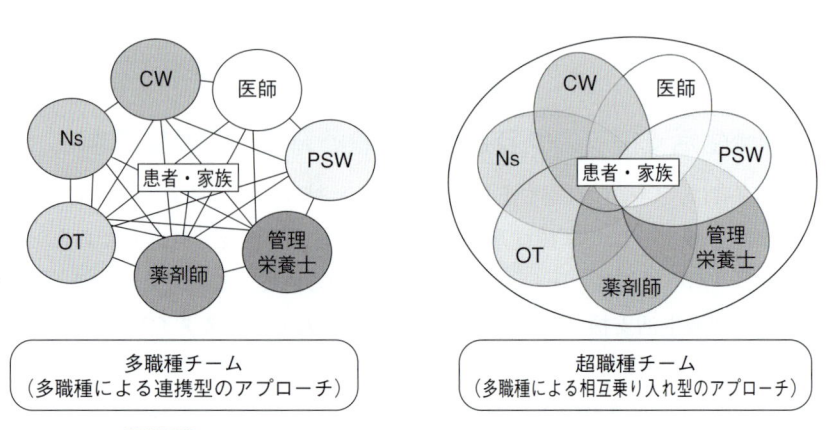

図25 多職種チームと超職種チームの違い（イメージ）

さらに，24時間，365日の支援体制を確立するために，スタッフはすべてシフト勤務を行い，勤務時間以外でも常に携帯電話やポケットベル等で利用者本人や関係諸機関と連絡できる準備を整えている．

C 包括型地域生活支援プログラムで提供されるサービスとその効果

包括型地域生活支援プログラムで提供される代表的なサービスを表47に示す．

これらのサービスによって，重症の精神障害者が地域において，自立生活を送ろうとする際につまずきやすい部分に対して具体的な支援が展開されることになる．

さて，包括型地域生活支援プログラムのエビデンスを確認するためにコクランシステマティックレビューを参照すると最新版のレビューには次のように示されている．

包括型地域生活支援プログラムを受けた人は標準的地域ケアを受けた人よりも

1) サービスを受け続ける（＝サービスから脱落しない）．
2) 再入院が少ない．
3) 病院で過ごす時間が少ない．
4) 独立して生活する頻度が高い．
5) 患者の満足感が高い．

そして，頻回の入院を要するような重症の精神障害者をその対象に絞るならば，医療費の削減も含めた上記1)～5)のような有効性があると結論づけられている．

表47　包括型地域生活支援プログラムで提供されるサービスの例

1. 向精神薬の処方と提供
2. 疾患全体と服薬を利用者自身が自己管理できるようになるための支援
3. 個別の支持的療法
4. 危機介入
5. 再入院期間中の継続支援
6. 住居サービスに関する支援
7. 日常生活の支援
8. 身体的健康に関する支援
9. 経済的サービスに関する支援
10. 就労支援
11. 家族支援
12. 社会的ネットワークの回復と維持のための支援，他

D わが国における包括型地域生活支援プログラムの広がりと今後

わが国においては，2002年から厚生労働科学研究として千葉・国府台地区で実施されたACT-Jが最初の試みであった．その後は京都や岡山で同様の動きが出現し，2009年には包括型地域生活支援プログラムの普及や制度化を目指す団体としてACT全国ネットワークが結成されて現在に至っている．

●文献
1) Marshall, M, Lockwood, A. Assertive community treatment for people with severe mental disorders. Cochrane Database of Systematic Reviews 1998, Issue 2.
2) 山口芳文, 編. 作業療法学　ゴールド・マスター・テキスト 6　精神障害作業療法学. 東京: メジカルビュー社; 2010.

〈鈴木久義〉

第 5 章 　地域作業療法学

B. 就労支援

就労への移行支援

精神障害者に限らず，一般に就労へのプロセスとして，
1）職業を志向し，2）選択し，3）獲得し，4）継続していく
という4つのステップが必要である．

A 職業志向と選択

「職業を志向する」すなわち，「仕事をしたい」という気持ちは，どこから生じてくるのだろうか．

キャリア（career）という言葉がある．職業経歴のことで生涯にわたりOccupationをVocationに変えるダイナミックな働き（松爲 1994）[1]と概念化されている．

Occupationは人の一日の大半を占める活動をさす．作業療法は，まさにこのOccupationに焦点をあてている．

Vocationは個人にとって生きがいや天職と思える仕事をさしている．

つまり，キャリアとは，遊び・学習・役割遂行など年齢や発達に対応したさまざまな活動の積み重ねが，やがて天職と思えるような仕事に結びついていくプロセス，仕事だけでなく余暇，学習，家族との活動などを含んだ生涯にわたるライフスタイル（生き方）のプロセスをさしている．

すなわち，一日の大半を費やして，「仕事をしたい」という気持ちを醸成するにも，さまざまな体験を積み重ねて，キャリアを発達させることが必要といえる．家庭や学校生活，また職業的試行錯誤など，さまざまな体験の蓄積が，職業志向には不可欠だという考え方である．

早期の発病や入院生活などによって，体験の積み重ねが乏しい対象者が，「とても働けません」といっても当然ということになる．

精神障害者の就労支援の第一歩も，まず，自分自身の志向や能力を見極め，自信がもてる体験が積み重ねられるよう，個人・集団を含めた適切で魅力ある環境を提供してあげることが大切である．

そこでは，特に働くために必要となる次の能力の養成も視野に入れておく必要があろう．
・服薬を遵守し，自己管理することができる．
・規則正しい生活リズムを身につけている．
・朝，一定時間に起き，寝ることができる．
・決められた日と時間に通うことができる．
・一定時間，目的をもって一つの課題に集中できる．
・必要なコミュニケーションをとることができる．

・困った時にそのことを伝えることができる．
・挨拶や感謝の言葉を適切に使うことができる．
・ルールを守ることができる．
・身だしなみに配慮することができる．
・日常生活が何らかの方法で自立している．
・交通手段や社会資源を適切につかうことができる．　などである．

「働きたい」，「仕事をしてみたい」という意志と，仕事の内容がある程度，明確になったら次の観点を検討する必要がある．

1．雇用形態の選択

　　（一般就労）　　非障害者として企業に正社員またはアルバイトとして働く．
　　（保護的就労）　障害者として企業やその特例子会社で正社員またはアルバイトとして働く．
　　（福祉的就労）　1：自立支援制度の就労移行支援を利用する．
　　　　　　　　　　2：自立支援制度の就労継続支援（A型・B型）を利用する．
　　　　　　　　　　3：地域活動支援センター等を利用する．

　自らの障害をどのように認識し，それをどこまで表明するのか，しないのか，「障害開示」については，十分に検討することが，重要である．これは，試行錯誤を要するかもしれないが，対象者に適した就労形態であれば，就労は長く維持・継続されることが多い．

2．ステップアップのための社会資源利用の有無

・地域障害者職業センターや障害者雇用支援センターの職業能力評価と指導を受ける．
・地域障害者職業センターや障害者雇用支援センターの職業準備訓練を受ける．
・障害者職業能力開発校や一般の公共職業訓練校で職業訓練を受ける．
・ハローワーク（公共職業安定所）の職場適応訓練を利用する．
・市区町村の精神障害者社会適応訓練を利用する．
・地域障害者職業センターのジョブコーチ支援を利用する．
・その他，民間の訓練施設や支援システムを利用する．

　職場適応訓練は，ハローワークから紹介を受けた事業所で，一定期間（約6カ月）作業と環境に適応するための訓練を受け，訓練後はその事業所に雇用してもらう事業である．

　精神障害者社会適応訓練は，市町村に登録した協力事業所で，一定期間（約6カ月〜3年）本人に適した作業を通じて適応能力と社会的自立を促進し，社会復帰をはかる事業である．いずれも，事業主に訓練費，対象者に訓練手当が支給される．

　その他，各資源の詳細について，福祉制度等の要覧で確認し上手に利用していくとよい．

3．仕事探しの方法

・ハローワークに求職登録をして求人案内をしてもらう．
・求人誌やインターネット等で求人情報を検索する．
・支援者や雇用主に働きかけ，職場開拓をしてもらう．

・近隣や家族・縁故者の口コミで求人案内をしてもらう．

B 職業獲得と継続就労

　松為[1]は障害のある人の就労支援をしていくうえで，図26のように対象者の全体像を階層構造で捉えることを提唱している．「疾病・障害の自己管理」，「日常生活の遂行」，「職業生活の遂行」，「職務の遂行」の4つの階層構造である．これらの何か一つが上手くいかないと，全体のバランスがくずれ，就労の継続がむずかしくなる．

　まず，服薬を遵守でき疾病の自己管理ができることが望ましい．定期的な受診を仕事と並行してどのように確保していくか，上手に休暇を申請することができるか，なども検討しておく必要がある．次に，日常生活の自己管理が重要である．食事や睡眠が規則正しく確保できるか，また休業日に気分転換やリフレッシュが上手にできるか，なども重要である．そのためには，就労前に趣味活動や交友関係・相談関係を拡大しておくことが役立つ．ナイトケアや生活支援センターなどを並行して利用するのもよい．

　職業生活の遂行は，単に割り当てられた職務の遂行だけでなく，挨拶や気配りなど職場の人々とのコミュニケーションがある程度円滑に保たれることが大切である．その上に，割り当てられた職務の遂行が安定して成されることが重要である．

　つまり，単に職務を果たすだけでなく，仕事上の悩みを話し，ストレスを解消し，きちんとご飯を食べ，服薬も忘れない，これが職業継続の重要ポイントといえる．そして，これは，万人にもあてはまる．

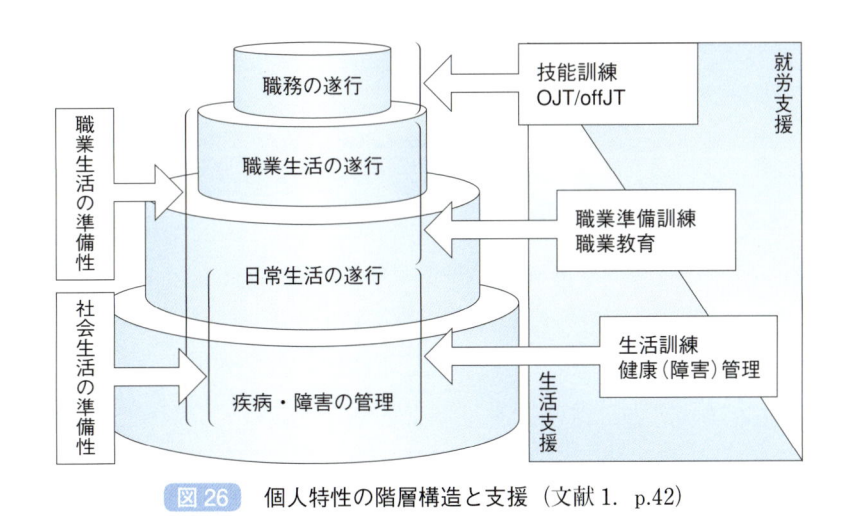

図26　個人特性の階層構造と支援（文献1．p.42）

　IPS（Individual Placement and Support：個別職業斡旋とサポートモデル）は，1990年代前半にアメリカで開発された科学的な根拠に基づく，実践プログラムである．IPSでは，施設内での職業前訓練や評価は，本人の仕事に取り組む意欲を減退させ，適職を見つけ出すことの弊害となることもあり，最小限にする．そして，短期間・短時間のパートであっても，一般雇用につき，さまざまな仕事に従事することでこそ，仕事内容，自らの適性，関心，そしてニーズを知りうることになり，これが全人的な治療効果ももたらすとしている．すなわち，何かできないことがたくさん

あっても，とにかく働く意欲があれば，本人の意向にそって，その就労活動に協力し，見守っていくという支援法・治療法である．「保護的な場で訓練する」という伝統的な就労支援ではなく，「早く現場に出て，仕事に慣れる」やり方や試行錯誤を重視している．

●文献
1) 松為信雄，菊池恵美子，編集．職業リハビリテーション学．改訂第2版．東京：協同医書出版；2006.
2) 全国精神障害者家族会連合会，編．精神障害者が使える福祉制度の手引き2007．東京：全国精神障害者家族会連合会；2007.

〈埜﨑都代子〉

第6章

福祉制度と関連法規

この章では，精神障害者の方々が，治療や生活をしていく上で利用している社会保障制度や福祉制度等について概説する．また，医療法とは別に，我が国の精神科医療を規定している「精神障害者の医療および福祉に関する法律（精神保健福祉法）」や「心身喪失等の状態で重大な他害行為を行った者の医療及び観察等に関する法律（医療観察法）」についてもふれておく（表 48）．

表 48 障害者に関わる社会保障・福祉制度の概要

医療	医療保険（国民健康保険・健康保険・各種共済組合）など 長寿医療制度（75 歳～）・自立支援法の自立支援医療等 障害者の医療費助成制度
	（精神保健福祉法） （医療観察法）
介護	介護保険法（サービスの給付は原則 65 歳～）
社会福祉サービス等	自立支援法・障害者基本法・発達障害者支援法・児童福祉法・身体障害者福祉法・知的障害者福祉法・精神保健及び精神障害者の福祉に関する法律（精神保健福祉法の福祉部分）・老人福祉法，各種手当法など
所得	年金制度（国民年金・厚生年金保険・各種共済組合） 生活保護法
雇用等	労働者災害補償保険・雇用保険・障害者雇用促進法など

ここで断わっておきたいことがある．それは社会保障制度や障害者施策に，今までにないようなめまぐるしい変化が起きているということである．たとえば，年金制度は少子・高齢化の進行や納付率の低下等々，制度の危機が叫ばれている．一方，社会保険庁の年金管理体制のずさんさ等が問題になる中で行われた社会保険庁解体と健康保険協会・日本年金機構の誕生，政権交代後の長寿医療制度の廃止や自立支援法廃止の動きなど，短期間で状況が変化し複雑化や混乱が進行している現状にあり，いつ制度が変わるかもわからない不確定な状況が生まれている．

A 社会保障・福祉制度

社会保障制度の多くは，社会保険のしくみを利用しており，医療保険，年金保険，雇用保険，労働者災害補償保険および介護保険などがある．これらの制度はそれぞれ対象者が異なる．ここでは，就労以外のところで，精神障害者にとっての所得保障の柱となっている年金や手当，生活保護と，通院・入院などの医療に関係する医療保険や医療費の助成制度についてふれることにする．

1. 年金制度

a. 年金制度のしくみ

年金は，加入者（被保険者）が毎月保険料を納め，老齢・障害・遺族という状態になった時，年金を生活費の保障として受け取るしくみである．

現在の年金制度は，国民年金を基礎年金とする年金制度であり，国民年金には全員が加入するし

くみとなっている．その上で会社員等が加入する厚生年金と公務員や教職員らが加入している共済組合に加入している人は，それぞれの年金に同時加入（＝二重加入）することになる．したがって，厚生・共済年金に加入している人は，年金を受け取る際にも基礎年金に上乗せして加入していた制度からも年金が受け取れるようになっている．

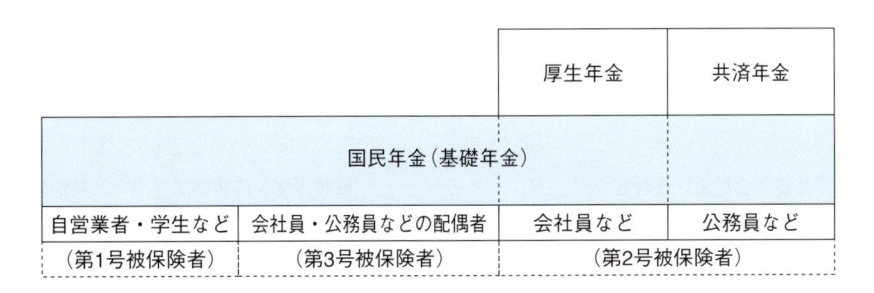

		厚生年金	共済年金
国民年金（基礎年金）			
自営業者・学生など	会社員・公務員などの配偶者	会社員など	公務員など
（第1号被保険者）	（第3号被保険者）	（第2号被保険者）	

図27　年金制度のしくみ
※国民年金には，原則20歳〜60歳の間加入する．

b．加入者と保険料，免除制度

原則20歳〜60歳までの人は全員国民年金に加入する．公務員等は共済年金に，会社員は厚生年金（第2号被保険者）と国民年金に加入し，その他の人は国民年金（第1号被保険者）に加入する．年金は，個人単位のものなので，医療保険では扶養家族に入っている20歳以上の子や配偶者等も個別に国民年金に加入することになっている．

加入者はそれぞれ保険料を納めるが，国民年金には，法定免除や，申請免除のしくみもある．また，20歳以上の学生に対する保険料の納付特例や若年者（30歳まで）の納付猶予のしくみもある．

c．障害（基礎）年金

老齢（基礎）年金は，加入者が年をとって働けなくなった（収入が減った）時に生活費の保障として受け取るもので，原則65歳からの支給となっている．また，遺族（基礎）年金は，生計中心者が亡くなった時に遺族の生活を保障するものとしてある．

障害（基礎）年金は，加入者が病気や事故により障害年金に該当する障害の状態になった時，受給することができる年金である．精神の障害で障害（基礎）年金を受けている人は，国民年金の障害基礎年金受給者が圧倒的に多い．

1）対象となる障害

身体（肢体・視力・聴力・体幹機能の障害など）・内部（腎臓・肝臓・心臓の障害など）・精神の障害（統合失調症・うつ病・てんかん・認知症・頭部外傷後遺症・知的障害など）

2）障害の程度と種類

障害の程度は，国民年金法施行令別表および厚生・共済年金保険法施行令別表1・2（障害等級表）に定められており，さらに具体的な基準である障害認定基準や認定要領がある．

具体的な認定要領では，統合失調症の1級は，「統合失調症によるものにあっては，高度の残遺状態又は高度の病状があるために高度の人格変化，思考障害，その他妄想・幻覚等の異常体験が著

明なため，常時の介護が必要なもの」となっている．

障害年金には，1級と2級の障害基礎年金のほか，厚生・共済年金には，障害基礎年金に上乗せする1・2級と制度独自の3級と障害手当金（一時金）がある．

また，障害基礎年金には，20歳前の障害に対応する無拠出性（保険料を納めることを必要としない）の障害基礎年金と保険料の納付要件がある拠出制の障害基礎年金（20歳を過ぎて初診日がある場合）がある．

障害年金の種類と年金額等は図28の通りである．

〈障害基礎年金を受けられる人〉

無拠出制
初診日に国民年金に加入していない
↓
次のどちらかにあてはまること
① 20歳前に初診日があること
② 1961年4月1日前に初診日があること

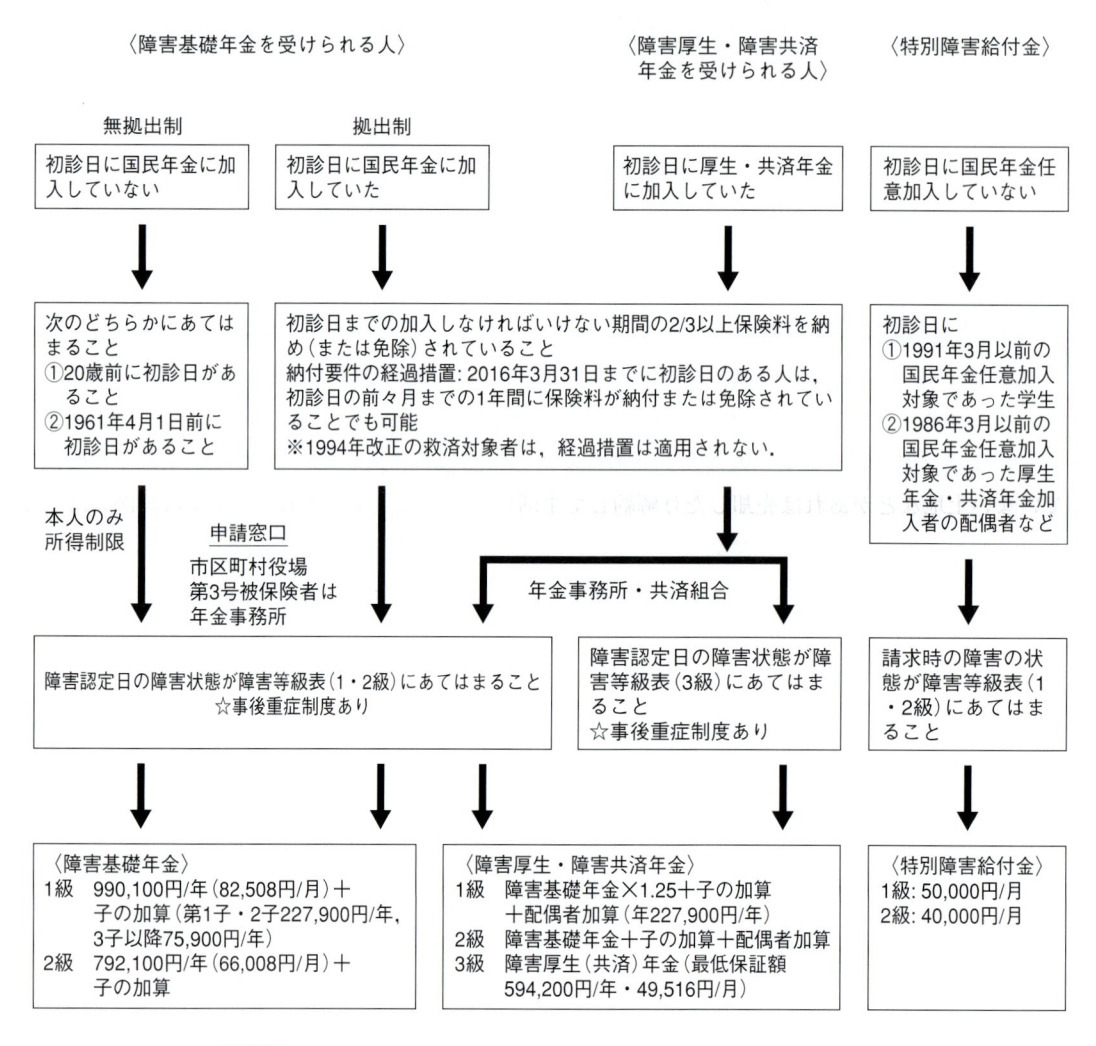

本人のみ所得制限
↓
障害認定日の障害状態が障害等級表（1・2級）にあてはまること
☆事後重症制度あり
↓
〈障害基礎年金〉
1級　990,100円/年（82,508円/月）＋子の加算（第1子・2子227,900円/年，3子以降75,900円/年）
2級　792,100円/年（66,008円/月）＋子の加算

拠出制
初診日に国民年金に加入していた
↓
初診日までの加入しなければいけない期間の2/3以上保険料を納め（または免除）されていること
納付要件の経過措置：2016年3月31日までに初診日のある人は，初診日の前々月までの1年間に保険料が納付または免除されていることでも可能
※1994年改正の救済対象者は，経過措置は適用されない．

申請窓口
市区町村役場
第3号被保険者は年金事務所

〈障害厚生・障害共済年金を受けられる人〉
初診日に厚生・共済年金に加入していた
↓
年金事務所・共済組合
↓
障害認定日の障害状態が障害等級表（3級）にあてはまること
☆事後重症制度あり
↓
〈障害厚生・障害共済年金〉
1級　障害基礎年金×1.25＋子の加算＋配偶者加算（年227,900円/年）
2級　障害基礎年金＋子の加算＋配偶者加算
3級　障害厚生（共済）年金（最低保証額594,200円/年・49,516円/月）

〈特別障害給付金〉
初診日に国民年金任意加入していない
↓
初診日に
① 1991年3月以前の国民年金任意加入対象であった学生
② 1986年3月以前の国民年金任意加入対象であった厚生年金・共済年金加入者の配偶者など
↓
請求時の障害の状態が障害等級表（1・2級）にあてはまること
↓
〈特別障害給付金〉
1級：50,000円/月
2級：40,000円/月

図28 障害年金の種類と受給要件・年金額（平成22年度価格）

実際の請求手続きには，障害年金裁定請求書と受診状況等証明書，障害年金用の年金診断書（障害ごとに様式がある），病歴・就労状況等申立書等の書類や戸籍謄本，住民票などが必要．なかでも年金診断書は重要で障害の状態を主治医にきちんと書いてもらう必要がある．

3) その他

無年金障害者の救済措置として旧制度で受給できなかった人で加入しなければいけない期間の 2/3 以上保険料を納付・免除している人が受給できる．障害基礎年金〔1998（平成6）改正法〕や 1986（昭和61）年3月までの任意未加入中に初診日があるサラリーマンの妻等と 1995（平成3）年3月までに初診日がある 20 歳以上で任意未加入中の学生を対象とした特別障害給付金などもある．

2. 生活保護

a. どのような制度か？

生活保護は，「病気で入院したり，退職して預金などがなくなり，入院費や生活費をまかなっていくことができなくなった」，「障害年金やアルバイトなどの収入だけでは生活していくのが苦しい」，このように国民が生活に困窮した状態になった時利用できる制度である．日本国憲法第 25 条は，「すべて国民は，健康で文化的な最低限度の生活を営む権利を有する」，「国は，生活部面について，社会福祉，社会保障及び公衆衛生の向上および増進に努めなければならない」と定めており，この規定に基づいて，「健康で文化的な最低限度の生活」を国民の権利として保障するのが，「生活保護法」であり，「公的扶助」ともよばれている．

b. 生活保護を受けるための条件

生活保護は，保護の実施に先立って以下のア〜エのことを行ってもなお足りない場合に，その足りない分だけを生活費として保障する制度である．ア．資産を活用する＝預貯金や生命保険，使っていない土地などがあれば売却したり解約して生活費にあてる．イ．能力を活用する＝例えば，能力に応じて働ける人は働かなければならない（体調を崩しても働けということではない）．ウ．扶養義務の優先＝親子・兄弟など扶養義務者から，生活に支障のない範囲で経済的な援助をしてもらう（できなくても支障ない）．エ．他の制度を活用する＝年金や手当など他の法律制度で受けられるものは手続きをする．また生活保護は個人単位でなく世帯単位を原則としている．

c. 生活保護の申請

生活保護は，原則として保護を受けようとする本人や同居の親族等が市区町村役場の担当課（生活福祉課・福祉事務所など）に申請する．

d. 生活保護で保障される生活

生活保護で保障される「最低限度の生活」は，金銭給付が基本であり，生活に必要な項目（扶助）ごとに金額が示され，それらの合計が基準生活費となる．この基準は毎年 4 月に改定されている．また，医療扶助と介護扶助については通院交通費など一部の費用を除いて現物給付（医療機関や介護保険の事業所等に直接費用が支払われる）となっている．基準の生活費は，生活扶助（個人ごとの食費・衣類等の費用＝Ⅰ類，世帯ごとの光熱水費，衛生用品等＝Ⅱ類），住宅扶助（家賃），医療扶助（医療費）や教育扶助（教育費），障害者加算などに分かれており，必要な生活費が計算できるようになっている．

例えば，東京 23 区に生活している 40 歳の方の生活扶助は 1 カ月約 81,000 円となり，障害者加

算 2 級の障害者で家賃 53,000 円のアパートに住んでいれば，1 カ月の生活費は，約 152,000 円になる．

年金や給与等の収入がある場合は，基準の生活費から収入を差し引いた額（不足分）が支給される．

また，日常の生活費や医療費以外でも，例えば長期入院の人が退院する時にアパートを借りるための礼金・敷金等なども出るようになっている（一時扶助）．

e．その他（生活保護法に基づく施設など）

地域での社会生活が困難と思われる人を対象とした入所施設として救護施設があり，長期入院となった精神障害者の退院先の一つにもなっている．この施設も最近は，入所者一人一人の支援計画のもと地域生活への移行を支援するとりくみなどが活発になっている．また，一時的な生活の場として宿泊所などを使うケースも増えている．

3．手当制度など

障害者の保護者等が保険料をかけておいて，保護者が亡くなったり重度の障害を負った時，障害者の生活を保障する年金である，心身障害者扶養共済制度がある．

また，特別障害者手当，特別児童扶養手当，障害児福祉手当の他，無年金者への手当など自治体独自の障害者手当が設けられているところもある．

4．医療保険制度

a．制度の概要

医療保険制度は，健康保険法に基づき，加入者（被保険者）やその家族（被扶養者）が，けがをしたり病気になった時，安心して医療にかかったり生活が送れるように必要な医療給付（労働災害や交通事故等第 3 者行為によるもの以外の医療費等）や手当（休職中の傷病手当金など）等を支給する制度．

加入者（被保険者）の職業によって加入する制度が異なっている．会社等に勤める人たちは，健康保険（通称＝社会保険），公務員や教職員は共済組合，その他の人たちは国民健康保険に加入する．

高齢者への医療制度として，70 歳〜75 歳までの方を対象とした前期高齢者医療制度（医療保険と併用）と 75 歳以上の方を対象とした長寿医療制度（後期高齢者医療制度）がある．

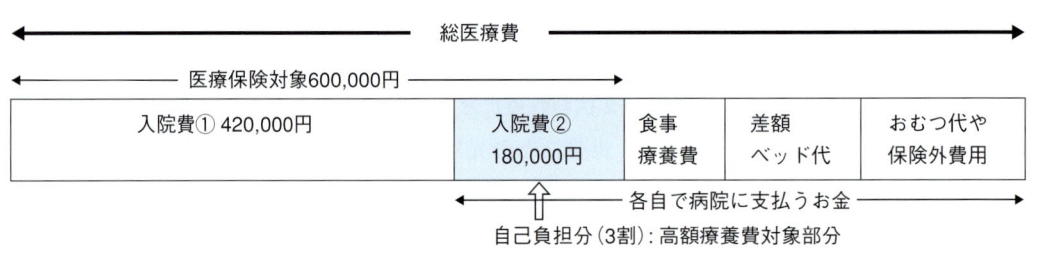

総医療費				
医療保険対象 600,000 円		食事療養費	差額ベッド代	おむつ代や保険外費用
入院費① 420,000 円	入院費② 180,000 円				

入院費②：自己負担分（3割）：高額療養費対象部分
各自で病院に支払うお金

図 29 入院費の具体例：1 カ月 60 万円かかった場合

b. 医療保険の給付

医療保険では，加入している保険によって給付や手当の内容が異なっているが，医療を受けた費用の一部（原則3割）を各自が医療機関の窓口で支払い，残りは保険から医療機関に直接支払うしくみをとっている．入院時の食事療養費の一部負担金（所得によって金額が異なる．一般世帯で1食260円）や室料（差額ベッド代）等は保険の対象にならないので，全額自己負担である（図29）．

c. 高額療養費の払い戻し

自己負担額が一定額を超えると払い戻しが受けられる制度（高額療養費払い戻し制度）．払い戻しを受けられる基準は，加入者（被保険者）の所得によって異なる．

また，入院した場合，役所の窓口で「高額療養費限度額適応認定証」を発行してもらえば，払い戻しではなく最初から高額療養費の限度額までを病院に支払えばよい．住民税非課税世帯では，食事療養費の減額もある．

表49　高額療養費の限度額（2010年度）

	1～3回目の請求	4回目～
上位所得者	150,000 ＋（総医療費 － 500,000）× 0.01	83,400 円
一般所得者	80,100 ＋（総医療費 － 267,000）× 0.01	44,400 円
低所得者（住民税非課税）	35,400 円	24,600 円

※70歳以上の方や後期高齢者医療（75歳以上）該当の方は，別の基準となる．
※上位所得者：健康保険では，療養月の標準報酬月額が53万円以上．
　　　　　　　国民健康保険では，概ね基礎控除後の総所得金額が600万円以上．

5. 障害者の医療費助成制度など

障害（児）者や小児・母子等に対する医療費の助成制度がある．内容は医療保険を使ったあとに残る自己負担金（療養費や食事療養費など）の一部を助成するしくみがほとんどである．東京都の小児精神医療費助成制度や山梨県の重度障害者医療費助成制度などがこれにあたる．

6. 介護保険制度

a. 制度の概要

介護保険は，2000（平成12）年4月から実施された社会保険の一つで，高齢や寝たきり等で介護が必要になったとき，施設入所やヘルパー・デイケアなどの利用，福祉用具の貸与など在宅での介護サービス等を受けられるようにしていく制度である．

介護保険は市区町村が単位となっているが，いくつかの自治体がまとまって広域連合や事務組合を作って介護保険の事業ができるしくみも作っている．介護保険の財源は，加入者からの保険料と公費で賄われている．

b. サービスの対象と加入者

介護サービスの対象となるのは，原則 65 歳以上の方だが，40 歳以上で介護保険に定める特定疾患を有する場合も対象となる．

表50　介護保険で対象となる特定疾病

特定疾病

40 歳以上 65 歳未満の方は，次にあげる 16 種類の特定疾病に該当していれば，介護保険サービスの利用対象となる．
1. がんの末期
2. 関節リウマチ
3. 筋萎縮性側索硬化症
4. 後縦靱帯骨化症
5. 骨折を伴う骨粗鬆症
6. 初老期の認知症
7. 進行性核上性麻痺，大脳皮質基底核変性症及びパーキンソン病
8. 脊髄小脳変性症
9. 脊柱管狭窄症
10. 早老症
11. 多系統萎縮症
12. 糖尿病性神経障害，糖尿病性腎症及び糖尿病性網膜症
13. 脳血管疾患
14. 閉塞性動脈硬化症
15. 慢性閉塞性肺疾患
16. 両側の膝関節又は股関節に著しい変性を伴う変形関節症

介護保険の加入者は，1 号被保険者となる 65 歳以上の方（生活保護の人も含む）と，2 号被保険者となる医療保険に加入している 40 歳以上の方で，収入に応じて一定の保険料を納付する．

c. 介護サービスの利用手続き

サービスの利用に先立って区市町村の介護サービス課などの担当窓口，または地域包括支援センターに要介護認定の申請を行い，「要支援・要介護認定」を受ける．要支援・要介護度は，介護度の低い方から，要支援 1・要支援 2・要介護 1・要介護 2・要介護 3・要介護 4・要介護 5 の 7 段階となっている．

この結果に基づいて，利用できる介護サービスの種類や量が決まっており，その範囲内で，個々人の希望やニーズに応じて必要なサービスを組み合わせて利用していくことができる．介護の認定は 6 カ月〜2 年の範囲となっており，期間満了前には更新手続きが必要．途中で状態が悪化した場合などは，変更申請ができる．

d. 利用できるサービス

介護保険の給付は，介護給付と予防給付に大きく分かれる．また，利用できるサービスは，「居宅サービス」，「地域密着サービス」と「施設サービス」がある．

第6章 福祉制度と関連法規

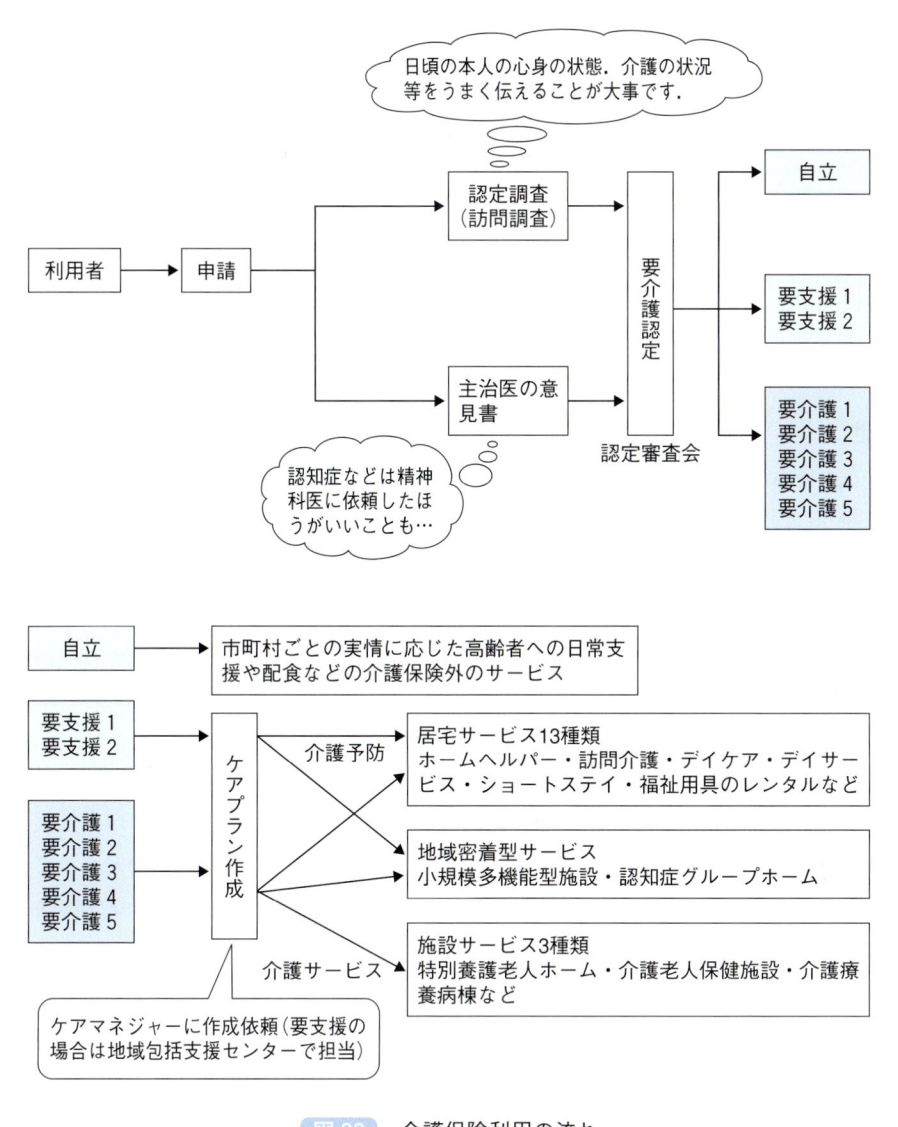

図30 介護保険利用の流れ

「居宅サービス」には，ホームヘルパー（訪問介護）・訪問看護・デイケア・デイサービス・ショートステイなどがあり，「地域密着サービス」は，通所や訪問・ショートステイなどを組み合わせた利用ができる小規模多機能型居宅介護や認知症の方を対象とした共同生活介護（グループホーム）やデイサービスなどがある．また，「施設サービス」には，介護老人保健施設や指定介護老人福祉施設（特別養護老人ホーム）への入所などがあるが，「施設サービス」は，要介護1以上の方でないと対象とならない．要支援の方は，介護予防サービスということで，施設入所の他，一部利用できないサービスがある．

e. 費用と高額介護サービス費など

利用した介護サービス費の1割が自己負担．1カ月の利用料が一定額〔2009（平成21）年度一般世帯で37,200円〕を超えた時に払い戻しを受けられる（高額介護サービス費）．また，施設サービ

スの食事代や居住費についても，所得に応じて負担限度額が設定されている．

高額療養費と高額介護サービス費の両方が一定の自己負担額を超えた場合，超えた分が高額介護合算療養費として払い戻されるしくみもある．

f. 地域包括支援センター

地域包括支援センターは，区市町村が人口2〜3万人に1カ所設置することとしている介護保険の中核的機関で，「地域支援の総合相談，権利擁護」，「介護予防マネージメント」，「包括的，継続的なマネジメント」を行うところである．

g. その他

養護老人ホームは，老人福祉法の施設で，自立度は比較的高いが何らかの理由で在宅での生活が困難な原則65歳以上の高齢者を対象とした入所施設である．介護保険の施設サービスに属さず，各区市町村の措置決定で行われている．高齢の精神障害者の退院先ともなっている．

B 福祉制度および社会資源

1. 障害者自立支援法

a. 制度の概要

それまで身体障害者福祉法・知的障害者福祉法や児童福祉法や精神保健および精神障害者福祉に関する法律と，障害種別ごとに利用できる施設やサービス等が分かれていた．自立支援法は，障害種別にかかわらず，障害のある人々が必要とするサービスを利用でき，地域で安心して暮らせる社会の実現をめざすことを目的に2006（平成18）年10月に成立した制度．自立支援法では，住まい（生活）の場と日中活動の場を区別したサービス体系とし，サービスを利用するためのしくみを一元化することにより支給決定の透明化，明確化を図っている．また，これまであったさまざまな施設・事業を再編するとともに，就労支援を強化している．さらに，サービス提供を身近な市区町村で責任をもつしくみとし，軽減措置はあるもののサービスの利用量に応じた利用者負担（原則1割）のしくみを導入している．

自立支援法のしくみは，図31のように介護給付と訓練給付，自立支援医療，補装具の給付などの自立支援給付と地域生活支援事業に大別される．

精神障害者が比較的多く利用しているのは，介護給付のホームヘルプサービスや共同生活介護（ケアホーム）・短期入所（ショートステイ），訓練等給付の就労移行支援・就労継続支援・共同生活援助（グループホーム）と地域生活支援事業の地域活動支援センターなどである．

利用したサービス量に応じて利用料（原則1割）を支払うことになるが，所得に応じて月額負担上限額が決められている．

b. 障害者と介護保険・自立支援法

介護保険と自立支援法には同じようなサービスがあるが，障害者の場合は，障害者自立支援法で対応する．ただし，65歳に達するなど介護保険が使える場合は，そちらが優先となるので，自立支援法のホームヘルパー（生活介護）などを利用していた方は介護保険のホームヘルパー（生活介

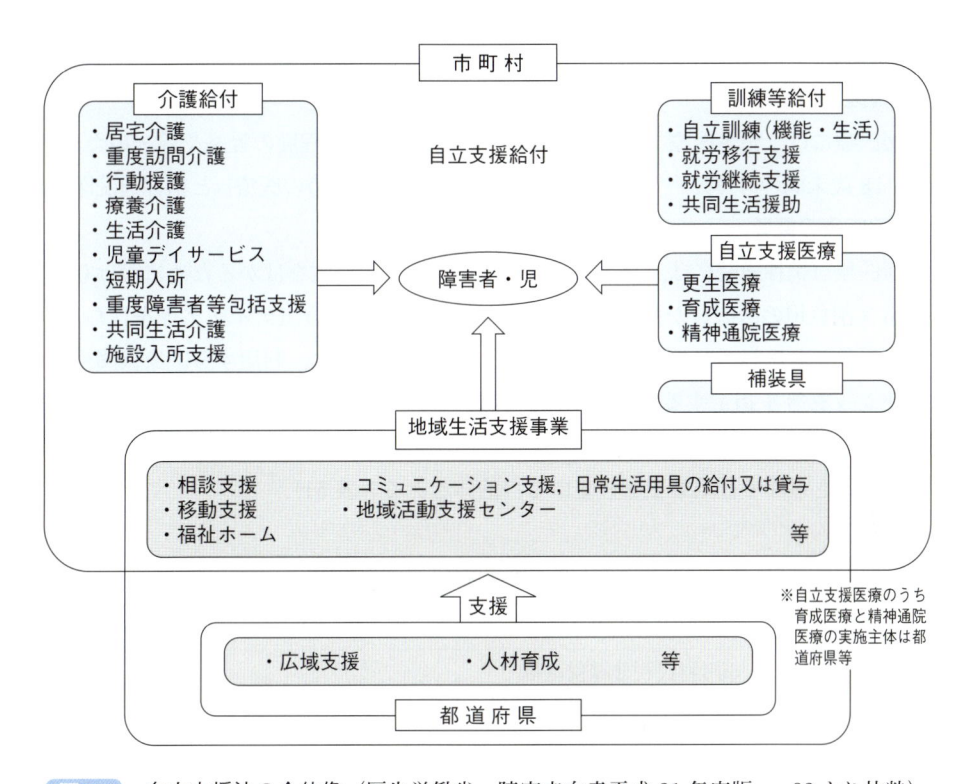

図31 自立支援法の全体像（厚生労働省．障害者白書平成21年度版．p.82より抜粋）

護や身体介護）を利用することになる．

c. 自立支援法の問題点と廃止の流れ

　障害者施策は措置制度から支援費制度に変わり契約による自立支援法に変わるという目まぐるしい変化があった．自立支援法施行前は，それぞれの障害種別に応じ，入所施設や通所施設，作業所等が設けられていた．精神障害者については，精神保健福祉法に規定されていた福祉ホームやグループホーム，授産施設等や法外の作業所等があり，その多くは地方自治体の補助金事業となっていた．ところがグループホームやホームヘルプ事業は，法の施行と同時に同法に規定する事業となり，授産施設や作業所等も2012（平成24）年3月までに自立支援法の事業に移行することが求められている．しかし，現実的には，利用者一人一人の利用実績に応じた報酬体系となる自立支援法の下では，多くの事業所が事業運営の見通しがたてられず，移行はなかなか進んでいない状況である．

　また，自立支援法では，サービスの利用量と所得に着目した費用負担（応益負担）になっているため，障害が重度でサービスを多く必要とする障害者ほどその負担が大きくなっている．

　このような問題を解決するために，障害者や支援者が裁判を起こすという事態も出てくる中，国は自立支援法を撤廃するために，障害者の制度改革と施策推進に関する事項についての意見を集約する場として，当事者委員を多く入れた「障害者制度改革推進会議」を設置し，総合的な検討を始めている．

d. 自立支援医療

1) 自立支援医療の種類

自立支援医療には，更生医療（18歳以上の身体障害者の障害程度の軽減や除去のための医療）・育成医療（18歳未満の身体障害者の障害程度の軽減や除去のための医療）と精神通院医療がある．

2) 精神通院医療の概要

自立支援医療（精神通院）は，長く続く通院医療費の負担軽減をはかるために設けられている制度で，通常3割負担の医療費が原則1割負担となる．通院医療費（デイケア等を含む）・薬代・訪問看護等が対象となるが，自立支援医療の適応を受けるためには，利用する医療機関や薬局，訪問看護ステーション等を指定する必要があり，指定したところでのみ有効となっている．また1年毎に更新手続きが必要である．所得に応じて何段階かの負担上限額が設定されているが，非課税世帯などを対象にさらなる軽減策をとっている自治体もある（表51）．

表51 自立支援医療・負担上限額

生活保護	生活保護受給世帯	0円
低所得1	市町村民税非課税世帯 本人収入80万円以下（年金収入も含む）	2,500円
低所得2	市町村民税非課税世帯 本人収入80万円を超える（年金収入も含む）	5,000円
中間所得層1	市町村民税　合計3万3千円（所得割）未満の世帯でかつ「重度かつ継続」に該当する方	5,000円
中間所得層2	市町村民税　合計3万3千〜23万5千円（所得割）未満の世帯で，かつ「重度かつ継続」に該当する方	10,000円
一定所得以上	市町村民税　合計23万5千円（所得割）以上の方でかつ「重度かつ継続」に該当する方	20,000円

「重度かつ継続」に該当する方とは，統合失調症，躁うつ病・うつ病，てんかん，認知症等の脳機能障害，薬物関連障害（依存症等），一定の条件を満たす神経症等の方などである．

2. 就労支援関係

障害者施策や障害者自立支援法においても就労支援を強化するしくみができたり，障害者の雇用の促進等に関する法律（障害者雇用促進法）の中で，精神障害者が障害者雇用のカウント対象〔2006（平成18）年4月から〕となったり，法定雇用率制度（表52）の対象者が拡大される〔2010（平成22）年7月からは短時間労働者も対象に含める〕などの改正が行われている．

a. ハローワーク（公共職業安定所）

ハローワークには，一般の職業紹介等とともに，障害者の職業相談，職業紹介を担当する窓口および企業の障害者雇用の窓口となる雇用指導官が配置されている．ここを窓口として障害者を受け入れている事業所に対して行われている主な支援制度に，「障害者トライアル雇用事業」，「特定求職者雇用開発助成金」などがある．

表52 障害者雇用率制度における実雇用障害者数と実雇用率に関する表

実雇用率 = (障害者である労働者の数 + (障害者である短時間労働者の数 × 0.5)) / (労働者の数 + (短時間労働者の数 × 0.5))

法定雇用障害者数 = 〔労働者の数 + (短時間労働者の数 × 0.5)〕× 1.8%

(一般企業の場合)

※障害者の数のカウントの方法

週所定労働時間	30時間以上	20時間以上30時間未満
身体障害者	○	△
重度	◎	○
知的障害者	○	△
重度	◎	○
精神障害者	○	△

○ = 1カウント
◎ = 2カウント
△ = 0.5カウント

〔厚生労働省:障害者雇用促進法パンフレット(事業主用)より引用〕

b. 職業能力開発センター

精神障害回復者の職業的自立と社会参加を積極的に推進するため,公共職業能力開発校では精神障害者の受け入れを実施している.職業に必要な知識・技能を勉強するところで,設定期間もさまざまである.

c. 障害者職業センター

専門の障害者職業カウンセラーが配置され,ハローワーク(公共職業安定所)と連携をとりながら,障害者や事業主に対し,就職に向けての職業相談,職業能力・適性などの評価から就職後のアフターケア,定着・復職等の相談・支援まで,さまざまな課題に対して継続的なサービスを提供している.職業準備訓練として,センター内の作業訓練や職業準備講習カリキュラムや対人技能訓練やグループミーティング,簡易作業体験等を通じて,社会生活技能等の向上,対人対応能力の向上のための支援を行う精神障害者自立支援カリキュラムなどがある.また,精神障害者総合雇用支援として,主治医との連携のもと,職場復帰,雇用促進や雇用継続の支援としてリワーク支援や職場復帰のコーディネートやジョブコーチ(職場適応援助者)による支援を行っている.

d. 障害者就業・生活支援センター

「障害者雇用促進法」に基づいて設置されており,職業生活における自立を図るために就業およびこれに伴う日常生活,又は社会生活上の支援を身近な地域において必要な指導,助言,その他の支援を行うことにより,その雇用の促進及び職業の安定を図ることを目的として設置されている.関係機関との連絡調整や具体的援助まで,総合的な支援を行っており,就職や継続雇用されるための,または職場不適応を起こして離職した者や休職中の者あるいはそれらのおそれがある者に対して必要な支援を行っている.広報・啓発活動の一環として,出張講座や地域研修等を行っているところもある.

このセンターは，都道府県知事が指定した社会福祉法人やNPO法人，医療法人等が運営しており，支援対象者は，広域となっている．

e. 区市町村障害者就労支援事業
障害者を対象に，職業相談，就職準備支援，職場開拓，職業定着支援，離職時の調整や離職後の支援，また，健康管理や余暇支援などの生活面の相談にも応じる．東京都内では「障害者就労支援センター」や「障害者就労・生活支援センター」等，その名称はさまざまであるが，50カ所余りのセンターが設置されている．

3. 精神保健および精神障害者福祉にかかわる法律（精神保健福祉法）の福祉部分

a. 精神保健福祉手帳
以前から，身体障害者には身体障害者手帳，知的障害者には療育手帳（東京都は愛の手帳）があったが，精神障害者にも1995（平成7）年から手帳制度ができた．これが精神保健福祉手帳である．プライバシー等の配慮から，病名等は記載されず等級のみの記載となっている．2006（平成18）年からは写真の貼付が必要になった．また2010（平成22）年4月からはさらにプライバシーに配慮した手帳に形式が変更されている．

1) 対象と等級
精神科で治療対象とする病気（認知症も対象）で，日常生活や社会生活に制約を受ける状態の人が対象．等級は，1級から3級まである．1級は障害年金の1級程度（日常生活が一人ではできない状態），2級は障害年金の2級程度〔日常生活に著しい制限を受ける状態（少しの援助があれば一人暮らしなども可能)〕，3級は障害年金の3級より広い範囲（障害は重くないが，日常生活，社会生活に制限を受ける状態）で定められている．

2) 受けられるサービス
受けられるサービスは，税金（所得税・住民税・相続税など）の控除，NHK受信料の減免や携帯電話利用料金の割引など．また自治体ごとに，公営住宅の家賃減免，交通機関（バスなど）料金の割引，公共施設の入場料等の割引等がある．映画なども障害者割引が受けられる．

3) 手続き，有効期限等
申請窓口は，市区町村の障害者福祉課等．申請には，手帳用診断書が必要．障害年金を受けている人の場合は，年金証書等での申請が可能（その場合は，年金の等級がそのまま手帳の等級になる）．有効期間は2年で更新手続きが必要である．

b. 社会復帰施設等

1) 精神障害者生活訓練施設（援護寮）
入院医療の必要はないが，精神障害のため，独立して生活を営むことが困難と見込まれる人が入所して，食事・洗濯・掃除・お金の使い方等，日常生活に必要な訓練を受ける施設．個室または相部屋で生活し食事の提供があるところもある．精神保健福祉士などの職員が常駐している．日中の活動プログラムは提供されないことがほとんどで，デイケアや作業所に通うケースも多い．原則2年間の利用期限となっているが，延長は可能である．

2）精神障害者福祉ホーム（B型）

福祉ホームは住まいの提供を目的とした施設で，自立支援法の共同生活援助（グループホーム・ケアホーム）に移行したところも多い．また自立支援法のなかに区市町村の実施する地域生活支援事業のなかに福祉ホームの位置付けもある．現在，精神科病院のバックアップなどを受けていることが多いB型ホームは残っている．病院の敷地内や近接した場所に建っていることが多く，環境の変化が比較的緩やかだったりすることから，長期入院で生活に不安を抱えるような方でも生活が可能となっている．ここを地域への足がかりとしていく人たちもいる．

3）精神障害者通所（入所）授産施設・福祉工場

一般的な施設は，通所授産施設（定員20名以上）．通常の授産施設のほかに，小規模作業所が法定化された小規模通所授産施設（定員20名未満）がある．基本的には雇用されることが困難な精神障害者で，ある程度の作業能力を有し，将来就労を希望する人が施設での作業を通して訓練・指導を受ける施設．通所者には，工賃（賃金）が支払われる．お弁当やお菓子・パンなどの製造，レストランや喫茶店，自主製品づくりなどさまざまな作業内容・形態がある．自立支援法の就労移行支援・就労継続支援事業に移行したところも多い．また，数は少ないが，授産施設よりも一般就労に近い形の福祉工場もある．

4）小規模共同作業所（法外）

家族会や市民団体などによって，精神障害者の生活支援や日中の居場所作り，働く希望を応援する場等，さまざまなニーズを形にして広がってきたのが共同作業所である．授産施設同様，作業所ごとに多種多様な作業内容や活動が行われている．補助金事業として運営されていて，自立支援法への移行を迫られているが，作業・活動内容や通所者確保などのむずかしい問題も抱えている．

4. 発達障害者支援法

発達障害についての支援の不十分さが問題になってきたなかで，2005（平成17）年4月より「発達障害者支援法」が施行された．これにより，知的障害をもたない発達障害の人たちが支援の対象となった．

1）法の目的

発達障害を早期に発見し，支援を行うことに関する国および地方公共団体の責務を明らかにするとともに，学校教育における発達障害者への支援，発達障害者の就労支援，発達障害者支援センターの指定等を定めることにより，発達障害者の自立および社会参加への支援を行い福祉の増進に寄与することを目指している．

2）対象

自閉症，アスペルガー症候群，その他の広汎性発達障害，学習障害，注意欠陥多動障害その他これに類する脳機能の障害．

3）発達障害者支援センター

対象者の相談に応じ，適切な助言・指導を行うことや関係施設との連携強化等により，発達障害児（者）に対する総合的な支援体制の整備を推進するところで，専門的な経験や知識をもった職員が対応している．都道府県や指定都市の指定を受けた社会福祉法人等が運営している．

東京都発達障害者支援センターで行っている主たる業務を例にとると，「発達障害にかかわる相

談や問い合わせへの対応」,「関係機関・団体との連絡,啓発セミナーや育成研修の実施,機関コンサルテーションなどの依頼への対応」,「＜発達障害者支援開発モデル事業＞の運営・管理」となっている.

4) その他の相談窓口

総合的な相談窓口としての発達障害者支援センターのほかに,表 53 のような相談窓口がある.

表 53　相談窓口

・子どもの発達や育児に関する相談：児童相談センター・児童相談所,保健センター,子ども家庭支援センターなど
・教育に関する相談：教育相談センター,特別支援教育推進室等や市区町村の教育相談所など
・精神保健福祉に関する相談：精神保健福祉センター,保健所,保健センター
・就労に関する相談：障害者職業センター,障害者就業・生活支援センター,ハローワーク,障害者雇用支援センター,区市町村の障害者就労支援センターなど

5. 成年後見制度

a. 成年後見制度の概要

日本では,判断能力等に問題がある人の財産管理制度として民法の中に禁治産・準禁治産制度があったが,本人の意思の尊重がされにくかったり戸籍に載るなどいくつもの問題点が指摘されていた.一方で,契約の時代となり,自立支援法や介護保険のサービス利用も契約によって行われるようになった.けれども認知症となった高齢者や知的障害者・精神障害者の中には,判断能力が低下し,これらの契約や相続・財産管理等において援助が必要となる方も存在する.そこで,その人の自己決定を支援し,能力を尊重しながら通帳や財産の管理などを行い,財産上の不利益を被らないように保護したり,施設入所やサービス利用などの契約などを行い,本人の生活がうまく営めるようにしていくための制度として,新しい成年後見制度が生まれた.2000（平成 12）年 4 月から,民法改正によりスタートしたこの制度には,法定後見制度と任意後見制度の 2 つがある.

b. 法定後見制度

法定後見制度とは,親族などが,家庭裁判所に申し立てて,対象となる人の判断能力の程度に応じて補助人・保佐人・後見人を選んでもらう方法.親族がいない場合などは市区町村長が申し立てをすることもできるようになった.

1) 法定後見人について

法定後見では,本人（被後見人）の判断能力の状態によって,補助・保佐・後見の 3 類型があり,それぞれ法定後見人（補助人・保佐人・後見人）が選ばれ,それぞれに応じて同意権・取消権や代理権が付与される.法定後見人は,親族（親子・夫婦・兄弟など）や法人（弁護士会・司法書士会・社会福祉士会・社会福祉協議会など）などから選ばれる.

　　後見：障害が重く,本人にしっかりした判断を期待することはほとんど不可能なので,代わりに判断する人が必要.

　　保佐：判断能力が著しく不十分で,契約などの重要な法律行為をするときには代わりに判断して

くれる人が必要．

補助：比較的障害が軽く一定の判断能力がある．特定の法律行為（不動産取引など）などについてのみ代理権や取消権を付与する必要がある．

また，精神科への入院で保護者の同意による医療保護入院が必要な場合に，後見人・保佐人は，精神保健福祉法の保護者の役割も担うことになっている．

3）任意後見制度

任意後見制度は，将来の判断能力の低下等に備えて，自分で（前もって）後見人と援助してもらう内容を決めておく方法で，公証役場で任意後見契約の書類を作成し，東京法務局に登記の手続きをしておく．任意後見人には，同意・取消権はなく，代理権のみが与えられる．

6. 日常生活自立支援事業（2007 年〜名称変更）（元地域福祉権利擁護事業）

法定後見を利用する程度ではないが，財産管理や福祉サービスの利用契約等に不安がある認知症高齢者・知的障害者・精神障害者が安心して地域生活を送れるように支援していくための事業（1999 年 10 月から実施）．本人の所得と支援内容によって所定の費用がかかる．生活保護の人は負担なく利用できる．

支援の内容としては，日常的な金銭管理（通帳の預かり，預金の引き出しなども含む）や福祉サービス利用援助（相談助言・連絡調整・代行・代理など）などがある．社会福祉協議会を中心に行われているこの事業は，利用者との契約に基づいて行われており，具体的サービスは，社会福祉士や精神保健福祉士などの資格をもった専門員と生活支援員によって進められている．

7. 法律相談など

a. 法テラス

弁護士への相談が無料で受けられるところ．各都道府県に地方事務所があり，自己破産や法的手続きなどが必要な場合の相談にのっている．裁判費用の貸し付け（分割返済）なども受けることができる．継続的な相談が必要な場合は，弁護士の紹介もしてもらえる．

b. 市区町村の無料法律相談等

各区市町村では弁護士などによる無料法律相談などを定期的に開催している．予約が必要．時間は 30 分程度のところが多いようだが，問題の整理や解決の道筋をたててもらうことができる．また，法テラスなどの弁護士相談を紹介されることもある．日程は，広報などで知ることができる．

8. その他の社会資源・関係団体など

a. 家族会

精神障害者をかかえる家族の負担は大きい．家族同士の交流や支えあい，学習活動等を目的として活動している家族会が全国各地に存在している．地域，病院あるいは，特定のデイケアや施設入所者を対象とした家族の会，親の会などもある．都道府県単位や全国の連合会（NPO 全国精神保健福祉会連合会：通称みんなねっと）などもある．

b. セルフヘルプグループなど

当事者活動もいろいろな形でさまざまな地域で活動しており，全国連合会などもある．地域活動支援センターなどを拠点としているところもある．

c. ボランティアグループなど

社会福祉協議会やボランティア団体などが，精神保健福祉ボランティア講座を開催することも増えている．精神障害者を対象にボランティア活動をする人たちも増え，病院のデイケアや作業所等で活動したり，地域でティーサロンやフリースペースを運営したり，作業所やグループホーム作り，市民への啓発活動等，さまざまな活動に積極的に関わっているところもある．また，都道府県単位の連合会をもち，研修・情報交換等を行っているところもある．

d. 社会資源について

社会資源は，法律に基づくものだけでなく，地域にあるさまざまな場所や物，いろいろな活動や人などすべてのものを含んでいる．障害者限定で利用できるものから誰でも利用できるものまで，無料のものから有料のものまで実に多種多様なものが存在している．私たちは，精神障害者の方々が使える制度やサービスを知り，うまく利用できるようにしていくことはもちろんだが，地域に出て行っていろいろな資源を発掘したり創造していくことも必要である．

C 関連法規

1. 精神保健及び精神障害者福祉に関する法律（精神保健福祉法）（概要）

この法律は，明治時代の精神病者監護法に端を発し，精神病院法，精神衛生法，精神保健法となり現在に至っている．精神障害者の処遇は私宅監置，隔離・収容の時代から，人権擁護・社会復帰，そして自立・社会参加と変化してきた．精神障害者は，病気と障害を併せもつため，長い間，障害者としてではなく病者として扱われ，福祉の対象ではなく医療の対象とされてきた．しかし，1994（平成5）年，障害者基本法に身体・知的と同じ障害者として位置づけられたことと，精神障害者にとっての福祉法ということでこの「精神保健福祉法」中に福祉が位置づけられたことで，障害者福祉施策の対象者となった．これにより他の障害者と比べて，いまだ不十分なところもあるが，利用できる制度・資源が広がってきている．精神保健福祉法は，精神医療の歴史の中で数々起こった精神障害者に対する人権侵害を防止し，法律に基づいた適切な医療を行うために制定されている．精神医療従事者は，この重みを自覚し，法の遵守に努めなければならない．精神保健福祉法の詳細については，省略するので，関係文献を参照されたい．

2. 心身喪失等の状態で重大な他害行為を行った者の医療及び観察等に関する法律（医療観察法）

この法律が施行される前までは，この法律の対象となる人たちの医療（治療）は，精神保健福祉法の措置入院制度等によって対応していた．しかし，2001（平成13）年6月に起きた池田小学校児童殺傷事件を契機として，2002（平成14）年3月，「心身喪失等の状態で重大な他害行為を行った者の医療及び観察に関する法律案」が国会に上程された．この法案に対して，予測することができない再犯予防の問題であることや強制入院・通院の具体的治療内容が不明である点など，精神科

医をはじめとする医療従事者や当事者，弁護士等からいくつもの問題が指摘されたが，十分な議論や検討がなされぬまま政府の強行採決によって2005（平成17）年7月に施行され，現在に至っている．

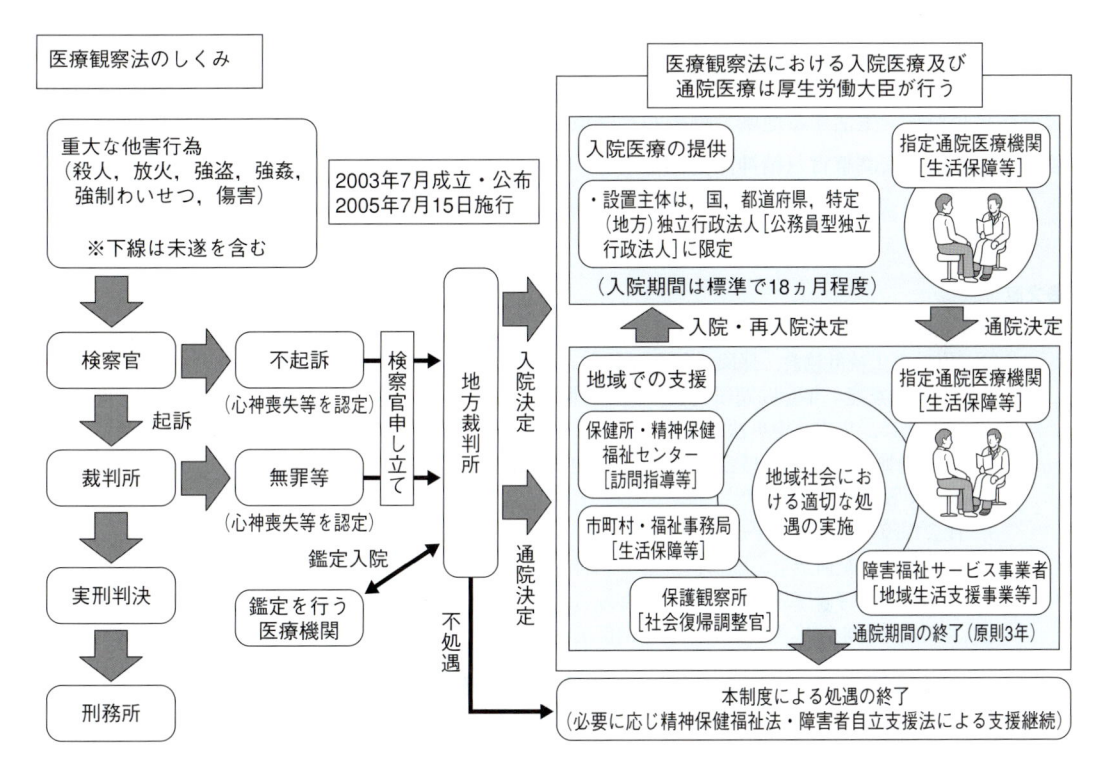

図32 医療観察法制度のしくみ（厚生労働省ホームページ．医療観察法制度の概要についてより）
(http://www.mhlw.go.jp/bunya/shougaihoken/sinsin/gaiyo.html)

a. 目的

心身喪失等（精神の障害のために善悪の区別がつかないなど通常の刑事責任が問えない状態）の状態で重大な他害行為を起こしてしまった者に対して，継続的かつ適切な医療並びにその確保のために必要な観察及び指導を行うことによって，その病状の改善を図り，再発を防ぐとともに社会復帰を促進すること．

b. 対象

心神喪失等の状態で，殺人・放火・強盗・強かん・強制わいせつ（各未遂を含む），傷害（軽微なものは対象にならないこともある），傷害致死の犯罪を起こしてしまった者のうち，ア．心身喪失・心身耗弱で不起訴処分，イ．心神喪失で無罪確定，ウ．心身耗弱で執行猶予確定（刑が減軽された場合，実刑になった場合は対象外）となった者が対象となる．

c. 治療と社会復帰

　対象者の治療は，指定入院医療機関や指定通院医療機関で行われる．入院治療については，国や公立の病院に医療観察法病棟が作られ，入院期間を概ね急性期，回復期，社会復帰期に大別し，プログラムに沿った医療の実施により概ね18カ月程度で退院できることを目指している．ここは，環境的にも人員的にも十分に配慮された手厚いケアがある．

　また，退院後は，指定通院医療機関に通院（原則3年までで，その後は，一般の精神保健福祉対象）しながら，生活する地域で継続的な医療とケアを確保していく必要がある．このために保護観察所に社会復帰調整官（精神保健福祉士等）を配置し，生活環境の調整や社会復帰支援を行っている．

●文献

1) 内閣府．障害者白書　平成21年度版．2009．
2) （財）厚生統計協会．保険と年金の動向（厚生の指標　臨時増刊）．2009; 56(14)．
3) （財）全家連　年金問題研究会，編集．障害年金の請求の仕方と解説—精神障害者・知的障害者のために．東京：中央法規出版; 2004．
4) 臨床精神医学編集委員会．特集/心身喪失者等医療観察法の改正をめぐって．臨床精神医学．2009; 38(5)．
5) 社会保障の手引き　平成21年度版．東京：中央法規出版; 2009．
6) 精神保健福祉研究会，監修．三訂　精神保健福祉法詳解．東京：中央法規出版; 2009．
7) 全国精神障害者家族会連合会．精神障害者が使える福祉制度のてびき2007．2007．
8) 生活保護手帳編集委員会，編．生活保護手帳2009年度版．東京：中央法規出版; 2009．
9) 大田区社会福祉協議会成年後見センター．成年後見制度てつづきガイド（任意後見・法定後見）．2009．
10) 医療観察法．NET http://www.kansatuhou.net/01_nyumon/01_nanika.html
11) 厚生労働省ホームページ：障害者福祉：心神喪失者等医療観察法．http://www.mhlw.go.jp/bunya/shougaihoken/sinsin/gaiyo.html
12) 東京都精神障害者家族会連合会（東京つくし会），編集．道しるべ．東京都福祉保健局障害者施策推進部精神保健・医療課; 2009．
13) 東京都社会福祉協議会．介護保険制度とは．2009．
14) 東京都社会福祉協議会．成年後見制度とは．2008．
15) 東京都社会福祉協議会．障害者自立支援法とは．2009．
16) 東京都福祉保健局．障害者自立支援法のサービス利用について．2009．

〈山口多希代〉

第 7 章

臨床実習

第7章 臨床実習

1 症例研究の様式

　精神科作業療法およびデイケアでの臨床実習において，実習学生が作成する症例研究の様式には，以下の内容が盛り込まれる．なお，作成にあたっては，個人情報保護を遵守して行うことが必要である．

1．一般的情報
　①症例氏名，②性別，③年齢（生年月），④診断名，合併症，⑤入院日，入院回数，⑥作業療法あるいはデイケア開始日．

2．専門的情報
(1) 生活歴（家族歴，生育歴，学歴，職歴，経済状態，宗教，性格，文化的特徴，趣味，嗜好，など）
(2) 現病歴
(3) 他部門からの情報
　①医師　②看護師　③精神保健福祉士　④臨床心理士　⑤作業療法士　⑥その他
(4) 治療経過
　①薬物療法　②精神療法　③レクリエーション　④作業療法あるいはデイケア　⑤その他
(5) 作業療法あるいはデイケア処方目的

3．作業療法あるいはデイケア評価
1) 観察：病棟内，作業療法，デイケア，レクリエーション，集団，面接時，検査時の様子，など
　①第1印象
　②日常生活（整容，食事，金銭管理，服薬管理，外出，1日の過ごし方，など）
　③対人関係（コミュニケーション，表情，挨拶，気配り，スタッフに対して，集団内での他の患者との交流，など）
　④作業能力（出席，意欲，活動への興味，集中・持続，指示の理解，作業速度，作品のできばえ，自己評価，問題解決，など）
　⑤その他
2) 面接
　①入院生活について，あるいはデイケアについて
　②入院前あるいはデイケア参加前の職場，学校，家庭の様子
　③現在困っていること，気になっていること

④これからの希望や要望
　　⑤作業療法あるいはデイケアプログラムへの希望（趣味，興味，時間や頻度など）
　　⑥その他
　3) **検査**：検査結果の要約をまとめ，記述する．
　　①投影法：アジマバッテリーテスト，HTPテスト，など
　　②質問紙法：興味チェックリスト，日常生活行動評価，など
　　③作業検査法：箱作り法，など
　　④その他：知的機能，認知機能，運動機能，社会的機能，前職業評価，など

4. 評価のまとめ（一般的情報，専門的情報，および作業療法あるいはデイケア評価をあわせて）
　　①問題点及び利点・参考点（ICFなどを使って）
　　②問題点及び参考点の関連性
　　③症例の全体像

5. 治療計画（作業療法計画，デイケア援助計画）
　(1) 治療目標
　　①リハビリテーション目標
　　②作業療法あるいはデイケア目標：長期目標，（中期目標），短期目標
　(2) 治療形態（治療構造）
　　・頻度，時間，期間，場所などの設定とその設定理由
　　・活動内容の設定とその設定理由
　　・治療者の態度の設定とその設定理由
　　・集団の活用とその設定理由
　　・その他

6. 経過・結果と考察
　(1) 治療経過（例：導入・評価期，展開期，終了期，などに分けてとらえる）
　　・対象者の変化と実習生自身の変化について，経過ごとにまとめる．
　　・短期目標がどのように達成されてきたかについて，経過ごとにまとめる．
　(2) 考察
　　・対象者理解について．
　　・設定した短期目標はどの程度達成されたか，その理由は何かを考察する．
　　・設定した治療構造について，効果的だったのはなぜか，無効だったのはなぜかを考察する．

7. 今後の治療計画

　●文献
　　1) 山口芳文, 編. 作業療法学　ゴールド・マスター・テキスト6　精神障害作業療法学. 東京：メジカルビュー社；2010.

〈山口芳文〉

第7章 臨床実習

2 臨床実習の流れとポイント

A 臨床実習の流れ（表54）

表54 臨床実習の流れ

1週目	2週目	3週目	4週目	5週目	6週目	7週目	8週目
	導入期	導入期	導入期/展開期	展開期	展開期	終了期	終了期
見学	評価実施	評価実施	評価のまとめ 治療計画	治療実施	治療実施	治療実施/まとめ	まとめ（症例研究）
①OTSが見学 ②OTSを見学 担当症例の選択	担当症例 ①担当を伝える場合 ②伝えない場合 評価手段の順序	情報収集 観察 面接 検査	問題点 利点（参考点） 関連性 全体像 <治療計画> 治療目標 　リハ目標 　長期目標 　短期目標 治療構造 　治療者の態度 　活動内容 　集団利用 　時間・頻度・場	治療計画に沿って忠実に治療実施 *毎日の治療開始前に必ず全体像，短期目標，治療構造を確認し治療を実施 治療計画は「仮説」であるので，臨機応変の治療実施が必要な場合がある			治療経過 ①導入期 ②展開期 ③終了期 考察 ①対象者理解 ②治療目標の達成 ③治療構造の検討 分離（別れ） ①担当症例 ②関係スタッフ

（山口芳文，編. 作業療法学 ゴールド・マスター・テキスト6 精神障害作業療法学. 東京: メジカルビュー社; 2010より）

B 基本的事項

①対象者に接する時は，なれなれしい態度を避け，常に尊重し誠意ある態度をとる．
　・実習学生の一方的な関わりにならないように．贈り物などの授受を避ける．
②対象者に関する情報の秘密を守る（守秘義務）．施設情報に関するものも同様に扱う．
　・友人や家族間，学校への提出物（症例レポート，実習ノート，ケースノート）．

一方，実習学生自身の個人的情報（住所，電話番号，メール，など）を知らせない．
③カルテ，メモなどの扱いに注意する．
　・カルテなどはその場でみて，もち出さない．メモは使用後に廃棄する．記録の際は匿名化に心がける．
④欠席，遅刻，早退は原則として認めない．
　・やむを得ない場合は，臨床実習指導者，学校の担当教員にすみやかに連絡する．
⑤臨床においては全て実習施設の臨床実習指導者に従うとともに，そこでの運営，治療方針を尊重し進んで指導助言をあおぐ．
⑥服装は指示がない限り学校指定の白衣を着用する．
　・精神科の作業療法やデイケアの部門では白衣を着用しないことがある（治療的意義）．
⑦症例担当の実習のみが臨床実習ではない．実習地で行われている全てのことに積極的態度で接し経験することが重要である．
　・部門での準備や片付け，雑用，スタッフなどの動きや会話に参加し，対応すること．
⑧席を外す時など，必ず居場所を臨床実習指導者やスタッフに報告しておく．
　・実習時間外の実習学生の動きには細心の注意を払い，確認を取ってから行動すること．
⑨常に，「報告，連絡，相談」（「ほうれんそう」）を心がけ，身につける．
⑩実習開始の一週間前に臨床実習指導者に連絡し，実習到着時間・場所（特に宿泊の場合）・食事予約・服装など，準備事項について確認する．

C　実習で起こりうること

1．実習前の期待と不安

　学生は実習を前にして必ずしも不安に圧倒されているだけではなく，学校では得られないものが実習で得られるといった期待を多くもっている．学校という保護的な場から離れる時の決意と一方では開放される気持ち，実習に入った時の迷いと束縛感をすでに実習前に予感している．担当症例や臨床実習指導者との関係，実習課題，新しい環境，健康，生活，家族など，さまざまな実習前の期待と不安がある．
　感情プロフィール検査（POMS）を使った例では，実習前に緊張・不安，ゆううつ感，疲労感，混乱を感じている学生が多く，心理検査による数値の面でも実習前の学生の緊張状態がわかる．

2．担当症例（表55）

　実習開始後対象者を担当するまでの期間として，精神障害分野では約1週間程度あるのが一般的であるが，その間に実習施設の見学を行っているところが多い．この見学は単にいろいろな場面を実習学生が体験し実習施設に慣れるだけの目的で行われるのではなく，スタッフや対象者との相互観察の場でもある．
　実習施設によって担当であることを対象者本人に知らせ同意を得る場合とそうでない場合がある．担当であることを知らせてある場合では，実習学生が行う評価や治療実施への担当症例の抵抗が少なくそれらを実施しやすいが，一方ではいつも担当している，されている関係がお互いに意識されやすいため，動きやすい場合と逆に不自由な感じを与えることがある．また，担当ということ

表55 実習内容（文献1より）

		身体障害・入院	精神障害・入院（/デイケア）
担当ケース	ケースの選定方法	SVが選定，ケースの合意	SVが選定，（ケースの合意）
	ケースの選定の観点	多様な疾患 障害像や回復過程がわかりやすい	関係のとりやすさ 個人的関わりが必要なケース
	ケースの特徴	中枢性疾患，整形外科疾患，他	統合失調症 臨界期～寛解期
	担当するまでの期間	実習開始後約2～3日	実習開始後約1週間
	担当時の状況	新規及び継続中のケース	OT・DC継続中のケース
	ケース担当数	3～5例	1～2例
実習指導の内容	評価手段	情報収集，観察，面接，検査，マニュアル化	情報収集，観察，面接，検査，自己の利用
	治療開始までの期間	担当後1～2週間	担当後2～3週間
	ケース理解の視点	身体的，定説的 機能障害，生活障害，社会的障害	多面的，仮説的 機能障害，生活障害，社会的障害
	治療的態度	指示的，教育的	ケース毎により変化 心理的配慮
	治療の場	個人	個人と集団（/主に集団）
	治療の頻度，時間	週に4～5回 1回1時間	週に4～5回 1回2時間（/1回6時間）
	自己観察の機会	少ない	多い
	ケース検討	リハチーム全体	SV＋OTR（/SV＋他職種スタッフ）
	実習課題	症例研究，自助具等作成，作業分析，文献抄読，課題レポート	症例研究，自己への気づき，グループリーダー，自分から役割をとること
実習中に起こりうる事柄	コミュニケーション	認識のズレが生じにくい	認識のズレが生じやすい
	ケースとの関係性	開放的，比較的安定	閉鎖的になりやすい，変動しやすい
	SVとの関係性	開放的，ケースバイザーの介在	閉鎖的になりやすい，変動しやすい，SVとの一対一の関係
	実習学生の立場性	治療者として動きやすい	治療者的（/援助者かメンバーかの葛藤）
	SVへの同一視	モデルにしやすい	やや容易（/やや困難）

（学内実習セミナーよりのまとめ）

で実習学生が担当症例を過度に抱え込み過ぎて私的な関係を生じたり，2人だけの閉塞的な関係に陥り集団からの影響を排除したりして担当症例の全体像をみえにくくさせることもある．逆に，精神障害分野で時に見受けられる担当のさせ方の1つとして知らせていない場合では，自然な観察や関係性を作ることができるものの，実習学生にとっては評価や治療といった能動的な関わりを行う上でやりにくさを感じる場面も多くなる．

担当症例は，精神障害分野では，統合失調症を中心に1～2例を担当し，まずは実習学生にとっ

て関係の取りやすい対象者を選定しているが，その状態像は入院中の症状の激しい患者から障害を抱えながら地域で生活を維持しているデイケア参加のメンバーまでさまざまである．

3. 実習指導の内容（表55）

　実習指導の中心は，精神障害分野では疾病性よりも事例性が優位な対象者が多く，また対象者理解や治療計画作りで仮説を前提とした内容を含むため，治療実施後の仮説の検証を含んだ考察が重要なものとなり，「仮説―治療実施―考察」に対する実習指導が大きな比重を占めている．また，実習学生の自己観察や他者への影響性への気づきのための指導も必要である．

　実習課題は，精神障害分野では症例研究以外に課題は少ないが，その分，グループへの参加，実習学生の他者への影響性の気づきなど，主体的な行動（役割作り）が要求される．

4. 実習中に起こりうる事柄（表55）

　長期間の実習では担当症例との関係が深まり，心理的安全性，人権，プライバシーの扱いが曖昧になる可能性がある．例えば，実習時間外あるいは期間外での担当症例との接触，物品の授受，個人的情報のやり取り（住所，電話番号など）などである．また，実習学生は担当症例数が限られているため，抱え込みや密着した閉鎖的な関係あるいは腫れ物に触るような関わり方になりやすく，客観的な態度を取れなくなることがある．このことは臨床実習指導者と実習学生との関係でも同様なことが起こりうる．臨床実習指導者は実習遂行に心を砕き，実習学生と2人3脚で実習にあたっている．ある場合には，実習学生が他のスタッフに批判されると臨床実習指導者自身が批判されているように感じてしまうほど境界の曖昧な密着した関係に陥ることもある．逆にそれを避けるために実習学生との接触面を狭め放任状態を作ることもある．これらへの対応は，指導内容だけでなく指導方法である場所，時間，頻度の設定，担当症例のケーススーパーバイザーの介在，周辺の人的物的資源の活用などの検討も必要である．

　実習学生は完璧な評価（理解，解釈）と治療を追求しようとし，実際の治療に入ることに抵抗やこだわり，不安を感じることがあり，実際の治療に入れず一連の「評価―治療―再評価」を経験できずに実習を終わることがある．しかし，「とりあえず」実際に治療を行ってみると新たな対象者像がみえ，自分が実施した治療内容の意味と問題点も明らかになってくる．

●文献
1) 山口芳文，作田浩行，古田常人，鈴木久義，志水宏行．我が国の臨床実習教育の現状―第1報．作業療法教育研究．2003; 3(1): 19-26.

〈山口芳文〉

索　引

■あ

アカシジア	53
アクスラインの治療態度	152
アジマ・バッテリー・テスト	5, 126
アスペルガー障害	236
アドヒアランス	28, 52
アルコール依存症	1, 215, 216
飲酒経過	217
回復	219
作業療法評価	218
作業療法プログラム	219
作業療法目標	218
自助グループ	218
女性	218
退院後の生活	219
治療	218
特有の防衛機制	217
離脱症状	217
アルコール中毒	220
アルコホリック・アノニマス	218
アルツハイマー型認知症	194
アルツハイマー病	194, 220
アンドリアセン	176
アンビバレント	31
悪性症候群	53
安心感と安全感	149

■い

インフォームドコンセント	2, 63, 94
「医師としての分別」の態度	151
医療観察法	276
医療保険制度	264
医療保護入院	13
依存	150
依存性薬物	216
依存欲求	150
異常体験	150
意志のサブシステム	81
意識	26
意識障害	26, 221
意味記憶障害	197
意欲・行動障害	223

遺伝子研究	167
遺伝と環境	172
育成的態度	151
一次妄想	23
一般就労	256
一般的情報	280
「今，ここで」	157
陰性症状	70, 175
評価尺度	176

■う

ウエスト症候群	204
うつの状態	165
うつ病	184
回復段階に応じたかかわり	181
作業療法	181
自殺予防への配慮	183
適した活動	183
―に対するCBT	41
うつ病相	179
宇都宮病院事件	7
訴え	151
臺　弘	59
運動	153
運動発作	203

■え

エアーズ	5, 78
エクスポージャー	189
エコラリア	237
エス	30, 33
エディプス期	31
エディプス・コンプレックス	31
エピソード記憶	199
エリクソン	5, 45
エレクトラ・コンプレックス	31

■お

オイゲン・ブロイラー	63
オペラント条件付け	35
オペラント法	198
応急入院	13
音楽	153

音楽療法	88
実施時の席の配置	89
プログラム内容	89

■か

かかわりの障害	236
カナダ作業遂行測定	126, 132
加藤晋佐次郎	6
仮性認知症（痴呆）	27
仮面うつ病	179
価値基準	18
家系研究	172
家族会	275
過覚醒	168
過食	228
過包摂理論	58
歌唱プログラム目標	88
課題グループ	77
臥褥療法	4
介護保険	246, 265
対象となる特定疾病	266
利用の流れ	267
回想法	106
快楽原則	33
改訂版長谷川式簡易知能評価スケール	197
開放システム	80
解離	191
解離性健忘	186, 191
解離性昏迷	191
解離性（転換性）障害	186, 190
作業療法	191
全体像	191
解離性同一性障害	191
解離性遁走（フーグ）	186, 191
外因性精神障害	19
外界と他人に対する区別の意識	25
外傷後ストレス障害	188
外来作業療法	97, 99
利用目的	97
概念的理解	48, 121
覚醒剤	56
学習教科	153

索 引

学習障害	20, 241
援助，治療内容	242
学習障害児	78
治療目標	242
症状と行動の特徴	242
学習理論	35
活動	69
葛藤	30, 32, 130, 187
葛藤状態と欲求不満	32
患者の服薬継続	52
間代発作	204
感覚統合療法	5, 78
感覚発作	203
感情障害	24, 221, 225
感情鈍麻	24, 175
感情の不安定性	208
感情の平板化	168
感情表出の高い家族	62
感情両価性	175
関係性	143, 148
環境因子	69
観察	112, 113, 142
一般的行動	116
課題への取り組み	116
視点	116
自己評価	117
対人関係	117
第一印象	116
日常生活	116
関与しながらの—	74
観念失行	196
観念奔逸	180

■き

ギャングエイジ	31
気分（感情）障害	1, 20
経過と予後	66
原因	178
作業療法の治療目標	180
症状と行動の特徴	179
治療構造	181
病理と成因	178
薬物治療	184
気分安定薬	55
記憶	25
記憶障害	25, 173, 225
記銘力障害	195
記録時の個人情報保護	119
記録の様式例	119

記録法	118
基準の生活費	263
基底的想定	49
基本訓練モデル	84
進め方	85
器質性精神障害	19, 220
治療構造	223
治療目標	223
評価法	225
病因	220
慢性期での作業療法アプローチ	224
機能性精神障害	20
逆転移	32, 150
急性期治療病棟	102
急性期（閉鎖）病棟での作業療法の役割	94
急性ジストニア	53
急性ストレス障害	188
去勢不安	31
居宅サービス	267
拒食	228
拒否	150
共依存	217
共感的理解	47, 48, 121, 152
共済組合	264
共済年金	261
共同グループ	77
共同生活援助	110
共同生活介護	110
境界性パーソナリティ障害	
作業療法	210
作業療法での治療構造	211
作業療法の治療過程	211
症状と行動の特徴	208
診断基準	207
病理と成因	208
「境界設定」の態度	151
境界例	207
強化	35
強直・間代発作	204
強直発作	204
強迫観念	23, 187
強迫行為	187
強迫神経症	186
強迫性障害	186, 187
作業療法	188, 189
作業療法の目的，目標	189
恐怖（症）	24, 187

恐怖症性不安障害	186
興味チェックリスト	126, 127
興味についての6つの定理	127
緊張型	167, 170
行動の特徴	170
緊張病性昏迷	170

■く

クリニカル・パス	102
クレーン現象	237
クレッチマー	178
クレペリン	63
クロウ	175
グループホーム	110, 273
グルタミン酸仮説	167, 174
空間を構成するもの	160
空間認知の障害	196
訓練療法	29

■け

ケアプラン	247
ケアホーム	110
ケアマネジメント	246
原則	247
必要性	246
ケアマネジャー	247
ケースノート	119
ケネディ教書	5
ゲーム	153
系統的脱感作法	36
経過・結果と考察	281
軽症うつ病	179
傾聴	121, 151
欠伸発作	204
血管性認知症	194, 220
見当識障害	26, 225
検査	142
検査内容と心理テスト	126
検査法	113, 125
実施時の注意点	125
幻覚	22, 175
幻覚妄想	52
幻嗅	22
幻視	22
幻聴	22
言語性LD	242
限界設定	211
原始的防衛	33
現実見当識訓練	225

288

現実検討	94, 153	国際疾病分類	21	思考体験の異常	22
現実原則	33	国際障害分類	69	思考内容の異常	22
		国際生活機能分類	69, 145	思考の障害	22
■こ		国民健康保険	264	思考や認知の歪み	209
コーチング	85	国民年金	260, 261	思路の障害	22
コーピング	43	言葉のサラダ	22	施設サービス	267
コミュニケーションの障害	236	今後の治療計画	281	施設症候群	15
コルサコフ症候群	26, 195	昏迷	24	施設病	2
コルサコフ精神病	220			自我	30, 33, 45
コンタクト	152	■さ		自我（意識）障害	23, 25, 149
こき下ろし	209	させられ体験	25, 168	自我と防衛	32
こだわりの障害	236	罪業妄想	179	自己一致	47, 121, 152
古典的家族研究	61	作為体験	22, 23, 25, 168	自己実現	152
古典的条件付け	35	作業依存	158	自己中心的―共同グループ	77
固有受容覚	78	作業活動選択時の留意点	213	自己洞察	113, 124
個と集団との相互関係	50	作業活動のもつ治療的意味		自己評価	153
個人依存	158		153, 154	自己理解	113
個人因子	69	作業記憶	173	必要性，方法	73
個人情報保護	118, 280	作業機能障害	81	自己理解と他者理解	74
個人精神療法	210	作業検査法	126, 142	自殺	183
個別職業斡旋とサポートモデル		作業行動理論	5, 80	自傷他害の恐れ	13
	257	作業所	109	自動思考	39, 190
雇用形態	256	作業能力	117	自閉	175
呉　秀三	6, 7, 93	作業療法	70, 144	自閉症	20, 78
口愛期	45	あるいはデイケア評価	280	自閉性障害	236
口唇期	30	実際	190, 192, 193, 205	自閉する能力	149
広汎性発達障害		実施される場	93	自閉の保証	149
援助，治療内容	238	終結	212	自由質問	121
症状と行動の特徴	236	説明の例	122	自由連想法	30, 151
治療目標	237	注意すべき対応		自立支援医療	270
向精神薬	52		190, 192, 193, 205	自立支援法の全体像	269
行動化	50, 211, 212	評価	188, 190, 193, 205	自律訓練法	43
行動障害	226	目的，目標		自律神経症状	53
行動制限	14		190, 191, 193, 205	自律神経発作	203
行動理論	35	作業療法センターのプログラム		持効性注射薬	53
抗うつ薬	54	の例	95	失見当識	26
抗幻覚妄想作用	52	作話	195	失語症	197
抗酒薬	56	三環系抗うつ薬	54, 184	失行・失認	195
抗精神病薬	52, 175	参加	69	失敗の予測	164
副作用	53			疾患	18
抗てんかん薬	55	■し		疾病逃避	191
抗認知症薬	56	シェイピング法	198	疾病利得	191, 227
抗不安薬	55	システム論的家族理論	62	質問紙法	113, 126, 142
肛門期	31, 45	ショートデイケア	99	実習ノート	119
肯定的配慮	47, 121, 152	ジャクソン	175	下田光造	178
厚生年金	261	ジョブコーチ	256	社会恐怖	186, 187
高額療養費の払い戻し	265	支持療法	28	社会生活機能の障害	173
高機能自閉症	236	弛緩訓練法	44	社会的入院患者	9
興奮	151	思考制止	179	社会不安障害	20

索引

社会復帰病棟，開放病棟での作業療法の役割	95	
社会保険		264
社会保障・福祉制度の概要		260
受信技能		84
「受動性」の態度		151
受容，尊重		47, 152
受容（無条件の肯定的配慮）		121
授乳体験		30
習慣化のサブシステム		81
執着気質		178
集団		156
扱い方		157
維持機能		158
大きさ		156
凝集性	50, 124, 158, 160
集団関与尺度		124
集団拒否		158
集団支配		158
集団順応		158
集団適応		158
集団内における成員間の相互作用		49
集団評価		124
集団ホメオスタシス		51
集団無視		158
集団利用による治療効果（ヤーロム）		157
集団力動		49
就労支援	16, 255, 270
就労支援と階層構造		257
就労場面での行動特徴		92
重積発作		204
宿題		84
順応		32
循環気質		178
処方目的		144
処理技能		84
初回面接		122
小規模共同作業所（法外）		273
症状性精神障害		19
症例研究の様式		280
衝動的でコントロールできない行動		209
衝動のコントロール		211
障害		18
障害基礎年金		261
障害厚生・障害共済年金		262
障害者基本法		1, 8

障害者雇用支援センター		256
障害者自立支援法	8, 246, 268
障害者就業・生活支援センター		271
障害者職業センター		271
障害者職業能力開発校		256
障害等級		261
障害年金の種類と受給要件・年金額		262
常同症状	170, 196
情報収集	114, 142
他部門より		142
情報処理理論		57
触覚		78
触覚過敏		237
職業興味検査		140
職業能力開発センター		271
心因性精神障害		19, 20
心因反応		20
心気症		192
心神喪失		17
心神喪失者等医療観察法	8, 16
心身機能		69
心的葛藤		20
心的現実	121, 150, 165
心的構造		33
心理・社会的発達		45
心理・社会療法		14
心理教育	63, 100, 103
心理教育的家族療法		62
心理的距離		150
「心理的距離を置く」の態度		151
心理的な授乳		160
身体因性		19
身体化障害		192
身体構造		69
身体表現性障害	186, 192
作業療法		193
神経化学		174
神経化学的研究		167
神経症		20, 186
神経症的防衛		33
神経性大食症	227, 228
神経性無食欲症	227, 228
診療報酬		93
人格障害	1, 20, 223
人生周期説		46

■す

スーパー救急病棟		102
スーパービジョン	73, 123
スキーマ		39
スケープゴート		157
ストレス		42
ストレス関連疾患		43
ストレス関連障害		188
作業療法		190
ストレス-脆弱性-対処技能モデル		83
ストレス-脆弱性モデル	27, 83, 168, 252
ストレス対処・マネージメント		43
ストレス対処方法		100
ストレス耐性		212
ストレス理論		42
ストレッサー		42
対処技能		84
遂行機能の障害		173
遂行のサブシステム		81
睡眠薬		55
錐体外路性副作用		53

■せ

セリエ		42
セルフケア		133
セルフヘルプグループ		276
セロトニン・ノルアドレナリン再取り込み阻害薬	54, 184
せん妄		26, 221
世界没落体験		23
生活機能回復機能訓練		106
生活技能訓練	37, 70, 83
生活保護		263
受けるための条件		263
生活療法		59, 93
生活臨床		59
治療態度		152
生産的活動		133
生物-心理-社会的アプローチ		27
正常と異常		18
正のフィードバック		84
成熟したグループ		77
成年後見制度		274
性器期	31, 45
精神（心理）療法		28
精神・性発達論		30

290

精神運動制止	24, 179
精神運動（性）興奮	24, 52, 170
精神衛生法	7
精神科デイケア	15, 99
精神科リハビリテーション行動	
評価尺度	135, 139
精神科外来診療	11
精神科救急医療	12
精神科作業療法	93
作業活動	153
実施の場所	160
診療報酬	94
治療構造	148
点数化反対決議	93
評価の特徴	112
精神科訪問看護	12
特徴的なサービス	249
精神鑑定	17
精神作用物質	215
―による障害の種類	216
精神刺激薬	56
精神障害	19
定義	1
分類	19, 21
精神障害者	
刑事責任能力	17
社会生活評価尺度	135, 139
社会適応訓練	256
生活訓練施設（援護寮）	272
通所（入所）授産施設・福祉工場	273
定義	1
福祉ホーム（B型）	273
精神生物学	4
精神生理学的研究	168
精神遅滞	20, 27, 233
精神通院医療	270
精神薄弱	232
精神発作	204
精神病	20
精神病者監護法	7
精神分析学	30
精神分析療法	29, 47, 151
評価基準項目	124
精神保健福祉センター	108
精神保健福祉手帳	272
精神保健福祉法	1, 8, 276
精神保健法	7
精神療養病棟	104

作業療法の目的，役割	104
摂食障害	229
家族療法	231
回復段階に応じた作業療法	229
身体管理	230
適切な活動	230
病理と成因	227
問題行動への対処	230
説明と同意	2
専門的情報	280
選択肢質問	121
選択的セロトニン再取り込み阻害薬	54, 184
選択的注意	57, 233
潜伏期	31, 45
全体像	187
全体像の把握	148
全体対象関係	208
全般性不安障害	186
全般発作	204
前庭覚	78
前頭側頭葉型認知症	223

■そ

ソクラテス式質問（面接）法	40
ソフト（軟らかい）救急	12
組織病理的研究	168
措置入院	13
双極型	178
双生児研究	167, 172
送信技能	84
創作作業	153
総合臨床実習	144
躁うつ病	20
躁の状態	165
躁病	184
回復段階に応じたかかわり	183
作業療法	183
場面設定	183
適切な活動	184
躁病相	180

■た

タイムアウト法	226
他部門よりの情報	112
多幸症	197
多重人格障害	186

多職種チーム	252
体感幻覚	22
対処行動	43
対象恒常性	208
対象者との関係	150
対象者の1日からみた作業活動の特徴	153
対象者の参加	156
対象者の全体像	142, 143, 149
対象者の問題点，利点，参考点	142
対人関係上の留意点	212
対人関係の不安定性と対人操作	209
対人関係療法	182, 184
退院支援	151
退行の状態	164
大発作	204
代用貨幣	37
脱価値化	209
脱抑制	196
脱力発作	204
単一性の意識	25
単極型	178
炭酸リチウム	55, 184
短期記憶	26
短期目標	144, 149
男根期	31, 45
断酒会	218

■ち

チェイニング法	198
地域活動支援センター	110, 250
地域障害者職業センター	256
地域包括支援センター	268
地域密着サービス	267
知的障害	1, 21, 27
援助，治療内容	234
症状と行動の特徴	232
治療目標	234
病因，成因	232
知能検査法	126
知能指数	26, 233
知能の障害	26
治癒係数	71
採点基準	72
治療過程	148
治療共同体	4
治療計画	281

治療構造	142, 148
治療的集団の形成の基本	156
治療的態度	149
治療目標	143, 144, 148
遅発性ジスキネジア	53
注意の転導性	241
注意欠陥多動障害	240
援助，治療内容	241
治療目標	241
注意散漫	180
注意焦点づけ訓練	86
注意障害	173, 225
長期記憶	26
長期及び短期の治療目標	142
超自我	30, 33
超職種チーム	252
鎮静作用	52

■つ
通電療法	29

■て
テレンバッハ	178
デイケア	144
施設基準	101
治療構造	100
プログラム	100
利用目的	99
デイナイトケア	15
デイリーノート	119
デポ剤	53
てんかん	203
作業療法	205
精神障害	205
発作の分類	203
手続き記憶	199
出来高払い	104
定型抗精神病薬	52
適応	32
適応技能の発達	45
適応障害	186, 188
点頭てんかん	204
転移	31, 124
転換性障害	193
電気けいれん療法	29
電気ショック療法	29
電撃療法	14, 29

■と
トイレの始末	31
トークンエコノミー	37, 226
ドーパミン（仮説）	167
投影法	113, 126, 142
原理	130
統合失調症	1, 20
患者の生活破綻につながる	
関心事	59
感覚統合	78
寛解	65
経過と予後	64
行動特徴	92
CBT	41
自我境界	149
症状	33
症例の ICF	145
成因論	172
転帰	65
病理と成因	167
予後	65
―を作る母親	61
頭部外傷	220
同一性の意識	25
同情と同調	48, 121
洞察	30, 31
洞察療法	29
動機	32
道具的条件付け	35
道徳療法	4
特別障害給付金	262
匿名化	119
読字障害	242

■な
ナイトケア	15
内因性精神障害	19, 19
内分泌障害	53

■に
二次妄想	23, 24
二重拘束説	61
日常生活活動	83, 107, 153
日常生活行動評価	126, 135, 136
日常生活自立支援事業	275
日常生活評価	135
日内変動	179, 197
日本版の BPD 治療ガイドブック	210

入院治療	14, 210
人間作業モデル	80
任意入院	13
認知行動療法	29, 38, 70, 83, 182, 184, 189
基本原則	40
基本モデル	39
治療法	40
認知再構成法	190
認知症（痴呆）	1, 27, 194, 220, 223
行動障害と精神症状	106
治療病棟	106
認知的発達	45
認知理論	36
認知療法	182, 184

■ね
年金制度	260

■の
能動性の意識	25
脳炎	220
脳画像解析研究	168
脳血管性認知症	220
脳血栓・塞栓症	220
脳内ドーパミン系（中脳-皮質系）の機能低下	176
脳内ドーパミン系（中脳-辺縁系）の機能過剰	176
脳病変と脳機能	173

■は
ハード（硬い）救急	12
ハローワーク（公共職業安定所）	256, 270
パーキンソン症状	53
パーキンソン病	197
パーソナリティ障害	1, 20, 223
パニック	24
パニック障害	186, 187
パニック発作	187
破瓜型	167, 168
作業療法実施上の禁忌・注意事項	170
作業療法における治療構造	169
集団の利用	169
治療的態度	169
物理的条件	170

場所	156
場の理論	49
場面設定	181
暴露法	189
箱作り法	125
働くために必要となる能力	255
発達障害者支援法	273
発達理論	45
発動性減退	24
反響言語	237
反発	158
般化	84, 87

■ひ

ヒステリー	186
ヒステリー球	193
ヒステリー盲	193
ピアジェ	45
非言語性 LD	242
非定型抗精神病薬	52
被影響性の亢進	196
評価から治療計画までの流れ	112
評価手段	112
実施順序	113
評価順序の組立	112
評価の内容と流れ	112
評価のまとめ	281
病院環境の開放化	70
病感	67
病識	11, 67, 94
病識欠如	20, 67
病棟から離れた作業療法室	160
描画テスト	126
貧困妄想	179

■ふ

フィルター説	57
フィンガーペインティング	230
フェレンチの治療態度	151
フラッシュバック	188
フロイト	30, 45
治療態度	151
フロム-ライヒマン	61, 172
ブロイラー	63, 64, 175
プロンプティング	84
不安	24, 30, 32, 130, 164, 187
不安障害	186, 187
作業療法	188, 189
不安障害や強迫性障害に対する CBT	42
部分対象関係	208
部分発作	203
服薬自己管理モジュール	85, 86
福祉的就労	109, 256
複雑部分発作	204
複数の治療者で集団を運営	158
「分析の隠れ身」の態度	151
分離-個体化	208

■へ

ベイトソン	61
平均基準	18
平均在院日数	9
並行グループ	77
並行集団	169
弁証法的行動療法	210, 211

■ほ

ボランティアグループ	276
保護者	13
保護的就労	256
包括型地域生活支援プログラム	251, 253
包括払い方式（いわゆる「丸め」）	104
法律相談	275
訪問看護（一般的なサービス）	249
訪問看護ステーション	250
防衛	124
防衛機制	30, 32, 33

■ま

マズローの欲求階層説	50
マンフレット・ブロイラー	64
まだら症状	197
まだら認知症	201

■み

ミオクロニー発作	204
未分類のてんかん発作	204
見捨てられ不安	209
水中毒	54

■む

無為	24
無為・自閉	164, 168
無意識	30

■め

メランコリー親和型性格	179
メンタルヘルス	16
面接	112, 142
実施する場	120
態度	121
面接法	120

■も

モジュールを使用した訓練	85
モゼー	45
集団関係技能	77
衝動・対象技能	76
モデリング	37, 84, 198
モノアミン神経伝達物質	178
もうろう状態	26
妄想	23, 165, 175
妄想型	167, 170
行動の特徴	170
目標達成機能	158
物盗られ妄想	196
森田療法	29
問題解決技能訓練	86

■や

薬物依存	215, 219
身体依存	215
精神依存	215
耐性	215
薬物療法	70, 210
社会療法との関連	27

■よ

予後	63, 65
余暇活動	133
良い母親	208
要求	151
要支援・要介護認定	266
陽性・陰性症状評価尺度	176
陽性症候群と陰性症候群	176
陽性症状	70, 175
評価尺度	176
養育関係	76
養子研究	172
抑うつ気分	24
欲求	32, 130
欲求充足	150

欲求不満	20, 32, 187
欲動の障害	25

■ら
ライシャワー事件	7
ラポート	152
来談者中心療法	47

■り
リアリティーオリエンテーション	106, 225
リカバリー概念	252
リストカット	209
リビドー	45
リラクセーション	43
理想化	209
離人症	191
力動精神医学	30
両価性	31
臨床実習	280
起こりうること	283, 285
基本的事項	282
内容	285
流れ	282

■れ
レヴィン	49
レジャー	133
レスポンデント条件付け	35
レビー小体症	194
レンノックス・ガストー症候群	204
連合弛緩	175

■ろ
ロールプレイング	37, 84, 123
ロジャース	47
ロジャース（来談者中心療法）の治療態度	152
労働省編一般職業適性検査	141

■わ
ワーキングメモリーの障害	58, 173
ワークサンプル法	141
悪い母親	208

■A
AA（Alcoholic Anonymous）	218
activities	69
activity of daily living（ADL）	83, 107, 233
Adolf Meyer	4
anal stage	31, 45
Andreasen NC	176
Anorexia Nervosa	227, 228
anxiety	24
assertive community treatment（ACT）	251
attention-deficit/hyperactivity disorder（ADHD）	240
Ayres	5, 78

■B
Basic Assumption	49
Bateson G	61
behavioral and psychological symptoms of dementia（BPSD）	106
biopsychosocial approach	27
Bleuler E	63, 175
Bleuler M	64
body functions	69
body structures	69
borderline personality disorder（BPD）	208
Bulimia Nervosa	227, 228

■C
Career Development Test（CDT）	140
catatonic type	170
client-centered therapy	47
coaching	85
cognitive behavior therapy	29
cognitive behavioral therapy（CBT）	38, 83
consciousness	26
coping skills	84
COPM	126, 132
Crow T	175

■D
delirium	26
delusion	23
dementia	27
depressive mood	24
dialectical behavior therapy（DBT）	211
disorientation	26
DSM分類	21
Dunton	4
dyslexia	242

■E
environmental factors	69
Erikson	5, 45

■F
Fidler GS	5
Fidler JW	5
Freud S	30, 45
Fromm-Reichmann F	61, 172

■G
generalization	84
genital stage	31
Glasgow Coma Scale（GCS）	221, 222
group dynamics	49
group homeostasis	51
Group Participation Scale（GPS）	124

■H
hallucination	22
HDS-R	197
hebephrenic type	168
here and now	157
high EEの家族	62
homework assignment	84
hospitalism	2
HTPテスト	126, 130

■I
ICD分類	21
ICF	69
ICIDH	69
information-processing skills	84
institutionalism	15
instrumental activity of daily living（IADL）	234
IPS（Individual Placement and Support）	257
IQ（intelligence quotient）	26, 233

■J
Jackson JH	175
Japan Coma Scale（JCS）	221, 222

■K
Kielhofner G	5, 80
King LJ	5, 78
Kraepelin E	63

■L
LASMI	135
latency stage	31
learning disorder（LD）	241
Lewin K	49
Liberman RP	83

■M
Maslow の欲求段階	32
Matsutsuyu	127
Maxwell Jones	4
memory	25
Menninger	4
mental disorders	19
mental retardation	27
Mini-Mental State Examination（MMSE）	197
model of human occupation（MOHO）	80
modeling	84
Mosey	5, 45
multi-disciplinary team	252

■O
obsessive idea	23
oral stage	30

■P
panic	24
PANSS	176
participant observation	74
participation	69
personal factors	69
phallic stage	31
phobia	24
Piaget	5, 45
place-then-train	16, 95
positive feedback	84
prompting	85
pseudodementia	27
psychoanalytic therapy	47
psychomotor excitation	24
psychomotor retardation	24
psychosis	20
PTSD	188

■R
reality orientation（RO）	106, 225
receiving skills	84
Recovery Index	72
Rehab	135, 139
Reilly M	5, 80
Rogers CR	47, 132
Rogers のクライエント中心	132
role playing	37, 84, 123

■S
SANS	176
SAPS	176
schizophrenia	167
schizophrenogenic mother	61
selective attention	57
Selye H	42
sending skills	84
Simon	6
Slagle	4
SNRI	54, 184
social skills training（SST）	37, 83, 101
SSRI	54, 184
stupor	24

■T
Tellnbach H	178
trans-disciplinary team	252
twilight state	26

■Z
Zubin	168

はじめての精神科作業療法		©
発　行	2011年4月20日	1版1刷
	2019年1月15日	1版2刷
編著者	山口　芳文	
	渡辺　雅幸	
発行者	株式会社　中外医学社	
	代表取締役　青木　滋	

〒162-0805　東京都新宿区矢来町62
電　話　　(03) 3268-2701 (代)
振替口座　00190-1-98814番

印刷・製本/三和印刷 (株)　　＜KS・YT＞
ISBN978-4-498-07648-8　　Printed in Japan

JCOPY　＜(社)出版者著作権管理機構 委託出版物＞

本書の無断複製は著作権法上での例外を除き禁じられています．
複製される場合は，そのつど事前に，(社)出版者著作権管理機構
(電話 03-5244-5088, FAX 03-5244-5089, e-mail: info@jcopy.
or.jp) の許諾を得てください．